临床常见病药物治疗

马娜 等 主编

长江出版传媒 ⓚ湖北科学技术出版社

图书在版编目(CIP)数据

临床常见病药物治疗/马娜等主编. -- 武汉:湖北科学技术出版社,2022.6
ISBN 978-7-5706-2019-7

Ⅰ.①临… Ⅱ.①马… Ⅲ.①常见病-药物疗法
Ⅳ.①R453

中国版本图书馆CIP数据核字(2022)第084324号

责任编辑:许可　　　　　　　　　　　　　　　　　　封面设计:胡博

出版发行:湖北科学技术出版社　　　　　　　　电话:027-87679426
地　　址:武汉市雄楚大街268号　　　　　　　　邮编:430070
　　　　　(湖北出版文化城B座13-14层)
网　　址:http://www.hbstp.com.cn

印　　刷:山东道克图文快印有限公司　　　　　　邮编:250000

787mm×1092mm　　1/16　　　　　　　19印张　　　447千字
2022年6月第1版　　　　　　　　　　　2022年6月第1次印刷
　　　　　　　　　　　　　　　　　　　　定价:88.00元

《临床常见病药物治疗》
编委会

主　编

马　娜　　泰安市中心医院

栾丽娟　　泰安市中心医院分院

时传申　　泰安市中心医院分院

尹纪祯　　日照市结核病防治所

陆海峰　　泰安市第一人民医院

副主编

刘　萍　　淄博市第一医院

张绍元　　泰安市第一人民医院

王　新　　泰安市第一人民医院

前　言

　　随着现代科学技术的迅速发展，药物学也得到迅猛发展，在许多方面均取得了重大突破。新的药物和新的制剂不断出现，一些老药在临床应用中也开拓出了新用途。与此同时，用药的复杂性越来越高，用药引起的社会问题也越来越多，药害事件和药源性疾病接连发生。药学服务要求药师不仅要提供合格的药物，更重要的是关注疾病的合理治疗，要对疾病治疗过程进行决策，包括药品的选择、计量的确定、给药方法的优化、治疗效果的评估等。这就要求药师除了具备很好的药理学知识外，还必须具有一定的临床医学知识以及药学与其他交叉学科的知识，才能跟上医学发展的步伐，更好地为患者服务。为了适应这些变化，反映药理学和临床药物治疗学的新进展。

　　本书以药物的药理作用和临床应用相结合的方法进行分类，全面系统地介绍了临床各种药物的性状、剂量、规格、临床应用、毒副作用、注意事项等内容。具体章节包括呼吸系统药物、心血管系统药物、消化系统药物、泌尿系统药物、中枢神经系统药物、传出神经系统药物、血液系统药物、内分泌系统药物、免疫系统药物等内容。本书编写的目的主要是在医药学领域提供系统分类、观念整合、浅显易懂的专业知识，使读者能融会贯通，有效学习，了解正确的用药知识，避免药物滥用、误用等情形发生，并使读者具备专业能力，了解药物发展的趋势，符合教学与临床需求。

　　由于编者的学识水平有限，编写时间仓促，书中不足之处在所难免，恳请广大读者予以批评指正。

编　者

目 录

第一章 呼吸系统常见病药物治疗

第一节 哮 喘

治疗哮喘的药物可以分为控制药物和缓解药物。

1.控制药物

需要每天使用并长时间维持的药物,这些药物主要通过抗炎作用使哮喘维持临床控制,其中包括吸入性糖皮质激素(ICS)、全身性激素、白三烯调节剂、长效 β_2 受体激动剂(LABA)、缓释茶碱、色甘酸钠、抗 IgE 单克隆抗体及其他有助于减少全身激素剂量的药物等。

2.缓解药物

又称急救药物,这些药物在有症状时按需使用,通过迅速解除支气管痉挛从而缓解哮喘症状,包括速效吸入和短效口服 β_2 受体激动剂、全身性激素、吸入性抗胆碱能药物、短效茶碱等。

哮喘急性发作的治疗取决于发作的严重程度以及对治疗的反应。治疗的目的在于尽快缓解症状,解除气流受限和改善低氧血症。表 1-1 列出了成人哮喘急性发作的一般治疗策略。

表 1-1　成人哮喘急性发作的一般治疗策略

轻、中度	中、重度	重度和危重
重复吸入速效 β_2 受体激动剂 若上述治疗反应不完全,口服糖皮质激素	应去急诊或医院治疗;氧疗;重复吸入速效 β_2 受体激动剂(储雾器给药或射流雾化装置);可联合使用 β_2 受体激动剂和抗胆碱能制剂;尽早口服使用全身性糖皮质激素,严重者静脉注射或滴注,如口服泼尼松龙 30～50mg、静注或滴注甲泼尼龙 80～160mg、氢化可的松 400～1000mg(分次)	同中重度 机械通气治疗 指征:意识改变、呼吸肌疲劳、$PaCO_2 \geqslant 45mmHg$ 无创或有创

注:老年人、充血性心力衰竭或肝功能损害者应酌减量,为正常用量的 1/3～1/2,如有条件应监测茶碱血药浓度,如同时应用大环内酯类、H_2 受体拮抗剂、氟喹诺酮类药物时,茶碱剂量应酌减。

一、哮喘的药物治疗

吸入　此途径可使药物直接进入气道,比口服所需药物剂量小,且不良反应少。压力型定量手控吸入器是很多治疗哮喘药物有效便捷的给药方法。储雾罐装置能提高给药效率,尤其对于 15 岁以下儿童和使用压力型定量手控吸入器有困难的患者;储雾罐还能减少吸入糖皮质激素引起的局部不良反应。呼吸激活型吸入器和干粉吸入器也是有效的药物吸入装置。

溶液雾化器适用于急性重症哮喘时的治疗。药物由氧气或压缩空气驱动,通过雾化器给予 5～10min,此方法通常在医院使用。电动空气压缩机最宜于家庭治疗。

口服　当无法吸入给药时应口服给药,但其全身不良反应的发生频率比吸入途径更频繁。

口服治疗哮喘的药物包括 β_2 受体激动剂、糖皮质激素、茶碱及白三烯受体拮抗药。

注射 在急性重症哮喘的治疗中,当雾化吸入药物不适宜或不够量时,β_2 受体激动剂、糖皮质激素和氨茶碱等可静脉注射。急性重症哮喘患者不宜在社区医院接受治疗,应紧急转至综合医院救治。

1.孕期和哺乳期哮喘

在妊娠期的哮喘患者,对病情的良好控制十分重要;若孕期哮喘病情得到良好控制时,一般哮喘对怀孕、生产或者胎儿无重要影响。妊娠期哮喘的药物治疗尽量选用吸入给药途径,使胎儿受影响最少。计划妊娠的哮喘妇女应定期告知使用药物的重要性,以保持哮喘得到良好控制。

严重的哮喘急性发作可给妊娠带来不良后果,应及时给予常规治疗,包括口服或注射糖皮质激素以及雾化吸入 β_2 受体激动剂。泼尼松龙进入胎儿体内的量较少,选择口服时优先选用。此外,应立即给予氧疗,使氧饱和度维持在 95% 以上,防止母亲和胎儿缺氧。

吸入药物、茶碱和泼尼松龙在妊娠及哺乳期可正常使用。

2.急性重症哮喘

急性重症哮喘可以致命,因此必须及时全力治疗。患者应该给予氧疗,通过大容量储雾罐或溶液雾化器吸入沙丁胺醇或特布他林及异丙托溴铵(在出现威胁生命特征时应使用溶液雾化器),并给予全身性糖皮质激素。成人可给予口服泼尼松龙 40~50mg 或静脉注射泼尼松龙磷酸钠 40mg,亦可静脉注射氢化可的松 100mg(氢化可的松琥珀酸钠更好)。对于儿童患者,则给予口服泼尼松龙 1~2mg/kg(1~4 岁患者最大剂量 20mg、5~15 岁患者最大剂量 40mg)或静脉注射氢化可的松(氢化可的松琥珀酸钠更好)(1 岁以下 25mg、1~5 岁 50mg、6~12 岁 100mg)。如果出现呕吐,则首剂可以应用静脉途径。对重症可能危及生命的哮喘患者,应及时选择静脉途径给药,剂量较大,如成人给予氢化可的松琥珀酸钠(400~1000mg/d)或甲泼尼龙琥珀酸钠(80~160mg/d);儿童患者则根据体重适当调整剂量。无糖皮质激素依赖倾向者,可在短期(3~5d)内停药;有糖皮质激素依赖倾向者应延长给药时间,在控制哮喘症状后改为口服给药,并逐步减少用量。

由于 β_2 受体激动剂静脉给予时的不良反应较多,大多数情况下不推荐选择静脉给药途径。

茶碱常用于成人哮喘患者,口服用药适用于轻、中度哮喘发作和维持治疗。每天剂量按体重 6~10mg/kg。控(缓)释型茶碱平喘作用可维持 12~24h,适用于夜间哮喘症状的控制。茶碱与糖皮质激素和抗胆碱药联合应用具有协同作用,与 β_2 受体激动剂联合应用时,易出现心率增快和心律失常等不良反应,应适当减少剂量。静脉用药适用于哮喘急性发作,对近 24h 内未用过茶碱类药物的患者,负荷剂量为 4~6mg/kg,维持剂量为 0.6~0.8mg/kg,需静脉滴注或缓慢静脉注射。

给予药物治疗患者病情仍继续恶化,应立即给予正压通气。

急性重症哮喘的管理要点,参见急性重症哮喘管理规范。

哮喘病情严重程度的分级:主要用于治疗前或初始治疗时严重程度的判断(表 1-2)。

表 1-2　治疗前哮喘病情严重程度的分级

分级	临床特点
间歇状态(第 1 级)	症状<1 周 1 次
	短暂出现
	夜间哮喘症状≤每月 2 次
	FEV_1 占预计值≥80% 或 PEF≥80% 个人最佳值
	PEF 变异率<20%
轻度持续(第 2 级)	症状≥1 周 1 次,但<每日 1 次
	可能影响活动和睡眠
	夜间哮喘症状>每月 2 次,但<1 周 1 次
	FEV_1 占预计值≥80% 或 PEF≥80% 个人最佳值
	PEF 变异率 20%～30%
中度持续(第 3 级)	每日有症状
	影响活动和睡眠
	夜间哮喘症状≥1 周 1 次
	FEV_1 占预计值 60%～79% 或 PEF 60%～79% 个人最佳值
	PEF 变异率>30%
重度持续(第 4 级)	每日有症状
	频繁出现
	经常出现夜间哮喘症状
	体力活动受限
	FEV_1<60% 预计值或 PEF<60% 个人最佳值
	PEF 变异率>30%

哮喘病情控制水平的分级:有助于指导临床治疗以取得更好的哮喘控制(表 1-3)。

表 1-3　治疗期间哮喘病情控制水平分级

	完全控制 (满足以下所有条件)	部分控制(在任何 1 周 内出现以下情况)	未控制(在任何 1 周内出现 以下情况)
白天症状	无(或≤2 次/w)	>2 次/w	出现≥3 项部分控制特征
活动受限	无	有	
夜间症状/憋醒	无	有	
需要使用急救药的 次数	无(或≤2 次/w)	>2 次/w	
肺功能(PEF 或 FEV_1)	正常	<正常预计值(或本人 最佳值)的 80%	
急性发作	无	每年>1 次	在任何 1 周内出现 1 次

长期治疗方案的确定:哮喘是一种慢性呼吸道疾病,要根据病情及治疗反应制定个体化的长期治疗方案。治疗哮喘的药物分为控制药物(糖皮质激素、白三烯受体拮抗剂)和缓解药物(如速效 β_2 受体激动剂等)。控制药物需要长期使用,缓解药物按需使用。哮喘患者长期治疗

方案可分为 5 步(见表 1-4、表 1-5)。对于初诊哮喘患者可选择第 2 步治疗方案,若哮喘患者病情较重,直接选择第 3 步治疗方案。如果治疗方案不能使哮喘得到控制,应升级治疗直至达到哮喘控制为止。当哮喘控制并维持至少 3 个月后,治疗方案可以降级治疗。常用吸入型糖皮质激素的每天剂量与互换关系见表 1-6。

表 1-4 哮喘病情控制分级治疗方案(用于 5 岁以上患者)

病情控制分级	治疗措施
完全控制	使用最少的药物维持控制
部分控制	升级治疗达到控制未控制
急性发作	

表 1-5 哮喘患者长期(阶梯式)治疗方案

治疗方案	1 级	2 级	3 级	4 级	5 级
推荐选择控制药物	不需使用药物	低剂量 ICS	低剂量 ICS/LABA	中/高剂量 ICS/LABA	加其他治疗,如口服激素
其他选择控制药物	低剂量 ICS	白三烯受体拮抗剂(LTRA)低剂量茶碱	中/高剂量 ICS 低剂量 ICS/LTRA(或加茶碱)	中/高剂量 ICS/LABA 加 LAMA 高剂量 ICS/LTRA 或加茶碱	加 LAMA lgE 单克隆抗体
缓解药物	按需使用 SABA	按需使用 SABA	按需使用 SABA 或低剂量布地奈德/福莫特罗或倍氯米松/福莫特罗	按需使用 SABA 或低剂量布地奈德/福莫特罗或倍氯米松/福莫特罗	按需使用 SABA 或低剂量布地奈德/福莫特罗或倍氯米松/福莫特罗

注:中国哮喘患者接受 GINA 推荐高限 ICS 剂量的半量,也能获得与高限剂量相似的效果;LAMA 吸入仅用于 18 岁以上成人;SABA:短效 β2 受体激动剂;LAMA:长效抗胆碱能药物;ICS:吸入糖皮质激素。

表 1-6 临床上常用的 ICS 及其剂量换算关系

药物	每日剂量(μg)		
	低剂量	中剂量	高剂量
二丙酸倍氯米松	200~500	>500~1000	>1000
二丙酸倍氯米松	100~200	>200~400	>400
布地奈德	200~400	>400~800	>800
环索奈德	80~160	>160~320	>320
丙酸氟替卡松	100~250	>250~500	>500
丙酸氟替卡松	100~250	>250~500	>500
糠酸莫米松	110~220	>220~440	>440
曲安奈德	400~1000	>1000~2000	2000>

第二节　慢性阻塞性肺疾病

慢性阻塞性肺疾病(COPD)是一种常见的以持续性呼吸道症状和气流受限为特征的可以预防和治疗的疾病,呼吸道症状和气流受限是由有毒颗粒或气体导致的气道和(或)肺泡异常引起的。COPD 特征之一慢性气流受限是由小气道病变(如阻塞性细支气管炎)和肺实质破坏(肺气肿)共同导致,两者所起的相对作用因人而异。临床上将 COPD 分为稳定期和急性加重期。COPD 药物治疗目的包括预防和控制症状、减少急性加重频次和程度、改善健康状况和运动耐力等。目前治疗 COPD 的药物包括支气管舒张药、抗胆碱能药物、甲基黄嘌呤类、磷酸二酯酶-4 抑制剂、抗菌药物、糖皮质激素、祛痰药/抗氧化剂、免疫调节剂等。

戒烟可减少 COPD 患者肺功能进行性下降,流感疫苗和肺炎球菌疫苗可预防 COPD 患者并发流感及肺炎球菌感染,适用于各严重级别的 COPD 患者。

吸入短效支气管舒张药,如 β_2 受体激动剂及抗胆碱药对 I 期 COPD 患者减轻症状有益;中度(Ⅱ级)COPD 患者适用于规律应用一种或多种长效支气管舒张药,如长效 β_2 受体激动剂或长效抗胆碱药,还可进行康复治疗;重度(Ⅲ级)患者,除可应用支气管舒张药等上述治疗外,可加用吸入糖皮质激素;极重度患者(Ⅳ级),常有慢性呼吸衰竭,在上述治疗基础上,应长期氧疗,必要时考虑外科治疗。长效 β_2 受体激动剂和吸入糖皮质激素联合或长效抗胆碱药多适用于重度 COPD 患者,前者比单用一种药物效果好。长期氧疗可延长严重 COPD 及低氧血症者生存率。对于稳定期 COPD 患者,长期使用阿奇霉素和红霉素治疗,可以减少 1 年内急性加重事件的发生。但阿奇霉素治疗与增加细菌耐药及听力障碍发生率相关,需要权衡使用。

COPD 急性加重期,可吸入短效支气管舒张药以减轻呼吸困难症状,黏液溶解药及祛痰药有利于痰液咯出。重症患者短期应用全身性糖皮质激素(7~10d)有益,但不推荐长期应用糖皮质激素治疗。对雾化吸入支气管舒张药效果不佳者,亦可试用氨茶碱静脉滴注。

免疫增强剂如在 COPD 急性加重季节前使用,有利于预防或减轻急性加重。

COPD 急性加重常由细菌感染诱发,抗菌药物治疗在 COPD 急性加重治疗中具有重要地位。当患者呼吸困难加重,咳嗽伴有痰量增多及脓性痰时,应根据 COPD 加重的严重程度及相应的细菌分层情况,结合本地区常见致病菌类型及耐药流行趋势和药物敏感情况尽早选择敏感的抗菌药物。应用抗菌药物时还需根据时间依赖性、浓度依赖性、抗生素后效应及血浆半衰期以决定给药剂量、间隔时间和疗程。

由于 COPD 患者以老年人为主,常伴随心脑血管疾病、糖尿病、肾功能不全等疾病。这不但影响治疗方案的制定,且影响疗效和不良反应的观察。肝肾功能障碍的患者要尽量避免使用对肝、肾有损害的药物。青光眼和前列腺增生者慎用抗胆碱药。

COPD 患者的年龄、性别、体重指数、营养状况等均与药物治疗有关。如老年人因为代谢缓慢,如果应用一些不良反应较大的药物,如茶碱、β_2 受体激动剂、万古霉素等,需根据患者年龄、性别、体重、肌酐清除率等计算给药剂量。此外,多种药物使用时,要注意药物相互作用。如在应用茶碱类药物同时应用大环内酯类或氟喹诺酮类等抗菌药物,会影响茶碱的清除率,使血浆茶碱浓度增高。

COPD 常见的并发症和伴发疾病有肺源性心脏病、心力衰竭、呼吸衰竭、气胸、酸碱失衡、心律失常、休克、上消化道出血、弥散性血管内凝血、肝肾功能不全、继发性红细胞增多症、肺栓塞、肺动脉原位血栓形成等。

第三节　支气管舒张

肾上腺素受体激动剂（拟交感神经药）作为最主要的支气管扩张药在支气管哮喘及慢性阻塞性肺疾病（COPD）等慢性气道疾病的治疗中得到了广泛的应用。选择性 β_2 受体激动剂，如沙丁胺醇和特布他林对哮喘治疗是安全和有效的。选择性低的 β_2 受体激动剂，如肾上腺素应尽可能避免应用。

肾上腺素具有激动 α 和 β 肾上腺素受体的特性，可用于过敏反应紧急治疗。

一、选择性 β_2 受体激动剂

选择性 β_2 受体激动剂可产生支气管扩张作用，常按其作用时间进行分类，短效 β_2 受体激动剂用于迅速缓解症状，是目前按需使用的基本药物，长效 β_2 受体激动剂常和吸入糖皮质激素联合应用治疗需要长期治疗的患者。

短效 β_2 受体激动剂　轻中度哮喘对吸入短效 β_2 受体激动剂反应快速。如沙丁胺醇或特布他林。规则吸入短效 β_2 受体激动剂的效果比按需用药差，不适于做长期、单一使用。

在运动前即刻吸入短效 β_2 受体激动剂可减少运动诱发哮喘，但是频繁发生的运动性哮喘可能反映总的控制不佳，需要对哮喘治疗重新评估。

长效 β_2 受体激动剂　长效 β_2 受体激动剂，如福莫特罗和沙美特罗，是吸入性长效 β_2 受体激动剂，它们与吸入性糖皮质激素联合规则应用，可达到长程哮喘控制的作用，对夜间哮喘也有作用；沙美特罗因为起效比沙丁胺醇或特布他林慢，不应作为缓解哮喘急性发作使用。福莫特罗起效的速度和沙丁胺醇相似，已注册可用于缓解短程症状和预防运动诱发支气管痉挛。

注意：长效 β_2 受体激动剂多和标准剂量糖皮质激素联合应用；不能初始用于快速恶化的急性哮喘发作；要低剂量应用，在治疗无益时应停用。

（1）吸入：压力型定量手控气雾剂是轻中度哮喘有效和方便的用药方法。储雾器装置可改善药物的给药效率。按推荐的吸入剂量，沙丁胺醇、特布他林的作用时间为 3～5h，沙美特罗和福莫特罗为 12h。必须向患者说清 β_2 受体激动剂 24h 内吸入的剂量、频次和最大喷数。要告知患者如给予的 β_2 受体激动剂处方剂量达不到通常程度的症状缓解时应及时就医，因此，时常提示哮喘出现恶化，需要增加其他药物（如吸入性糖皮质激素）。

沙丁胺醇和特布他林的雾化器（或呼吸器）用溶液用来在医院或全科诊所中治疗严重急性哮喘症状。严重哮喘发作的患者雾化时最好给氧，因为 β_2 受体激动剂可以增加动脉低氧血症。在慢性阻塞性肺疾病中应用雾化治疗时，雾化器给予的剂量显著高于气雾剂剂量。因而应警示患者不应超过处方剂量，否则有危险。要告知他们在对通常剂量的呼吸器溶液无反应时需要就医。

无氟利昂气雾剂:压力定量气雾剂中的氟利昂抛射剂正在被氢氟烷烃(HFA)不含氟的抛射剂(HFA)所取代。使用无氟利昂气雾剂的患者需重新确认新气雾剂的有效性,并被告知其气雾液可能使感觉和味道不同。对新气雾剂使用感到困难时需和医生或药剂师商量。

(2)口服:β_2受体激动剂口服制剂可用于不能采用吸入途径的患者,常常用于儿童和老年人;但是吸入性β_2受体激动剂更有效、不良反应更少。长效口服制剂,包括班布特罗、丙卡特罗可用于夜间哮喘,但其作用有限,通常选用吸入型长效β_2受体激动剂。

(3)注射:危重型哮喘可静脉给予沙丁胺醇或特布他林。不推荐经皮下途径规则应用β_2受体激动剂,因为无确定的肯定有益的证据,而且一旦应用后,撤药就很困难。对严重发作患者给予β_2受体激动剂注射后,应让患者立刻去医院进行进一步诊治。β_2受体激动剂也可通过肌内注射。

(4)儿童:即使对小于18个月的儿童,选择性β_2受体激动剂也有效果。吸入途径对大多数儿童有效,5岁以下儿童可用储雾器连接压力定量气雾剂。β_2受体激动剂也可口服给药,但最好是通过吸入方式;在适合的情况下也可应用长效β_2受体激动剂(需参考哮喘诊疗指南)。在严重发作时用β_2受体激动剂或异丙托溴铵雾化吸入也有效。

注意:在甲状腺功能亢进症、心血管疾病、心律失常、心电图QT间期延长和高血压者使用β_2受体激动剂时要慎用。妊娠时如需要高剂量,应通过吸入途径给药,因为β_2受体激动剂注射会影响子宫肌层,也可能影响心脏。糖尿病患者应用β_2受体激动剂也要注意,需对血糖进行监测(有酮症酸中毒危险,特别是静脉给予β_2受体激动剂)。

(5)低钾血症:β_2受体激动剂治疗可引起严重的低钾血症。特别在危重型哮喘时,由于可能同时应用茶碱和其衍生物、糖皮质激素和利尿药治疗,以及低氧均使低钾血症更明显。因此对危重型哮喘应监测血钾浓度。

(6)不良反应:β_2受体激动剂的不良反应包括震颤,尤其是手震颤、神经紧张、头痛、肌肉痉挛和心悸。其他不良反应包括心律失常、外周血管扩张和睡眠及行为紊乱。反常支气管痉挛、荨麻疹、血管性水肿、低血压和虚脱也有报道。高剂量β_2受体激动剂可伴有低钾血症。

(一)特布他林

【适应证】

缓解支气管哮喘、慢性支气管炎、肺气肿及其他肺部疾病所合并的支气管痉挛。

【用法与用量】

雾化液:成人及20kg以上的儿童,一次5mg,每日3次;20kg以下的儿童,一次2.5mg,每日2～3次,不应超过4次。口服:成人,开始1～2周,一次1.25mg,每日3次,以后可加至一次2.5mg,每日3次;儿童,按体重一次0.065mg/kg(但一次总量不应超过1.25mg),每日3次。静脉注射:硫酸特布他林注射液0.25mg加入生理盐水100mL中,以0.0025mg/min的速度缓慢静脉滴注,成人每日0.5～0.75mg,分2～3次给药。

【不良反应】

中枢神经系统:震颤、神经质、头晕、头痛、偶有嗜睡;心血管系统:心悸、心动过速。

【禁忌】

对拟交感神经胺和该药任何成分过敏者禁用。

【注意事项】

(1)高血压、冠心病、甲亢患者慎用。

(2)运动员慎用。

(3)由于 β_2 受体激动剂的正性肌力作用,因此不可用于伴有肥大性心肌病的病人。

(4)怀孕期用药无已知危险,但仍建议怀孕的前三个月慎用。

【制剂】

硫酸特布他林雾化液:1mL:0.25mg/支;硫酸特布他林片:2.5mg×20 片/盒;硫酸特布他林注射液:2mL:5mg/支。

【适应证】

支气管哮喘、喘息型支气管炎、肺气肿患者的支气管痉挛等。

【用法与用量】

吸入用溶液:成人及儿童每次剂量为 2.5～5.0mg(1～2 支),每日 4 次。初始剂量以2.5mg(1 支)为宜。口服:成人一次 2.4～4.8mg,每日 3 次。

【不良反应】

偶有口干、呛咳、恶心、头痛、心悸、肌震颤等。

【禁忌】

对本品及其他肾上腺受体激动剂过敏者禁用。

【注意事项】

(1)高血压、冠状动脉供血不足、心血管功能不全,糖尿病、甲状腺功能亢进等患者慎用。

(2)动物实验显示,硫酸沙丁胺醇可致畸胎,β_2 受体激动剂可舒张子宫平滑肌,故妊娠及哺乳妇女使用时要权衡利弊。

【制剂】

硫酸沙丁胺醇雾化吸入溶液:2.5mL/支;硫酸沙丁胺醇片:2.4mg×100 片/瓶。

(二)班布特罗

【适应证】

支气管哮喘、慢性喘息性支气管炎、阻塞性肺气肿和其他伴有支气管痉挛的肺部疾病。

【用法与用量】

口服:成人起始剂量为一次 10mg,每日 1 次,睡前服用。儿童 2～5 岁,1 次 5mg,每日 1 次,2～12 岁每日最高剂量不超过 10mg。

【不良反应】

有震颤、头痛、强直性肌肉痉挛和心悸等;极少数人可能会出现转氨酶轻度升高及口干、头晕、胃部不适、皮疹等。

【禁忌】

对本品、特布他林及拟交感胺类药物过敏者禁用;肥厚型心肌病患者禁用。

【注意事项】

对于患有高血压、心脏病、糖尿病或甲状腺功能亢进症的患者应慎用;肝硬化或某些肝功能不全患者,不宜用本药;孕妇及哺乳期妇女慎用。

【制剂】

盐酸班布特罗片:10mg×12 片/盒。

(三)沙美特罗替卡松吸入剂

【适应证】

用于支气管哮喘,包括夜间哮喘和运动引起的支气管痉挛的防治;与吸入糖皮质激素合用,用于可逆性阻塞性气道疾病,包括哮喘、慢性阻塞性疾病。

【用法与用量】

成人及≥12 岁的青少年,根据病情选择任何一种规格,一次 1 吸,每日 2 次。≥4 岁儿童,50μg/100μg(沙美特罗/丙酸氟替卡松),一次 1 吸,每日 2 次。本品可逐渐减量至每日 1 次。

【不良反应】

沙美特罗:曾报道震颤、主观的心悸及头痛等 β_2 受体激动剂的药理学副作用,但均为暂时性,并随规则治疗而减轻。丙酸氟替卡松:有些患者可出现声嘶和口咽部念珠菌病(鹅口疮)。

【禁忌】

对本品任一成分过敏者,对牛奶过敏者禁用。

【注意事项】

运动员,结核患者,甲状腺功能亢进的患者,所有拟交感胺类有异常反应的患者,未治疗的全身性真菌、细菌、病毒或寄生虫感染及眼部单纯疱疹慎用本品。

【制剂】

沙美特罗替卡松吸入剂:250μg/50μg×60 泡/盒;500μg/50μg×28 泡/盒

(四)富马酸福莫特罗粉吸入剂

【适应证】

治疗和预防可逆性气道阻塞。在维持治疗中,本品也适用于作为抗炎药治疗时的附加药物。

【用法与用量】

吸入给药:剂量应个体化,尽量使用最低有效剂量。成人:常规剂量为每日 1 次或 2 次,一次 4.5～9μg,早晨和/或晚间给药。有些患者须提高剂量,每日 1～2 次,一次 9～18μg,每天最多可吸 36μg。肝肾功能损害的患者可以使用常规剂量。哮喘夜间发作,可于晚间给药一次。

【不良反应】

(1)常见(>1/100):中枢神经系统:头痛;心血管系统:心悸;肌肉骨骼系统:震颤。

(2)偶见:中枢神经系统:急躁、不安、失眠;肌肉骨骼系统:肌肉痉挛;心血管系统:心动过速。

(3)罕见(<1/1000):皮肤:皮疹、荨麻疹;心血管系统:房颤、室上性心动过速、期外收缩;呼吸道:支气管痉挛;代谢:低钾血症/高钾血症。

(4)个别病例曾报道如下的不良反应:恶心、味觉异常、眩晕、心绞痛、QTc 间期延长,过敏性反应,血压波动和高血糖。

【禁忌】

对福莫特罗或吸入乳糖过敏的患者禁用。

【注意事项】

(1)对需要规律性使用 β_2 受体激动剂的哮喘患者,应同时规律性地使用适量的抗炎药。

(2)急性发作时,可使用短效的 β_2 受体激动剂。和所有 β_2 受体激动剂一样,甲亢、嗜铬细胞瘤、肥厚性梗死性心肌病、特发性主动脉瓣膜下狭窄、严重高血压、颈内动脉-后交通动脉动脉瘤或其他严重的心血管病患者(如心肌缺血、心动过速或严重心衰者)应慎用。

(3)伴有 QTc 间期延长的患者及使用影响 QTc 间期的药物治疗的患者应慎用。

(4)β_2 受体激动剂也可能造成低钾血症。

【制剂】

富马酸福莫特罗粉吸入剂:$4.5\mu g \times 60$ 吸/支

(五)布地奈德福莫特罗粉吸入剂

【适应证】

(1)哮喘:本品适用于需要联合应用吸入皮质激素和长效 β_2 受体激动剂的哮喘病人的常规治疗,吸入皮质激素和"按需"使用短效 β_2 受体激动剂不能很好地控制症状的患者,或应用吸入皮质激素和长效 β_2 受体激动剂,症状已得到良好控制的患者。

(2)慢性阻塞性肺病(COPD):针对患有 COPD($FEV_1 \leqslant$ 预计正常值的 50%)和伴有病情反复发作恶化的患者进行对症治疗,这些患者尽管长期规范的使用长效的支气管扩张剂进行治疗,仍会出现明显的临床症状。

【用法与用量】

(1)哮喘。①维持治疗。成年人:一次 1~2 吸,每日 2 次。有些病人可能需要使用量达到一次 4 吸,每日 2 次。青少年(12~17 岁):一次 1~2 吸,每日 2 次。可有效控制症状时,应逐渐减少至最低有效剂量,甚至每日 1 次。②维持、缓解治疗。成人:推荐剂量为每次 1 吸,早晚各 1 次或一次 2 吸,每日 1 次。对于某些患者,维持剂量每日 2 次,每次 2 吸。在有症状出现的情况下,额外吸入 1 吸。如果在使用几分钟后,症状仍然没有得到缓解,需再另加 1 吸,但不能超过 6 吸。每日总剂量通常不需要超过 8 吸,但可暂时使用到 12 吸。如果患者使用了适当的维持剂量并增加了按需用药 3d 后仍不能控制症状加重,强烈建议患者就诊,评估症状持续的原因。不建议 18 岁以下的儿童及青少年使用信必可维持、缓解疗法。

(2)慢性阻塞性肺病(COPD)。成人:一次 2 吸,每日 2 次;特殊患者:老年患者不需调整剂量。严重肝硬化患者的药物暴露量估计会增加。

【不良反应】

最常见的不良反应是 β_2 受体激动剂治疗时所出现的可预期的药理学不良反应,如震颤和心悸。这些反应通常是轻度的并在治疗后的几天内消失。

【禁忌】

对布地奈德、福莫特罗或吸入乳糖有过敏反应的病人禁用。

【注意事项】

(1)运动员慎用。

(2)在停用本品时需要逐渐减少剂量。不能突然停止使用。

(3)可发生反常的支气管痉挛现象。在吸入药品后喘鸣立刻加重。出现这种情况时,应停止使用本品,重新评价治疗方案。

(4)为了减少口咽部念珠菌感染的风险,应告知病人在每次维持治疗用药后用水漱口。

【制剂】

布地奈德福莫特罗粉吸入剂:80μg:4.5μg×60 吸/支;160μg:4.5μg×60 吸/支

二、抗胆碱支气管舒张药

对于 COPD,抗胆碱能药可以阻断乙酰胆碱与气道平滑肌表达的毒草碱受体 M3 亚型结合所产生的气道收缩作用。短效抗胆碱能药(SABA)也就是异丙托溴铵和氧托溴铵,包括噻托溴铵、阿地溴铵、格隆溴铵和芜地溴铵在内的长效抗胆碱能药(LABA)对受体具有不同的作用。异丙托溴铵单药与短效 β2 受体激动剂相比,在肺功能、健康状态和需要口服糖皮质激素治疗方面有较小的获益。临床试验显示 LAMA(噻托溴铵)治疗对减少急性加重发生率的作用优于 LABA 的治疗。抗胆碱支气管舒张药不良反应与阿托品相比,由于吸入抗胆碱能药的吸收少,因此全身不良反应很少见。这类药物在较大范围剂量水平上的广泛使用和临床实践结果也显示它们是非常安全的。主要的不良发应是口干。

对于哮喘,吸入性抗胆碱药物,如短效抗胆碱药物(SAMA)异丙托溴铵和长效抗胆碱药物(LAMA)噻托溴铵,具有一定的支气管舒张作用,但较 β2 受体激动剂弱,起效也较慢。前者可通过气雾剂和雾化溶液给药,后者有干粉剂和软雾剂。本品与 β2 受体激动剂联合应用具有互补作用。妊娠早期妇女、患有青光眼、前列腺肥大的患者应慎用此类药物。

噻托溴铵粉吸入剂

【适应证】

用于慢性阻塞性肺部疾病的维持治疗,包括支气管炎和肺气肿、伴随性呼吸困难的维持治疗及急性发作的预防。

【用法与用量】

吸入:一次 18μg,每日 1 次。

【不良反应】

最经常发生的不良反应为口干。

【禁忌】

对阿托品或阿托品衍生物过敏者、噻托溴铵或本品所含有其他成分如乳糖过敏者禁用。

【注意事项】

闭角型青光眼、前列腺增生、或膀胱颈梗阻的患者应谨慎使用;噻托溴铵的使用不得超过一天 1 次;噻托溴铵不应用于妊娠或哺乳期妇女,除非预期的利益超过可能对未出生的胎儿或婴儿带来的危险;年龄小于 18 岁的患者不推荐使用本品。

【制剂】

噻托溴铵粉吸入剂:18μg×10 粒/盒。

三、甲基黄嘌呤类支气管舒张药

目前关于黄嘌呤衍生物用于 COPD 的确切作用还存在争议。茶碱是最常用的甲基黄嘌呤类药物,经细胞色素 P450 混合功能氧化酶代谢。其清除随年龄的增加而降低。有证据显示茶碱与安慰剂相比,在 COPD 稳定期患者中具有一定的支气管扩张作用。茶碱与沙美特罗

联合使用在改善 FEV_1 和气促方面都优于沙美特罗单药。有关低剂量茶碱对急性加重发生率作用的证据十分有限,且相互矛盾。甲基黄嘌呤类不良反应毒性与剂量相关。由于黄嘌呤衍生物的治疗比很低,多数获益仅见于给药剂量接近中毒剂量时,是这类药物特有的问题。

对于哮喘,茶碱具有舒张支气管平滑肌及强心、利尿、兴奋呼吸中枢和呼吸肌等作用,低浓度茶碱具有一定的抗炎作用。研究发现,茶碱的代谢有种族差异性,中国人与美国人相比,血浆药物分布浓度高,总清除率低。因此,中国人给予较小剂量的茶碱即可起到治疗作用。国内研究结果证实,小剂量茶碱联合激素治疗哮喘的作用与较高剂量激素疗法具有同等疗效,对下丘脑-垂体-肾上腺的抑制作用则较高剂量激素疗法弱。对吸入 ICS 或 ICS/LABA 仍未控制的哮喘患者,可加用缓释茶碱作为哮喘的维持治疗。由于茶碱价格低廉,在我国及发展中国家广泛使用。茶碱的不良反应有恶心呕吐、心律失常、血压下降及多尿等,个体差异大,应进行血药浓度监测。多索茶碱的作用与氨茶碱相同,不良反应较轻。双羟丙茶碱的作用较弱,不良反应较少。

(一)氨茶碱

【适应证】

磷酸二酯酶抑制剂,适用于支气管哮喘、慢性喘息性支气管炎、慢性阻塞。

性肺病等缓解喘息症状,也可用于心功能不全和心源性哮喘。

【用法与用量】

口服:成人,一次 $0.1\sim0.2g$,每日 3 次,极量一次 $0.5g$,每日 $1g$;儿童,每次按体重 $3\sim5mg/kg$,每日 3 次。静脉滴注或静脉注射:成人一次 $0.125\sim0.25g$,每日 $0.5\sim1g$;儿童一次 $2\sim4mg/kg$。

【不良反应】

血清浓度为 $15\sim20\mu g/mL$ 时常出现恶心、呕吐、易激动、失眠等,当血清浓度超过 $20\mu g/mL$,可出现心动过速、心律失常,血清中茶碱超过 $40\mu g/mL$,可发生发热、失水、惊厥等症状,严重的甚至引起呼吸、心跳停止致死。

【禁忌】

对本品过敏的患者,活动性消化溃疡和未经控制的惊厥性疾病患者禁用。禁止用于儿童肌肉注射。

【注意事项】

本品不适用于哮喘持续状态或急性支气管痉挛发作的患者;肾功能或肝功能不全的患者使用应酌情调整用药剂量或延长用药间隔时间;低氧血症、高血压或者消化道溃疡病史的患者慎用本品。孕妇、产妇及哺乳期妇女慎用。

【制剂】

氨茶碱片:$0.1g\times100$ 片/瓶;氨茶碱注射液:$2mL:0.25g$/支。

(二)二羟丙茶碱

【适应证】

适用于支气管哮喘、喘息型支气管炎、阻塞性肺气肿等缓解喘息症状,也用于心源性肺水肿引起的哮喘,尤适用于不能耐受茶碱的哮喘病例。

【用法与用量】

静脉滴注，一次 0.25～0.75g，以 5％或 10％葡萄糖注射液稀释。

【不良反应】

剂量过大时可出现恶心、呕吐、易激动、失眠、心动过速、心律失常，甚至可发生发热、脱水、惊厥等症状，严重的甚至呼吸、心跳骤停。

【禁忌】

对本品过敏的患者，活动性消化性溃疡和未经控制的惊厥性疾病患者禁用。

【注意事项】

哮喘急性严重发作患者不首选本品；孕妇、产妇及哺乳期妇女慎用。

【制剂】

二羟丙茶碱注射液：2mL：0.25g/支。

（三）多索茶碱

【适应证】

用于支气管哮喘、具有喘息症状的支气管炎及其他支气管痉挛引起的呼吸困难。

【用法与用量】

成人：一次 0.2g，每日 2 次，以 25％葡萄糖注射液稀释至 40mL 缓慢静脉注射，时间应在 20min 以上，5～10d 为一疗程或遵医嘱。也可将本品 0.3g 加入 5％葡萄糖注射液或生理盐水注射液 100mL 中，缓慢静脉滴注，每日 1 次。

【不良反应】

类似茶碱，剂量过大时可出现恶心、呕吐、易激动、失眠、心动过速、心律失常。甚至可发生发热、脱水、惊厥等症状，严重的甚至呼吸、心搏骤停。

【禁忌】

凡对多索茶碱或黄嘌呤衍生物类药物过敏者、急性心肌梗死患者禁用。

【注意事项】

本品不得与其他黄嘌呤类药物同时服用；建议不要同时饮用含咖啡因的饮料或食品；静脉滴注速度不宜过快，一般应在 45min 以上；孕妇及哺乳期妇女尽量避免使用。

【制剂】

多索茶碱注射液：10mL：0.1g/支。

第四节　糖皮质激素

糖皮质激素常被用来治疗可逆性和不可逆性气道炎性疾病，吸入糖皮质激素 3～4 周有助于鉴别支气管哮喘和慢性阻塞性肺疾病，应用 3～4 周后症状明显改善者提示哮喘的可能。

不含氯氟烷烃（CFC）的与含氯氟烷烃的糖皮质激素吸入器的吸入剂量可能不同。

加压气溶胶吸入器的含 CFC 抛射剂正在被氢氟烷烃（HFA）抛射剂所代替。当患者应用不含 CFC 吸入器时应保证新式吸入器的有效性并且告知其应用新型吸入器会使气溶胶的感觉和味觉与以前不同。

如果吸入的糖皮质激素导致咳嗽,预先应用 β_2 受体激动剂可能会缓解。

哮喘:糖皮质激素控制哮喘很有效,能减轻气道炎症反应(减轻气道水肿和黏液的分泌)。

吸入糖皮质激素多在以下情况应用:哮喘轻度持续以上(第 2 级以上)患者(见哮喘分级);患者近两年有急性加重必须以全身糖皮质激素或一种吸入型支气管扩张药治疗时(见于哮喘分级和长期治疗方案)。规律吸入糖皮质激素可降低哮喘恶化的风险。

吸入糖皮质激素必须规律使用以产生最大的效益。通常在使用 3~7d 后症状减轻。

二丙酸倍氯米松(二丙酸氯地米松),布地奈德,丙酸氟替卡松,和糠酸莫米松疗效相当。糖皮质激素加长效 β_2 受体激动剂的复合制剂与以同样的两种药物分别使用比较,前者可能更有益。

长期口服糖皮质激素的患者可转换为吸入糖皮质激素,但是转换必须缓慢。在哮喘得到良好控制的同时逐渐减少口服糖皮质激素的剂量,再过渡为吸入糖皮质激素。

当吸入标准剂量的糖皮质激素和长效 β_2 受体激动剂或其它长效支气管扩张药治疗时,如患者仅获部分疗效时,建议加大吸入糖皮质激素剂量。只有在吸入大剂量糖皮质激素的效果明显好于较低剂量时才可持续应用。一般不要超过推荐的吸入糖皮质激素的最大剂量。但是,如果需要使用更大的剂量(例如氟替卡松成人使用量超过一次 $500\mu g$,每日 2 次或 4~16 岁儿童使用量超过一次 $200\mu g$,每日 2 次),应由医师指导下应用。应用大剂量的吸入性糖皮质激素可减少口服糖皮质激素的剂量。

在患者发生感染或哮喘急性加重时,往往需要更大剂量的糖皮质激素,但吸入的药物到达小气道的量可能会减少,因此患者需要口服糖皮质激素以增加疗效。

1.慢性阻塞性肺疾病

慢性阻塞性肺疾病吸入糖皮质激素治疗可能会减少急性加重。当第 1 秒用力呼气量(FEV_1)占预计值的比例小于 50%,且 1 年中有 2 次或 2 次以上的病情加重而需要抗生素时,除已有支气管扩张药治疗外,应考虑予以吸入糖皮质激素治疗。

注意:在伴有活动期或静止期结核时,吸入糖皮质激素要谨慎;在应激阶段、有气道阻塞或有黏液阻碍药物进入小气道时,可以全身应用糖皮质激素。

2.反常性支气管痉挛

反常性支气管痉挛应牢记吸入糖皮质激素可能会出现矛盾性支气管痉挛,此时需要停药和替换治疗。对于轻度支气管痉挛,吸入短效 β_2 受体激动剂,或者将气雾吸入剂改为干粉吸入剂可缓解。

普遍认为吸入性糖皮质激素较口服或静脉注射糖皮质激素的全身不良反应少,但也有不良反应的报道。

3.长期吸入较大剂量的糖皮质激素

有引起肾上腺功能抑制的潜在危险,应用大剂量糖皮质激素的患者应有一张"糖皮质激素治疗卡";当这些患者在应激状态下(例如手术)可能需要补充糖皮质激素治疗。儿童吸入糖皮质激素与发生肾上腺危象和昏迷相关联,故应避免超剂量使用,一般氟替卡松常规剂量为 $50\sim100\mu g$ 每日 2 次,不能超过 $200\mu g$ 每日 2 次。

在老年慢性阻塞性肺疾病患者,大剂量的吸入糖皮质激素也与下呼吸道感染有关,包括肺炎。

随着长期吸入较大剂量的糖皮质激素,骨矿物质密度会降低,导致患者骨质疏松。因此尽量使用能够保证患者的哮喘得到良好控制的最低剂量。在哮喘轻度发作病情控制后,吸入糖皮质激素治疗通常可以停止,但患者要知道在哮喘再次加重或峰流速下降时应恢复使用糖皮质激素。

儿童生长迟缓与口服糖皮质激素治疗相关,但在应用推荐吸入剂量的糖皮质激素时生长受抑现象并不明显;虽然初始的生长速度可能延缓,但并不影响其到达正常成人身高。但是,仍建议对接受长期吸入糖皮质激素治疗的儿童要监测身高,当出现生长缓慢时,要考虑就诊于儿科医师。5岁以下儿童吸入糖皮质激素时应使用大容积贮雾罐装置,但对于年龄大一些的儿童和成人同样也适用,特别当需要较大药物剂量时。贮雾罐装置在提高药物气道沉积的同时可减少口咽部的沉积。

有报道称长时间大剂量吸入糖皮质激素会轻度增加青光眼的危险;也有白内障与吸入糖皮质激素相关的报道。通常只有大剂量吸入糖皮质激素时才会出现声嘶和口咽部念珠菌感染(见下文)。过敏反应(包括皮疹和血管性水肿)罕有报道。其他少见的不良反应包括矛盾性支气管痉挛、焦虑症、抑郁症、睡眠紊乱以及行为方面的改变,如亢奋及易激惹等。

念珠菌病:吸入糖皮质激素伴发的口腔念珠菌病可通过应用贮雾罐来减少其发生(见上述),在没有终止糖皮质激素治疗的情况下可应用抗真菌药,在吸入糖皮质激素后漱口(儿童可清洗牙齿)对预防真菌感染有帮助。

口服:哮喘急性加重期应考虑短程口服糖皮质激素治疗,开始时剂量可较大,例如泼尼松龙每日40~50mg持续1周。糖皮质激素对于急性加重的哮喘患者通常很快起效。轻度加重的哮喘在症状控制后通常可快速停药(见糖皮质激素的停药),但对于哮喘控制不满意的患者,糖皮质激素要逐步减量,以免引起严重的复发。

对于慢性持续期哮喘,当其他药物不能很好地控制时,给予长期的口服糖皮质激素治疗可能是必要的;如可能应尽量替换为大剂量吸入糖皮质激素,这样可以减少口服糖皮质激素的不良反应。对于慢性阻塞性肺疾病可予泼尼松龙每日30mg,7~14d,并可以随时停药。延长泼尼松龙的给药时间并没有益处,一般不推荐维持治疗。

口服糖皮质激素通常应清晨顿服以减少对生理性皮质醇分泌的影响,用药剂量应该始终被保持在控制症状的最低剂量。常规峰流速(呼吸)测量有助于较好的调整剂量。

注射给药:氢化可的松注射剂在急性重症哮喘的急救治疗中的应用见急性重症哮喘表,急性重症哮喘的治疗在综合处理章节予以介绍。

布地奈德

【适应证】

用于支气管哮喘,主要用于慢性持续期支气管哮喘,也可在重度慢性阻塞性肺疾病使用。

【用法与用量】

按个体化给药。气雾剂:起始剂量、严重哮喘期或减少口服糖皮质激素时的剂量;成人每日 200～1600μg,一般一次 200μg,早晚各 1 次;病情严重时,一次 200μg,每日 4 次。小儿,2～7 岁,每日 200～400μg,分 2～4 次使用;7 岁以上,每日 200～800μg,分 2～4 次使用。混悬液:起始剂量、严重哮喘期或减少口服糖皮质激素时的剂量:成人一次 1～2mg,一天 2 次。儿童一次 0.5～1mg,一天 2 次。混悬液维持建议剂量:成人一次 0.5～1mg,一天 2 次。儿童一次 0.25～0.5mg,一天 2 次。

【不良反应】

速发或迟发的过敏反应,包括荨麻疹、皮疹、血管性神经水肿和瘙痒。

【禁忌】

对本品过敏者禁用。

【注意事项】

1.运动员慎用。

2.应避免合用酮康唑、伊曲康唑或其他强 CYP3A4 抑制药。

3.每次用药后应漱口。

【制剂】

布地奈德气雾剂:20mg/支;吸入用布地奈德混悬液:1mg/支。

第五节 色甘酸盐及白三烯受体拮抗药

一、色甘酸盐及相关治疗

色甘酸钠及奈多罗米钠的作用途径,并不完全清楚。这些药对哮喘有弱的抗炎作用,可能基于其抗变态反应作用。因其效果不确切,已不再作为成人轻度哮喘的治疗药物选择。如使用,一般可试用 4～6 周。剂量应根据患者反应及时调整,一般起初每日 3～4 次,随后可减量。

色甘酸钠对哮喘的预防作用不如吸入肾上腺皮质糖皮质激素。有证据表明奈多罗米钠对 5～12 岁儿童的哮喘预防有效,色甘酸钠对治疗哮喘急性发作没有应用价值。

色甘酸钠可预防运动诱发哮喘,但作用较弱,尚需进一步证实。

如吸入色甘酸钠干粉引起支气管痉挛,可提前数分吸入选择性 β_2 受体激动剂,如:沙丁胺醇等。如果儿童不能耐受吸入干粉或气雾剂,可以改为吸入上述制剂的雾化溶液。

酮替芬

【适应证】

本品兼有组胺 H_1 受体拮抗作用和抑制过敏反应介质释放作用,用于过敏性鼻炎,过敏性支气管哮喘。

【用法与用量】

口服:一次 1 片,每日 2 次。

【不良反应】

常见有嗜睡、倦怠、口干、恶心等胃肠道反应。偶见头痛、头晕、迟钝以及体重增加。

【禁忌】

尚不明确。

【注意事项】

1.车辆驾驶员、机械操作者以及高空工作时禁用。

2.孕妇慎用。

3.不得与口服降糖药并用。

【制剂】

富马酸酮替芬片:1mg×60 片/瓶

二、白三烯受体拮抗药

白三烯受体拮抗药孟鲁司特和扎鲁司特可阻断气道的半胱氨酸白三烯,单用或联合吸入糖皮质激素对哮喘有效。孟鲁司特不比吸入常规剂量的肾上腺皮质糖皮质激素更有效,但两种药联合应用可提高疗效,减少吸入糖皮质激素的剂量。白三烯受体拮抗药对运动诱发哮喘及哮喘伴随鼻窦炎有效,但对已接受大剂量其他治疗药物的哮喘患者,其作用很有限。

有报告提出应用白三烯受体拮抗药患者可出现陈-施综合征,但其与白三烯受体拮抗药的因果关系尚不肯定,相当多已报告的病例发生的陈-施综合征是在减少口服糖皮质激素剂量时出现的。

应注意白三烯受体拮抗药引起的嗜酸性粒细胞增多,血管炎性皮疹,心肺系统异常或末梢神经异常。

孟鲁司特

【适应证】

适用于 2～14 岁儿童哮喘的预防和长期治疗,包括预防白天和夜间的哮喘症状,治疗对阿司匹林敏感的哮喘患者以及预防运动诱发的支气管收缩。适用于 2～14 岁以上儿童减轻季节性过敏性鼻炎引起的症状。

【用法与用量】

口服:成人及 15 岁以上儿童,一次 10mg,每日 1 次;6～14 岁儿童一次 5mg,每日 1 次;2～5 岁儿童一次 4mg,每日 1 次,睡前服用。

【不良反应】

本品一般耐受性良好,不良反应轻微,通常不需要终止治疗。

【禁忌】

对本品中的任何成分过敏者禁用。

【注意事项】

本品对哮喘急性发作无效;本品与支气管扩张剂及肾上腺皮质激素合用可减少后者的剂量;妊娠、哺乳期妇女及幼儿慎用。

【制剂】

孟鲁司特钠咀嚼片:5mg×6 片/盒。

第六节 抗组胺药

所有抗组胺药在治疗鼻变态反应,特别是季节性过敏性鼻炎(花粉症)方面都具有潜在价值,此外在血管运动性鼻炎方面也可能会有一定的作用。这类药物能减少流涕和打喷嚏,但通常对鼻塞的疗效较差。抗组胺药可局部使用,如用于眼部,鼻腔和皮肤。

口服抗组胺药在治疗荨麻疹方面也有一定价值,可用于治疗荨麻疹性皮疹,瘙痒,昆虫叮咬及螫伤;另外还能用于药物过敏。在用肾上腺素治疗严重过敏反应和血管性水肿的急症时,可注射氯苯那敏或异丙嗪作为辅助治疗。此外抗组胺药(包括西替利嗪、赛克力嗪和异丙嗪)在治疗恶心和呕吐方面有用。

各种抗组胺药在作用持续时间以及嗜睡和抗毒蕈碱作用的发生率方面各不相同。很多老的抗组胺药的作用维持时间相对较短,但有些药物(如异丙嗪)作用时间可长达 24 个小时,大部分新型非镇静类抗组胺药都是长效的。

所有老的抗组胺药都有镇静作用,阿利马嗪和异丙嗪的镇静作用可能相对较强,而氯苯那敏和赛克力嗪则相对稍弱。这种镇静作用有时可用于治疗某些变态反应相关的瘙痒。几乎没有证据表明,任何一个老的"镇静类"抗组胺药优于同类的其他药物,而且患者对药物的反应也具有很大的个体差异。

与老的抗组胺药相比,非镇静类抗组胺药,如西替利嗪、地氯雷他定、非索非那定、氯雷他定和咪唑斯汀,由于仅有轻微程度的穿透血脑屏障的作用,因此很少引起镇静或影响认知功能。

一、苯海拉明

【适应证】

用于急性重症过敏反应,可减轻输血或血浆所致的过敏反应。手术后药物引起的恶心呕吐帕金森病和锥体外系症状。牙科局麻,当病人对常用的局麻药高度过敏时,1%苯海拉明可作为牙科用局麻药。其他过敏反应不宜口服用药者。

【用法与用量】

深部肌内注射:一次 20mg,每日 1～2 次。

【不良反应】

常见有中枢神经抑制作用、共济失调、恶心、呕吐、食欲不振等;少见的有气急、胸闷、咳嗽、肌张力障碍等。有报道给药后可发生牙关紧闭并伴喉痉挛;偶可引起皮疹、粒细胞减少,贫血及心律失常。

【禁忌】

重症肌无力、闭角型青光眼、前列腺肥大者禁用;对本品及赋形剂过敏者禁用;新生儿、早产儿禁用。

【注意事项】

应用本药后避免驾驶车辆、高空作业或操作机器;肾功能衰竭时,给药的间隔时间应延长;

孕妇慎用,哺乳期妇女不宜使用。

【制剂】

盐酸苯海拉明注射液:1mL:20mg/支

二、茶苯海明

【适应证】

用于防治晕动病,如晕车、晕船、晕机所致的恶心、呕吐。

【用法与用量】

口服:成人一次 1～2 片,预防晕动病应在出发前 30min 服药,治疗晕动病时每 4h 服药 1 次。每日极量 12 片。1～6 岁儿童一次 0.5～1 片,每日极量 6 片;7～12 岁儿童一次 1～2 片,每日极量 8 片。

【不良反应】

常见不良反应有迟钝、思睡、注意力不集中、疲乏、头晕;也可有胃肠不适;罕见有幻觉,视力下降、排尿困难、皮疹等反应。

【禁忌】

对其他乙醇胺类药物过敏者禁用。孕妇、新生儿及早产儿禁用。

【注意事项】

服药期间不得驾驶机、车、船、从事高空作业、机械作业及操作精密仪器;服用本品期间不得饮酒或含有酒精的饮料;不得与其他中枢神经抑制药(如一些镇静安眠药)及三环类抗抑郁药同服;老年人慎用。

【制剂】

茶苯海明片:50mg×20 片/瓶。

三、氯苯那敏

【适应证】

可用于感冒或鼻窦炎或过敏性鼻炎、皮肤黏膜的过敏、药疹和接触性皮炎。

【用法与用量】

注射液:成人肌内注射,一次 5～20mg。口服:成人一次 1 片,每日 3 次。

【不良反应】

嗜睡、疲劳、乏力、口鼻咽喉干燥、痰液黏稠,可引起注射部位局部刺激和一过性低血压,少见皮肤瘀斑、出血倾向。

【禁忌】

尚不明确。

【注意事项】

下列情况慎用:膀胱颈部梗阻、幽门十二指肠梗阻、消化性溃疡所致幽门狭窄、心血管疾病、青光眼(或有青光眼倾向者)、高血压、高血压危象、甲状腺功能亢进、前列腺肥大体征明显时;本品不可应用于下呼吸道感染和哮喘发作的患者(因可使痰液变稠而加重疾病);用药期间,不得驾驶车、船或操作危险的机器;新生儿、早产儿不宜用;哺乳期妇女不宜使用。

【制剂】

马来酸氯苯那敏注射液:1mL:10mg/支,马来酸氯苯那敏片:4mg×100 片/瓶

四、赛庚啶

【适应证】

可用于荨麻疹、湿疹、皮肤瘙痒等过敏性疾病。

【用法与用量】

口服:一次 1～2 片,每日 2～3 次。

【不良反应】

嗜睡、口干、乏力、头晕、恶心等。

【禁忌】

禁用于孕妇、哺乳期妇女,青光眼、尿潴留和幽门梗阻患者;严禁用于食品和饲料加工。

【注意事项】

服药期间不得驾驶机、车、船、从事高空作业、机械作业及操作精密仪器;服用本品期间不得饮酒或含有酒精的饮料;老年人及 2 岁以下小儿慎用。

【制剂】

盐酸赛庚啶片:2mg×100 片/瓶

五、异丙嗪

【适应证】

吩噻嗪类抗组胺药,适用于皮肤黏膜的过敏,运动病,防治放射病性或药源性恶心、呕吐,并用于麻醉和手术前后的辅助治疗。

【用法与用量】

用于过敏,肌内注射,成人一次 25mg,必要时 2h 后重复;严重过敏时可用肌注 25～50mg,最高量不得超过 100mg。

【不良反应】

较常见的有嗜睡;较少见的有视力模糊或色盲(轻度),头晕目眩、口鼻咽干燥、耳鸣、皮疹、胃痛或胃部不适感、反应迟钝(儿童多见)、晕倒感(低血压)、恶心或呕吐(进行外科手术和/或用其他药物时),甚至出现黄疸。

【禁忌】

未进行该项实验且无可靠参考文献,故尚不明确。

【注意事项】

下列情况应慎用:急性哮喘,膀胱颈部梗阻,骨髓抑制,心血管疾病,昏迷,闭角型青光眼,肝功能不全,高血压,胃溃疡,前列腺肥大症状明显者,幽门或十二指肠梗阻,呼吸系统疾病(尤其是儿童,服用本品后痰液黏稠,影响排痰、并可抑制咳嗽反射),癫痫患者(注射给药时可增加抽搐的严重程度),黄疸,各种肝病以及肾功能衰竭,Reye 综合征(异丙嗪所致的锥体外系症状易与 Reye 综合征混淆);孕妇在临产前 1～2 周应停用此药;哺乳期妇女应用本品时需权衡利弊。

【制剂】

盐酸异丙嗪注射液:2mL:50mg/支。

六、氯雷他定

【适应证】

主要用于过敏性鼻炎、缓解慢性荨麻疹、瘙痒性皮肤病及其他过敏性皮肤病的症状及体征。

【用法与用量】

口服:12岁以上及成人一次10mg,每日1次。2～12岁儿童:体重>30kg,每日1次,一次10mg;体重≤30kg:每日1次,一次5mg。

【不良反应】

常见不良反应有乏力、头痛、嗜睡、口干、胃肠道反应(包括恶心、胃炎)以及皮疹等;罕见不良反应有脱发、过敏反应、肝功能异常、心动过速及心悸等。

【禁忌】

对本品中的成分或特异体质的病人禁用。

【注意事项】

1.孕妇、哺乳妇慎用。

2.严重肝功能不全的患者请在医生指导下使用。

【制剂】

氯雷他定片:10mg×6片/盒。

七、西替利嗪

【适应证】

适用于季节性和常年性过敏性鼻炎、季节性结膜炎及过敏反应所致的瘙痒和荨麻疹。

【用法与用量】

口服:成人或12岁以上儿童:每次10mL,一天1次,或遵医嘱。若出现不良反应,可改在早晚各1次,每次5mL。6～11岁儿童:根据症状的严重程度不同,推荐起始剂量为5mL,每日1次,或遵医嘱。2～5岁儿童:推荐起始剂量为2.5mL,每日1次,或遵医嘱。

【不良反应】

少数患者可出现头痛、口干、嗜睡、情绪不稳定等,但发生率很低;极少数患者可出现皮疹、皮肤瘙痒、恶心、呕吐、腹痛、腹泻等过敏反应。

【禁忌】

对本品过敏者、妊娠期及哺乳期妇女禁用。

【注意事项】

肾功能损害者应减半量;酒后避免使用;司机、操作机器或高空作业人员慎用。

【制剂】

盐酸西替利嗪糖浆:120mL:0.12g/瓶。

八、左西替利嗪

【适应证】

用于季节过敏性鼻炎、常年过敏性鼻炎、慢性特发性荨麻疹、过敏性结膜炎。

【用法与用量】

口服：成人及 6 岁以上儿童，一次 5mg，每日 1 次。

【不良反应】

本品可能会使个别患者产生头痛、嗜睡、口干、疲倦、衰弱、腹痛等不良反应。

【禁忌】

禁用于对本品任何成分过敏者或者对哌嗪类衍生物过敏者，肌酐清除率＜10mL/min 的肾病晚期患者，伴有特殊遗传性疾病［患有罕见的半乳糖不耐受症、原发性肠乳糖酶缺乏（Lapp lactase）或葡萄糖-乳糖吸收不良］的患者。

【注意事项】

不建议 6 岁以下儿童、哺乳期妇女使用本品。

【制剂】

盐酸左西替利嗪分散片：5mg×12 片/盒。

第七节　过敏原免疫治疗用药

免疫治疗是指使用含有室内尘螨、动物皮屑（猫或狗）、或牧草和树木花粉浸液的过敏原疫苗进行治疗，从而减轻患者的哮喘和过敏性鼻炎、结膜炎症状。对黄蜂和蜜蜂螫刺过敏的患者，采用含有黄蜂和蜜蜂毒液浸液的疫苗治疗可降低严重过敏反应和全身反应的发生风险。需要进行免疫治疗的患者，必须要在专科医院做出准确的诊断，评估和治疗。

脱敏疫苗应避免用于妊娠期妇女、5 岁以下儿童、正在服用 β 受体拮抗药（因在发生过敏反应时肾上腺素可能无效），或 ACEI（发生类严重过敏反应的风险）的患者。

免疫治疗引起的过敏反应（尤其是对于黄蜂和蜜蜂毒液浸液）可危及生命；通常在注射后1h 内发生支气管痉挛，30min 内出现严重过敏反应。因此，患者在注射后必须观察 1h。如果出现过敏反应的症状或体征（如皮疹，荨麻疹，支气管痉挛，衰弱），即使这些症状很轻微，也应该让患者留观，直到这些症状都完全消失。

每套过敏原浸液，通常包括一系列用于降低患者敏感性的逐渐递增过敏原剂量的小瓶。同时还有一套效价最高的用于维持治疗的小瓶。药品说明书必须标注过敏原的细节，每瓶的效价和用法。

第八节　变态反应急症及其用药

肾上腺素能够在生理上逆转过敏反应，如严重过敏反应和血管性水肿相关的速发型症状

（例如喉水肿，支气管痉挛和低血压）。

严重过敏反应，包括过敏性休克，需要及时积极的治疗喉水肿，支气管痉挛和低血压。特应性体质的个体尤其容易发生这种反应。昆虫螫刺是一种公认的风险（尤其是黄蜂和蜜蜂螫刺）。某些食物，包括鸡蛋，鱼，牛奶，花生，坚果类也可能诱发严重过敏反应。与严重过敏反应关系密切的医药产品包括血液制品、疫苗、脱敏（过敏原）制剂、抗菌药物、阿司匹林和其他非甾体抗炎药、肝素以及神经肌肉阻滞药物等。药物引起的严重过敏反应在肠外给药时更容易出现，因此在注射具有特殊风险的药物时必须备有急救设施。严重过敏反应也可能与食品和药品中的添加剂和辅料有关。某些药用产品中可能存在精制花生油，这一般不造成过敏反应，但检查制剂所有配方中是否含有致敏性脂肪或油脂是必要的。

对过敏性休克一线治疗包括保持气道通畅，恢复血压（患者平卧，并抬高下肢；如果可能出现呕吐，则让患者侧卧，最好是头低位），并注射肾上腺素。肾上腺素用法为肌内注射一次0.5mg；紧急自行给药的肾上腺素剂量为0.3mg。必要时，可在间隔5min后，根据血压，脉搏及呼吸功能（重要提示：可能需要经过稀释以后通过静脉通路给药）情况重复此剂量。吸氧也是很重要的措施。在给予肾上腺素注射后，接着使用抗组胺药（如氯苯那敏10~20mg缓慢静脉注射）作为有用的辅助治疗手段，持续使用24~48h，可以防止复发。

如果病情持续恶化，则需接受进一步治疗，包括静脉补液，静脉注射氨茶碱或雾化吸入 β_2 受体激动剂（如沙丁胺醇或特布他林）；除了吸氧以外，必要时可能还需要辅助呼吸和紧急气管切开。

在过敏性休克的起始治疗时，静脉注射糖皮质激素，例如琥珀酸氢化可的松100~300mg是第二位的治疗措施。此类药物起效时间会在数小时之后，对症状较为严重的患者可以防止病情进一步恶化。

如果患者病情十分严重，以至有效循环可能不良，这时需注射的肾上腺素可能需要溶于稀释液中，由静脉途径输注。

对昆虫螫刺或食物严重过敏的患者，鼓励他们携带预装肾上腺素的注射器，以便在危险发生时自行注射。

1.血管性水肿

血管性水肿一旦累及喉部，出现喉水肿，也是很危险的急症。此时，应即刻注射肾上腺素并吸氧。抗组胺药和糖皮质激素需同时给予。必要时作气管插管。

2.遗传性血管性水肿

C1酯酶抑制剂（新鲜冷冻血浆或部分纯化的形式）可终止遗传性血管水肿的急性发作，但作为长期预防不实用。氨基己酸和达那唑可预防长期和短期遗传性血管水肿。短期预防适用于口腔科操作之前几天应用，并持续2~5d。由于达那唑有雄性糖皮质激素样作用，应避免在儿童中应用。

3.肌内注射肾上腺素

在治疗过敏性休克中，首选肌内注射肾上腺素。在休克患者，肌内注射比皮下注射在局部吸收更快，更可靠。（如有血循环不良，应考虑静脉给予肾上腺素。有关注意事项和剂量详见下面的静脉用肾上腺素。）

对严重过敏史的患者,应该学会自己肌内注射肾上腺素。发病时立即注射肾上腺素至关重要。以下肾上腺素剂量可供参考表 1-7。

表 1-7　过敏性休克患者应用肌内注射肾上腺素的剂量

年龄	剂量	1：1000（1mg/mL）
6 个月以下	50μg	0.05mL
6 个月~6 岁	120μg	0.12mL
>6~12 岁	250μg	0.25mL
成人和青少年	500μg	0.5mL

注:必要时,根据血压、脉搏和呼吸功能情况,5min 内可重复此剂量。一般不推荐皮下注射。

肾上腺素,用于因支气管痉挛所致严重呼吸困难,可迅速缓解药物等引起的过敏性休克,亦可用于延长浸润麻醉用药的作用时间。

第九节　呼吸兴奋药

呼吸兴奋剂主要通过刺激外周感受器和(或)呼吸中枢起作用,以改善患者的通气量,用于治疗药物(如吗啡、全麻药等)引起的呼吸抑制和 COPD 患者的通气功能衰竭(Ⅱ型呼吸衰竭)。其在呼吸衰竭治疗中的作用已大多被无创通气或有创机械通气所取代。目前,仅在患者存在机械通气禁忌和患者因高 CO_2 血症出现意识障碍时短期应用,以达到刺激患者清醒、能够配合治疗和排出呼吸道分泌物的作用。呼吸兴奋剂多经静脉注射和静脉滴注给药,作用时间短。

在呼吸兴奋剂治疗呼吸衰竭时,需保证气道通畅,并给予恰当的氧疗。因呼吸兴奋剂可以兴奋骨骼肌增加机体的氧耗量,在气道阻塞、通气障碍、供氧不足条件下将加重低氧血症,使患者情况恶化。呼吸兴奋剂还有刺激其他非呼吸肌或造成患者神志异常等不良反应。应在密切观察下使用。

第二章 心血管系统常见病药物治疗

第一节 心力衰竭

一、心力衰竭及其药物治疗

心力衰竭是一种复杂的临床症状群,主要临床表现为呼吸困难、乏力和液体潴留。心力衰竭起始于任何原因的初始心肌损伤(如心肌梗死、心肌病、炎症或血流动力学负荷过重等),后者引起心肌结构和功能的变化,并通过心肌重构而不断发展和加重,最后导致心室泵血和(或)充盈功能低下。

由于心脏受损的病因、部位、程度和功能等不尽相同,故可将心力衰竭分为急性和慢性心力衰竭;左心、右心及全心心力衰竭;收缩功能障碍(收缩性)、舒张功能障碍(舒张性)或混合型心力衰竭;低动力型和高动力型心力衰竭;前向性和后向性心力衰竭;以及有症状和无症状性心力衰竭等多种类型,其中以慢性收缩性心力衰竭最为常见。急性心力衰竭的治疗与慢性心力衰竭明显不同。

(一)慢性心力衰竭

慢性心力衰竭可根据其发生发展的过程,从高发危险人群进展成器质性心脏病、出现心力衰竭症状直至难治性终末期心力衰竭。

慢性心力衰竭的治疗目标不仅是改善症状和提高生活质量,更重要的是防止和延缓心肌重构的发展,从而降低心力衰竭的死亡率和住院率。慢性收缩性心力衰竭的常规治疗包括联合使用三大类药物,即利尿药、血管紧张素转换酶抑制药(ACEI)和β受体拮抗药。不能耐受ACEI者可用血管紧张素Ⅱ受体拮抗药(ARB)作为替代药。为进一步改善症状或控制心率等,地高辛是第4个联用的药物。醛固酮受体拮抗药可用于重度心力衰竭患者。

慢性舒张性心力衰竭的治疗目前还缺乏研究,主要措施是减轻症状和纠正导致左室舒张功能异常的基础疾病,包括积极控制高血压、冠状动脉血运重建、控制心房颤动的心室率或转复窦性心律。ACEI、ARB或肾上腺素β受体拮抗药有助于逆转左室肥厚或改善舒张功能,利尿药可缓解肺淤血和外周水肿。但地高辛有可能增加心肌耗氧量或损害心肌的松弛性,不推荐用于舒张性心力衰竭。除非伴快速心室率的心房颤动,用β受体拮抗药心室率仍不能满意控制的患者,需用地高辛。

1.利尿药

利尿药是唯一能够充分控制心力衰竭患者液体潴留的药物,适用于所有曾有或现有液体潴留证据的心力衰竭患者。利尿药能迅速缓解症状,但缺乏改善长期预后的证据,因此不能作为单一治疗,而应与ACEI和肾上腺素β受体拮抗药联合应用。袢利尿药是大多数心力衰竭患者的首选药物,噻嗪类利尿药仅适用于有轻度液体潴留、伴有高血压而肾功能正常的患者。

2.ACEI

ACEI 是证实能显著降低心力衰竭患者死亡率的第一类药物,所有慢性收缩性心力衰竭患者,包括Ⅰ~Ⅳ级心功能的患者都须使用 ACEI,而且需要终身使用,除非有禁忌或不能耐受。

目前已有的证据表明,ACEI 是治疗慢性收缩性心力衰竭的一线药物。应尽量选用在大规模随机临床试验中证实有效的制剂与规格,如卡托普利、依那普利、赖诺普利、雷米普利、培哚普利、福辛普利等应终身维持使用。

3.β受体拮抗药

临床试验显示,在应用 ACEI 和利尿药的基础上加用 β受体拮抗药长期治疗,能改善临床情况和左室功能,并进一步降低总死亡率、降低心脏猝死率。因此,所有慢性收缩性心力衰竭、心功能Ⅰ~Ⅲ级的患者都必须使用 β受体拮抗药,而且需终身使用,除非有禁忌或不能耐受。心功能Ⅳ级患者需待病情稳定后,在严密监护下由专科医师指导使用。

β受体拮抗药用于慢性心衰病情稳定者,一般应在利尿药和 ACEI 的基础上加用,选用临床试验证实有效的制剂与规格:琥珀酸美托洛尔缓释片、比索洛尔或卡维地洛,也可使用酒石酸美托洛尔片。

4.ARB

ARB 的作用机制与 ACEI 相近,目前主要用于因严重咳嗽而不能耐受 ACEI 的患者,替代 ACEI 作为一线治疗。坎地沙坦和缬沙坦是在临床试验中证实有效的两种。ARB 应用注意事项同 ACEI。应用中需重点监测低血压、肾功能异常、高钾血症等。

5.地高辛

地高辛是唯一经过安慰剂对照临床试验评价的洋地黄制剂,用于心力衰竭的主要益处和指征是减轻症状和改善心功能,适用于已经使用利尿药、ACEI(或 ARB)和肾上腺素 β受体拮抗药治疗而仍持续有症状的慢性收缩性心力衰竭或合并心室率快的房颤患者。重症患者可同时应用上述四类药物。

6.醛固酮受体拮抗药

螺内酯适用于心功能Ⅲ~Ⅳ级的中、重度心力衰竭患者,或急性心肌梗死后合并心力衰竭且 LVEF＜40％的患者。

(二)急性心力衰竭

急性心力衰竭是指由于心功能异常导致症状和体征急性发作的临床综合征,可发生在有心脏病或既往无明确心脏病的患者。急性心力衰竭最常见的原因为慢性心力衰竭失代偿,其他原因或诱发因素包括急性冠状动脉综合征、急性快速心律失常、高血压危象、心瓣膜关闭不全、高心排血量综合征、过度劳累、感染或容量负荷过重等。急性心力衰竭属危重急症,需紧急进行抢救与治疗。

急性心力衰竭的治疗目的是通过降低肺毛细血管楔压和(或)增加心排血量,改善症状并稳定血流动力学状态。在药物治疗的同时,需进行严密的临床监测,尽可能去除或避免诱发因素,积极治疗基础疾病如冠心病、高血压、心脏瓣膜病或甲状腺疾病等。

为了尽快达到疗效,急性期通常采用静脉给药,根据患者的收缩压和肺淤血情况,分别选用利尿药、血管扩张剂和(或)正性肌力药。

1.利尿药

首选静脉应用呋塞米,其利尿作用强大。

2.血管扩张剂

静脉扩张剂硝酸酯类能降低心脏前负荷,可缓解肺淤血而不增加心肌耗氧量。包括硝酸甘油和硝酸异山梨酯,常静脉应用。硝酸甘油疗效不佳或伴高血压危象时静脉滴注血管扩张剂硝普钠。硝普钠可有效降低心脏前后负荷。

3.正性肌力药

外周低灌注的患者可使用正性肌力药物。但通常限于短期应用,因为其改善血流动力学参数的益处会被增加心律失常、加重心肌缺血的风险所抵消,总体上可能对预后不利。多巴酚丁胺或中等剂量的多巴胺均可用,但若患者已在使用肾上腺素 β 受体拮抗药,则宜选用磷酸二酯酶抑制药米力农。毛花苷 C 主要适用于心房颤动合并快速心室率所诱发的慢性心力衰竭急性失代偿,有助于尽快控制心室率、缓解症状。

二、正性肌力药

正性肌力药物又称正变力性药物或强心药,是指能够增强心肌收缩力的药物,使心肌收缩力增强、心搏出量明显增加、左心室压力上升的最大速率加快,从而改善心力衰竭时的血流动力学状况。主要用于治疗急慢性心力衰竭。

常用的正性肌力药物主要分为两大类:①洋地黄苷类,如地高辛、毒毛花苷 K、毛花苷 C和去乙酰毛花苷。②其他正性肌力药,包括儿茶酚胺类强心药(如多巴酚丁胺和多巴胺),磷酸二酯酶抑制药(如米力农)。肾上腺素和异丙肾上腺素也属于儿茶酚胺类强心药,但很少用于治疗心力衰竭。

地高辛对心衰患者总病死率的影响为中性。心衰伴快速心室率的患者,地高辛可减慢心室率。适用于慢性左心室射血分数降低的心衰已应用利尿剂、ACEI(或 ARB)、β 受体阻滞剂和醛固酮受体拮抗剂,LVEF≤45%,仍持续有症状的患者,伴有快速心室率的房颤患者尤为适合。已应用地高辛者不宜轻易停用。

儿茶酚胺类强心药和磷酸二酯酶抑制药通常只能短期使用,不推荐常规间歇静脉滴注。正性肌力药的适应证为:①经最佳剂量利尿药和血管扩张药物治疗后仍然存在外周灌注不足(临床表现为低血压和肾功能下降)的急性心力衰竭患者,目的是提供正性肌力支持、纠正血流动力学异常和缓解症状;②难治性终末期心力衰竭患者,作为姑息疗法短期应用(3～5d),或用于等待心脏移植的患者。

(一)地高辛

【适应证】

(1)用于高血压、瓣膜性心脏病、先天性心脏病等急性和慢性心功能不全。尤其适用于伴有快速心室率的心房颤动的心功能不全;对于肺源性心脏病、心肌严重缺血、活动性心肌炎及心外因素如严重贫血、甲状腺功能低下及维生素 B_1 缺乏症的心功能不全疗效差。

(2)用于控制伴有快速心室率的心房颤动、心房扑动患者的心室率及室上性心动过速。

【用法与用量】

成人常用量。口服:常用每日 0.125～0.5mg,每日 1 次,7d 可达稳态血药浓度;若达快速负荷量,可每 6～8h 给药 0.25mg,总剂量每日 0.75～1.25mg;维持量,每日 1 次 0.125～0.5mg。

小儿常用量。口服:本品总量,早产儿按体重 0.02～0.03mg/kg;1 月以下新生儿按体重 0.03～0.04mg/kg;1 月～2 岁,按体重 0.05～0.06mg/kg;2～5 岁,按体重 0.03～0.04mg/kg;5～10 岁,按体重 0.02～0.035mg/kg;10 岁或 10 岁以上,照成人常用量。总量分 3 次或每 6～8h1 次给予,维持剂量为总量的 1/5～1/3,分 2 次,每 12h1 次或每日 1 次。

【不良反应】

(1)常见的不良反应。包括促心律失常作用、胃纳不佳或恶心、呕吐(刺激延髓中枢)、下腹痛、异常的无力、软弱。

(2)少见的反应。包括视力模糊或"色视",如黄视、绿视、腹泻、中枢神经系统反应如精神抑郁或错乱。

(3)罕见的反应。包括嗜睡、头痛及皮疹、荨麻疹(过敏反应)。

【禁忌】

(1)任何洋地黄类制剂中毒者。

(2)室性心动过速、心室颤动、肥厚型梗阻性心肌病(若伴收缩功能不全或心房颤动仍可考虑)。

(3)预激综合征伴心房颤动或心房扑动者。

【注意事项】

(1)不宜与酸、碱类配伍。

(2)慎用。低钾血症;不完全性房室传导阻滞;高钙血症;甲状腺功能低下;缺血性心脏病;心肌梗死;心肌炎;肾功能损害。

(3)用药期间应注意随访检查。血压、心率及心律;心电图;心功能监测;电解质尤其钾、钙、镁;肾功能;疑有洋地黄中毒时,应作地高辛血药浓度测定。过量时,由于蓄积性小,一般于停药后 1～2d 中毒表现可以消退。

(4)应用时注意监测地高辛血药浓度。

(5)应用本品剂量应个体化。

【制剂】

地高辛片:0.25mg×30 片/盒。

(二)去乙酰毛花苷

【适应证】

用于急性心力衰竭,慢性心力衰竭急性加重,控制心房颤动、心房扑动引起的快心室率。

【用法与用量】

静脉注射。成人常用量:用 5％葡萄糖注射液稀释后缓慢注射,首剂 0.4～0.6mg(1～1.5 支),以后每 2～4h 可再给 0.2～0.4mg(0.5～1 支),总量 1～1.6mg(2.5～4 支)。小儿常用量:按下列剂量分 2～3 次间隔 3～4h 给予。早产儿和足月新生儿或肾功能减退、心肌炎患儿,肌内或静脉注射按体重 0.022mg/kg,2 周～3 岁,按体重 0.025mg/kg。本品静脉注射获满意疗效后,可改用地高辛常用维持量以保持疗效。

【不良反应】

见地高辛。

【禁忌】

见地高辛。

【注意事项】

见地高辛。

【制剂】

去乙酰毛花苷注射液:2mL:0.4mg/支。

(三)环磷腺苷葡胺

【适应证】

用于心力衰竭、心肌炎、病窦综合征、冠心病及心肌病,也可用于心律失常的辅助治疗。

【用法与用量】

一次60～180mg,每日1次,加入200～500mL5％葡萄糖注射液中稀释后静脉滴注。

【不良反应】

偶见心悸、心慌、头晕等症状。

【禁忌】

对本品过敏者禁用。

【注意事项】

(1)滴注不应太快,用量在150mg以上应在90min以上滴完。

(2)滴注时如遇心悸、心慌,应停止用药,停药后症状自行消失。

【制剂】

环磷腺苷葡胺注射液:2mL:30mg/支

(四)米力农

【适应证】

用于对洋地黄、利尿药、血管扩张药治疗无效或欠佳的急、慢性顽固性充血性心力衰竭。

【用法与用量】

静脉注射:负荷剂量25～75μg/kg,5～10min缓慢静脉注射,以后每分钟0.25～1μg/kg速度维持,最大剂量1.13mg/kg/d。

【不良反应】

少数有头痛、室性心律失常、无力、血小板计数减少等。过量时可有低血压、心动过速。

【禁忌】

低血压、心动过速、心肌梗死慎用;肾功能不全者宜减量

【注意事项】

(1)用药期间应监测心率、心律、血压、必要时调整剂量。

(2)不宜用于严重瓣膜狭窄病变及梗阻性肥厚型心肌病患者。急性缺血性心脏病患者慎用。

(3)合用强利尿剂时,可使左室充盈压过度下降,且易引起水、电解质失衡。

(4)对房扑、房颤患者,因可增加房室传导作用导致心室率增快,宜先用洋地黄制剂控制心室率。

(5)孕妇及哺乳妇女、儿童、肝肾功能损害者慎用。

【制剂】

乳酸米力农注射液:5mL:5mg/支

(五)环磷腺苷

【适应证】

用于心绞痛、心肌梗死、心肌炎及心源性休克。对改善风湿性心脏病的心悸、气急、胸闷等症状有一定的作用。对急性白血病结合化疗可提高疗效,亦可用于急性白血病的诱导缓解。此外,对老年慢性支气管炎、各种肝炎和银屑病也有一定疗效。

【用法与用量】

肌内注射,一次 20mg,溶于 2mL 0.9% 氯化钠注射液中,每日 2 次。静脉注射,一次 20mg,溶于 20mL 0.9% 氯化钠注射液中推注,每日 2 次。静脉滴注,本品 40mg 溶于 250~500mL 5% 葡萄糖注射液中,每日 1 次。

【不良反应】

偶见发热和皮疹。大剂量静脉注射(按体重每分钟达 0.5mg/kg)时,可引起腹痛、头痛、肌痛、睾丸痛、背痛、四肢无力、恶心、手脚麻木、高热等。

【禁忌】

对本品过敏者禁用。

【注意事项】

孕妇及哺乳期妇女慎用。

【制剂】

注射用环磷腺苷:20mg/支。

(六)磷酸肌酸钠

【适应证】

(1)心脏手术时加入心脏停搏液中保护心肌。

(2)缺血状态下的心肌代谢异常。

【用法与用量】

(1)静脉滴注,每次 1.0g,每日 1~2 次,在 30~45min 内静脉滴注。

(2)心脏手术时加入心脏停搏液中保护心肌:心脏停搏液中的浓度为 10mmol/L。

【不良反应】

尚不明确。

【禁忌】

(1)对本品组分过敏者禁用。

(2)慢性肾功能不全患者禁止大剂量(5~10g/d)使用本品。

【注意事项】

(1)快速静脉注射 1g 以上的磷酸肌酸钠可能会引起血压下降。

(2)大剂量(5～10g/d)给药引起大量磷酸盐摄入,可能会影响钙代谢和调节稳态的激素的分泌,影响肾功能和嘌呤代谢。

(3)上述大剂量需慎用,且仅可短期使用。

【制剂】

注射用磷酸肌酸钠:1g/瓶

(七)左西孟旦

【适应证】

本品适用于传统治疗(利尿剂、血管紧张素转换酶抑制剂和洋地黄类)疗效不佳,并且需要增加心肌收缩力的急性失代偿心力衰竭(ADHF)的短期治疗。

【用法与用量】

给药前需稀释,仅用于静脉输注,可通过外周或中央静脉输注给药。治疗剂量和持续时间应根据患者的一般情况和临床表现进行调整。治疗的初始负荷剂量为 $6～12\mu g/kg$,时间应大于 10min,之后应持续输注 $0.1\mu g/kg/min$。对于同时应用血管扩张剂或/和正性肌力药物的患者,治疗初期的推荐负荷剂量为 $6\mu g/kg$。较高的负荷剂量会产生较强的血流动力学效应,并可能导致不良反应发生率短暂升高。在负荷剂量给药时以及持续给药开始 30～60min 内,密切观察患者的反应,如反应过度(低血压、心动过速),应将输注速率减至 $0.05\mu g/kg/min$ 或停止给药。如初始剂量耐受性好且需要增强血流动力学效应,则输注速率可增至 $0.2\mu g/kg/min$。对处于急性失代偿期的严重慢性心衰患者,持续给药时间通常为 24h。

【不良反应】

临床中最常见的不良反应是头痛、低血压和室性心动过速,常见的不良反应有低钾血症、失眠、头晕、心动过速、室性早搏、心衰、心肌缺血、早搏、恶心、便秘、腹泻、呕吐、血红蛋白减少。

【禁忌】

(1)对左西孟旦或其他任何辅料过敏的患者。

(2)显著影响心室充盈或/和射血功能的机械性阻塞性疾病。

(3)严重的肝、肾(肌酸酐清除率<30mL/min)功能损伤的患者。

(4)严重低血压和心动过速患者。

(5)有尖端扭转型室性心动过速(TdP)病史的患者。

【注意事项】

(1)对于基础收缩压或舒张压较低的患者,或存有低血压风险的患者应谨慎使用,推荐使用较保守的剂量范围,应根据患者的自身状况和反应来调整剂量和用药时间。

(2)用药前应纠正严重的血容量减少症状,如果出现血压或心率过度变化,应降低输注速率或停止输注。

(3)用于有轻、中度肾功能损伤的患者时要特别谨慎,严重肾功能损伤(肌酐酸清除率<30mL/min)患者禁止使用本品。

(4)本品可能会引起血钾浓度的降低,因此在用药前应纠正患者的血钾浓度异常且在治疗中应监测血钾浓度。

(5)心动过速、心房颤动、或致命性心律失常的患者应谨慎使用本品。

【制剂】

左西孟旦注射液：12.5mg：5mL/支。

第二节　心律失常

一、心律失常及其药物治疗

心律失常是指心脏跳动节律和(或)频率的异常,其发生机制是由于冲动形成异常和冲动传导异常。心律失常可发生在各种器质性心脏病患者,也可发生在心脏结构正常的人。心律失常的临床意义及其治疗决策取决于该类心律失常对患者血流动力学影响的大小。心律失常的主要诊断方法包括心脏听诊、心电图、动态心电图、心电生理检查等。

临床可根据心律失常时心率的快慢,分为快速性心律失常和缓慢性心律失常。快速性心律失常包括:期前收缩、心动过速、扑动、颤动;缓慢性心律失常包括停搏、心动过缓、传导阻滞等。

(一)快速性心律失常

1.期前收缩

可根据期前收缩的起搏点位置分为房性、交界性、室性。

房性期前收缩:通常无临床症状,60%正常人可出现。无症状者不需要治疗。有症状者可少量服用镇静剂或肾上腺素β受体拮抗药。

交界性期前收缩:少见,自律性高者多伴有器质性心脏病或洋地黄中毒。治疗可针对病因本身。

室性期前收缩:临床最常见,可发生在各类器质性心脏病患者,也可在正常人出现。治疗应综合考虑原发病的程度、期前收缩的频率、患者的自觉症状。有明确病因者应治疗原发病。就室性期前收缩本身,如有症状可首选口服肾上腺素β受体拮抗药,也可短期选用 IB 类的美西律、IC 类的普罗帕酮。如伴有心肌缺血、心力衰竭、症状明显的高危患者应选用 III 类抗心律失常药物,如胺碘酮。

2.心动过速

临床常见的心动过速有窦性心动过速、房性心动过速、室上性心动过速、室性心动过速。

窦性心动过速:常属正常生理反应,非生理性者多由于交感神经张力过高所致,无需特殊治疗。若有症状者可选用β受体拮抗药。

房性心动过速:多伴发器质性心脏病,如冠心病、肺心病、洋地黄中毒等。诊断主要依靠心电图。洋地黄中毒所致者应首先停用洋地黄,反复发作者可选用肾上腺素β受体拮抗药、维拉帕米、地尔硫䓬;对伴有心力衰竭者应选用胺碘酮。射频消融术治疗的成功率可达80%以上。

室上性心动过速:大多数患者临床表现为心律失常发作突然,心率一般为150～220次/min,发作可持续几分钟至数十小时,可诱发患者出现心绞痛、心力衰竭等。诊断主要依据心电图检查。窄 QRS 波心动过速发作的终止方法可首选刺激迷走神经的手法、经食管快速心房起搏法。药物治疗可选用静脉注射腺苷。对于心功能正常、窄 QRS 波心动过速、近期未使用β受体拮抗药的患者,可选用静脉注射维拉帕米或普罗帕酮。如有明显心功能不全,则可选用洋地黄苷或胺碘酮静脉注射。同步电击复律可获得迅速地缓解。急性宽 QRS 波心动过速,应首选直流电转复。抗心律失常药物可选用普罗帕酮、索他洛尔,伴有心功能不全者选用胺碘酮更为安全。射频消融术是根治阵发性室上性心动过速的最佳选择。

室性心动过速:常发生于各种器质性心脏病,最常见为冠心病,特别是急性心肌梗死发病24h 以内。其次可见于心肌病、重症急性心肌炎、心力衰竭、电解质紊乱、长 QT 综合征等。持续性的快速室性心动过速常可导致心室颤动、发生猝死。诊断主要依据心电图检查。临床危险程度除了与原发疾病相关,还取决于发作持续时间、有无血流动力学障碍。

室性心动过速的治疗原则为:如无症状或无血流动力学影响,处理原则与室性期前收缩相同。持续性室性心动过速发作,无论有无器质性心脏病和(或)有无血流动力学影响,都应及时终止。首选为静脉注射利多卡因,亦可选用静脉注射普罗帕酮,但不宜用在急性心肌梗死或伴有心力衰竭患者。此时,胺碘酮是最常选用的药物。如患者已发生休克、心绞痛、心力衰竭等临床表现,则应立即采用直流电复律。

尖端扭转型室性心动过速是室性心律失常的一个特殊类型,常见于心电图 QT 间期延长的患者(通常是药物引起的,其他的致病因素包括低血钾、严重的心动过缓和遗传因素)。这种发作通常有自限性的,但如频繁发作亦会导致严重血流动力学障碍,甚至进展为心室颤动。静脉给予硫酸镁通常是有效的。β受体拮抗药及心房或心室起搏也可考虑。

3.颤动与扑动

心房颤动:是临床十分常见的心律失常,可分为阵发性,持续性和永久性三个类型。房颤常发生于原有心血管病的患者,如冠心病、心瓣膜病等器质性心脏病;非心血管疾病伴发房颤则最常见于甲状腺功能亢进症。房颤的症状取决于心室率的快慢,长期快速心室率的房颤可导致心力衰竭,房颤并发体循环栓塞具有极高的风险性。

对房颤的治疗策略包括节律转复,心室率控制和抗凝治疗三个方面。

节律转复:新近发生的房颤,对血流动力学不能耐受的房颤,或反复发作产生明显症状的患者,可以考虑进行房颤律转复。电复律应是首选的转复手段,如采用药物转复,目前最常用的静脉复律药物是普罗帕酮和胺碘酮。心功能正常或无器质性心脏病,亦可口服普罗帕酮、索他洛尔转复;如有心功能不全或器质性心脏病,应首选胺碘酮。房颤复律后一般均需要使用上述有效抗心律失常药物来维持治疗。目前,奎尼丁、普鲁卡因胺、丙吡胺等药物已很少选用。

控制心室率:β受体拮抗药、地尔硫草和维拉帕米作为一线治疗用来控制房颤患者的心室率;伴有心力衰竭的患者首选地高辛;难治患者亦可选用胺碘酮。如心率控制不满意,则地尔硫草或维拉帕米可与地高辛联用,但要密切注意观察心功能的减退状况。

抗凝治疗:在心脏瓣膜病、心肌疾病、老年患者中和其他有血栓栓塞危险因素的房颤患者有使用抗凝药的指征。首选药物为华法林。对于老年患者需要进行总体受益或风险的评估。对于无器质性心脏病的年轻患者患孤立性房颤则不强调需要抗凝治疗,但建议服用抗血小板聚集药,如阿司匹林或氯吡格雷。

心房扑动:β受体拮抗药、地尔硫草、维拉帕米和地高辛可用来控制静息时的心室率。如有指征,可通过同步电击复律转复为窦性心律。此外,胺碘酮也可用来转复心律,并可用胺碘酮或索它洛尔来维持窦律。如果心律失常是长期的,在转复为窦律之前应给予抗凝药来避免栓塞的并发症。Ⅰ型房扑应首选射频消融治疗。

心室颤动及心室扑动:常见于急性心肌梗死等严重器质性心脏病、药物中毒、电解质紊乱等患者,并多见于心脏性猝死。治疗措施:积极抢救,按心肺脑复苏原则进行。最佳方法为非同步直流电除颤复律术。肾上腺素为主要抢救药物,酌情选用利多卡因、溴苄胺等。

(二)缓慢性心律失常

1.心动过缓

窦性心动过缓:常为正常生理状况,也可见于某些心脏、全身性疾病、药物引起等。无症状者一般无需处理,有症状者则针对病因处理,迷走神经张力增高者可使用阿托品,症状重者需用起搏器治疗。

病态窦房结综合征:是由于窦房结及其周边组织病变或功能障碍导致的心律失常,多为器质性心脏病所致。心电图为心动过缓、窦性停搏、窦房传导阻滞。部分患者在心动过缓的基础上出现快速性异位节律,如心房颤动等。临床主要表现为心绞痛、晕厥,重者出现阿-斯综合征。植入起搏器为首选治疗方法,阿托品可试用,但多数疗效欠佳。

2.停搏

窦性停搏:为窦房结在一段时期内不产生冲动,导致心室在相当时间内出现收缩停止。其病因多数为器质性心脏病引起,个别也可由迷走神经张力过高所致。治疗原则与窦性心动过缓及病态窦房结综合征相同。

3.传导阻滞

房室传导阻滞:为房室交界区对冲动传导时间延缓或阻断所致。根据阻滞程度可分为一、二、三度。

一度房室传导阻滞:指房室间传导时间延长>0.20s,房室传导比例仍为1:1。临床多见于生理性,也可见于心肌炎、缺血性心脏病、心肌病等。

二度房室传导阻滞:根据房室传导特点又可分为两型(Ⅰ型及Ⅱ型)。二度Ⅰ型可为生理性,若为病理性的亦常为一过性或可逆性的。心电图表现为房室传导时间逐渐延长,最终发生心室搏动脱落,而后房室传导时间再次缩短,重复发生上述现象,并周而复始。二度Ⅱ型则多数为病理性,如缺血性心脏病、心肌炎、心肌病等。心电图表现为房室传导时间固定,但在若干周期后可出现一次或数次心室搏动脱落。

三度房室传导阻滞为完全性房室传导阻滞,心电图表现为心房与心室的收缩完全分离,属于严重的心律失常。多数患者为重症心脏疾病,如急性心肌梗死、急性心肌炎等。

房室传导阻滞的治疗:一度患者多无特殊临床症状,无需治疗或仅作病因治疗。二度患者的处理主要取决于病因及临床症状。一般生理性二度Ⅰ型无需特殊处理,病理性的二度Ⅰ型主要为病因治疗,如因心动过缓可应用阿托品。二度Ⅱ型及三度患者则都必须治疗,原则上心室率<50次/min,应首选起搏器治疗。在无条件时可短期应用阿托品或β受体兴奋剂肾上腺素,如异丙肾上腺素。

二、各类抗心律失常药

抗心律失常药可根据它们作用于心肌细胞的电活动的机制分为如下几类。

类:膜稳定剂(钠通道阻滞药)。

ⅠA类:如奎尼丁、普鲁卡因胺、丙吡胺、安他唑啉。

ⅠB类:如利多卡因、美西律、苯妥英钠、阿普林定。

ⅠC类:如普罗帕酮、莫雷西嗪。

Ⅱ类:β肾上腺素受体拮抗药,如普萘洛尔、美托洛尔、比索洛尔、阿替洛尔、艾司洛尔(见3.7)。

Ⅲ类:钾通道阻滞剂,如胺碘酮、索他洛尔(也有Ⅱ类作用)、溴苄铵。

Ⅳ类:钙通道阻滞剂,如维拉帕米(不包括二氢吡啶类钙通道阻滞药)。

其他:不属于上述分类而具有抗心律失常的药物。如腺苷。

注意:抗心律失常药有附加的负性肌力作用,尤其对于有器质性心脏病,合并心功能有损害或心肌缺血的患者。必须指出,抗心律失常药物在某种条件下都可引起心律失常(致心律失常作用)。另外,低血钾能增强很多药物的致心律失常作用。

(一)美西律

【适应证】

主要用于慢性室性心律失常,如室性早搏、室性心动过速等。

【用法与用量】

口服:首次 200～300mg,必要时 2h 后再服 100～200mg。一般维持量每日 400～800mg,分 2～3 次服。成人极量为每日 1200mg,分 3 次口服。

【不良反应】

20%～30%患者口服发生不良反应。

1.胃肠反应:最常见。包括恶心、呕吐等,有肝功能异常的报道,包括 GOT 增高。

2.神经:为第二位常见不良反应。包括头晕、震颤(最先出现手细颤)、共济失调、眼球震颤、嗜睡、昏迷及惊厥、复视、视物模糊、精神失常、失眠。

3.心血管:窦性心动过缓及窦性停搏,一般较少发生。偶见胸痛,促心律失常作用如室性心动过速,低血压及心力衰竭加剧。治疗包括停药、用阿托品、升压药、起搏器等。

4.过敏反应:皮疹。

5.极个别有白细胞及血小板减少。

【禁忌】

心源性休克、Ⅱ度或Ⅲ度房室传导阻滞、病窦综合征、哺乳期妇女禁用。

【注意事项】

1.下列情况慎用:低血压、严重充血性心力衰竭、室内传导阻滞、严重窦性心动过缓、肝肾功能不全。

2.老年人应用时应监测肝功能。

3.用药期间应定期检查血压、心电图、血药浓度。

4.无儿童用药安全性资料。

【制剂】

盐酸美西律片:50mg×100 片/瓶。

（二）利多卡因

【适应证】

用于急性心肌梗死后室性期前收缩和室性心动过速,洋地黄类中毒、心脏外科手术及心导管引起的室性心律失常。

【用法与用量】

静注:首次 50～100mg,缓慢静脉注射 2～3min,必要时 5min 重复 1～2 次,但总量不得超过 300mg/h。最大维持量为 4mg/min;静滴:以 5%葡萄糖注射液制成 1～4mg/mL 药液滴注或用输液泵给药。

【不良反应】

头昏、眩晕、恶心、呕吐、倦怠、言语不清、感觉异常、肌肉震颤、惊厥、神志不清、呼吸抑制;低血压、窦性心动过缓、心脏停搏、房室传导阻滞、心肌收缩力减弱、心输出量下降;红斑皮疹、血管神经性水肿。

【禁忌】

阿-斯综合征、预激综合征、严重心传导阻滞者禁用。

【注意事项】

1.下列情况慎用:肝功能不全及肝血流降低、肾功能不全、充血性心力衰竭、严重心肌受损、低血容量者、休克者、孕妇。

2.新生儿用药可引起中毒,早产儿较正常儿半衰期长。

3.老年人用药应根据需要及耐受程度调整剂量,大于 70 岁患者剂量应减半。

4.用药期间应注意监测血压、监测心电图,并备有抢救设备;心电图 P～R 间期延长或 QRS 波增宽,出现其他心律失常或原有心律失常加重者应立即停药。

【制剂】

盐酸利多卡因注射液:10mL:200mg/支。

（三）普罗帕酮

【适应证】

用于阵发性室性心动过速及室上性心动过速及预激综合征伴室上性心动过速、心房扑动或心房颤动的预防。也可用于各种早搏的治疗。

【用法与用量】

口服:一次 100～200mg,每日 3～4 次。静脉注射:一次 70mg,加 5%葡萄糖液稀释,于 10min 内缓慢注射,必要时 10～20min 重复一次,总量不超过 210mg。静脉注射后改为静脉滴注,滴速 0.5～1.0mg/min 或口服维持。

【不良反应】

口干,唇舌麻木,头痛,头晕,恶心,呕吐,便秘,胆汁淤积性肝损伤,房室传导阻滞,QT 间期延长,PR 间期轻度延长,QRS 时间延长等。

【禁忌】

无起搏器保护的窦房结功能障碍、严重的房室传导阻滞、双束支传导阻滞者、严重充血性心力衰竭、心源性休克、严重低血压及对该药过敏者禁用。

【注意事项】

1.下列情况慎用：严重心肌损害者、严重的心动过缓、肝肾功能不全者、明显低血压患者、孕妇及哺乳期妇女。

2.老年患者用药后可能出现血压下降。且老年患者易发生肝、肾功能损害，因此要谨慎应用。

3.如出现窦房性或房室性传导高度阻滞时，可静脉注射乳酸钠、阿托品、异丙肾上腺素等解救。

【制剂】

盐酸普罗帕酮片：50mg×50片/瓶；盐酸普罗帕酮注射液：10mL：35mg/支。

（四）胺碘酮

【适应证】

静脉给药适用于：房性心律失常伴快速室性心律；w-p-w综合征的心动过速；严重的室性心律失常；体外电除颤无效的室颤相关心脏停搏的心肺复苏。口服适用于危及生命的阵发室性心动过速及室颤的预防，也可用于其他药物无效的阵发性室上性心动过速、阵发心房扑动、心房颤动，包括合并预激综合征者及持续心房颤动、心房扑动电转复后的维持治疗。可用于持续房颤、房扑时室率的控制。

【用法与用量】

静脉滴注：负荷量按体重3～5mg/kg，一般为150mg，加入5%葡萄糖溶液250mL，在20min内滴入（滴入时间不得短于10min），然后以1mg/min维持，6h后减至0.5mg/min维持滴注，每日总量不超过1200mg。口服成人常用量：治疗室上性心律失常，每日2～3片，分2～3次服，1～2周后根据需要改为每日1～2片维持，部分病人可减至1片，每周5d或更小剂量维持。治疗严重室性心律失常，每日3～6片，分3次服，1～2周后根据需要逐渐改为每日1～2片维持。

【不良反应】

窦性心动过缓、窦性停搏、房室传导阻滞，偶有QT间期延长伴扭转性室性心动过速；甲状腺功能亢进或低下；角膜黄棕色色素沉着；便秘、偶见恶心、呕吐、食欲缺乏；少见震颤、共济失调、近端肌无力、锥体外体征；长期服药可有光敏感、皮肤石板蓝样色素沉着、皮疹、肝炎或脂肪浸润、氨基转移酶增高、过敏性肺炎，肺间质或肺泡纤维性肺炎、小支气管腔闭塞、限制性肺功能改变；低血钙症及血清肌酐升高。

【禁忌】

窦房传导阻滞和病窦综合征，除非已安装起搏器（有窦性停搏的危险）；严重房室传导异常（除非已安装起搏器）；与能诱发尖端扭转性室速的药物合用；已知对碘、胺碘酮或其中任何赋形剂过敏；孕妇及哺乳期妇女。

【注意事项】

1.下列情况慎用:窦性心动过缓;QT 延长综合征;低血压;肝功能不全;严重充血性心力衰竭;肺功能不全;低血钾症。

2.老年人应用时需严密监测心电图、肺功能。

3.用药期间应定期检查血压、心电图(特别注意 QT 间期)、肝功能、甲状腺功能、肺功能、眼科检查。

4.多数不良反应与剂量有关,需长期服药患者尽可能用最小维持剂量。

5.本品口服作用的发生及消除均缓慢,临床应用根据病情而异。对危及生命的心律失常宜用短期较大负荷量,必要时静脉负荷;而对于非致命性心律失常,应用小量缓慢负荷。

6.本品半衰期长,故停药后换用其他抗心律失常药时应注意相互作用。

【制剂】

盐酸胺碘酮片:0.2g×24 片/盒;盐酸胺碘酮注射液:3mL:0.15g/支。

(五)门冬氨酸钾镁

【适应证】

用于低血钾症,洋地黄中毒引起的心律失常及心肌炎后遗症、充血性心衰、心肌梗死的辅助治疗。

【用法与用量】

口服:一次 1～2 片,每日 3 次;静滴:一次 10～20mL(1～2 支),加入 5% 葡萄糖注射液 250mL 或 500mL 中缓慢静脉滴注,每日 1 次,或遵医嘱。

【不良反应】

滴注太快时可能引起高钾血证和高镁血症,还可出现恶心、呕吐、颜面潮红、胸闷、血压下降,偶见血管刺激性疼痛。极少数可出现心率减慢,减慢滴速或停药后即可恢复。大剂量可能引起腹泻。

【禁忌】

高血钾症、急性和慢性肾功能衰竭、Addison 氏病、Ⅲ 度房室传导阻滞、心源性休克、消化道溃疡、对本品过敏者。

【注意事项】

肾功能损害、房室传导阻滞患者慎用;有电解质紊乱的患者应常规性检测血钾、镁离子浓度;由于胃酸能够影响其疗效,口服制剂应餐后服用;注射剂不能肌肉注射和静脉推注,需经稀释后缓慢静脉滴注。

【制剂】

门冬氨酸钾镁片:50 片/瓶;门冬氨酸钾镁注射液:10mL/支。

(六)辅酶 Q10

【适应证】

可作为充血性心力衰竭、冠心病、高血压、心律失常,原发性、继发性醛固酮增多症、颈部外伤后遗症、脑血管障碍、失血性休克及肝炎等的辅助治疗。

【用法与用量】

一次 1 粒，每日 3 次，饭后服用。

【不良反应】

可有胃部不适、食欲减退、恶心、腹泻、心悸，偶见皮疹。

【禁忌】

对本品过敏者。

【注意事项】

尚不明确。

【制剂】

辅酶 Q10 胶囊：10mg×60 粒/瓶。

第三节　高血压

一、高血压及其药物治疗

高血压是以体循环动脉压升高、周围小动脉阻力增高同时伴有不同程度的心排血量和血容量增加为主要表现的临床综合征。临床上可分为原发性及继发性两大类。发病原因不明的称之为原发性高血压，又称高血压病。是一种与遗传、环境有关的可导致心、脑、肾及周围血管、眼底等靶器官病理损害并致功能障碍的常见心血管疾病，占总高血压患者的 90% 以上。约有 10% 的高血压患者，其血压的升高是因为本身有明确而独立的病因及疾病所致一种临床表现，称之为继发性高血压。

按照 2010 年版《中国高血压防治指南》，根据血压水平、相关危险因素、靶器官损害和临床疾病将高血压分为低危、中危、高危和很高危。

高血压的诊断标准为：在未用抗高血压药情况下，收缩压≥140mmHg 和（或）舒张压≥90mmHg。按血压水平将高血压分为 1、2、3 级（表 2-1）。收缩压≥140mmHg 和舒张压＜90mmHg 单列为单纯性收缩期高血压。

表 2-1　血压水平的定义和分类

类别	收缩压（mmHg）	舒张压（mmHg）
正常血压	＜120	＜80
正常高值	120～139	80～89
高血压	≥140	≥90
1 级高血压（轻度）	140～159	90～99
2 级高血压（中度）	160～179	100～109
3 级高血压（重度）	≥180	≥110
单纯收缩期高血压	≥140	＜90

若患者的收缩压与舒张压分属不同的级别时,则以较高的分级为准。单纯收缩期高血压也可按照收缩压水平分为1、2、3级(表2-2)。

表2-2　高血压危险分层标准

其他危险因素和病史	血压（mmHg）		
	1级 (轻度高血压) SBP140～159 或 DBP90～99	2级 (中度高血压) SBP160～179 或 DBP100～109	3级 (重度高血压) SBP≥180 或 DBP≥110
Ⅰ 无其他危险因素	低危	中危	高危
Ⅱ 1～2 个危险因素	中危	中危	极高危
Ⅲ ≥3 个危险因素,或 TOD* 或糖尿病	高危	高危	极高危
Ⅳ ACC*	极高危	极高危	极高危

* TOD:靶器官损害　* ACC:有关的临床情况(包括临床有表现的心血管疾病和肾脏疾病)。

根据危险分层决定治疗的手段及治疗的时间。

（一）抗高血压药的分类

按照中国 2010 年高血压指南,常用降压药物包括 5 类:利尿药、β受体拮抗药、钙通道阻滞药(CCB)、血管紧张素转换酶抑制药(ACEI)、血管紧张素受体Ⅱ拮抗药(ARB),另外还有由上述药物组成的固定配比复方制剂。

1.利尿药

通过利尿排钠,降低容量负荷,改善增高的血压。主要具有降压作用的排钾类利尿药有噻嗪类(如氢氯噻嗪、氯噻酮)及袢利尿药(如呋塞米、布美他尼、托拉塞米等);兼有排钾及扩血管作用的利尿药(如吲达帕胺);以及排钾、保钾双重作用的固定复方制剂(如氢氯噻嗪/阿米洛利)。

2.β受体拮抗药

通过降低心率及交感活性使心排血量降低从而起到降压作用。常用于高血压治疗的β受体拮抗药有普萘洛尔、阿替洛尔、美托洛尔、比索洛尔、卡维地洛、阿罗洛尔和拉贝洛尔等。

3.钙通道阻滞药(CCB)

通过拮抗平滑肌上的 L-型钙离子通道从而发挥扩血管(二氢吡啶类)以及降低心排血量(非二氢吡啶类)的降压作用。二氢吡啶类 CCB 包括:硝苯地平、非洛地平、尼群地平、氨氯地平、左旋氨氯地平、尼卡地平和拉西地平等。非二氢吡啶类具有降压作用的药物有缓释地尔硫草和缓释维拉帕米。

4.血管紧张素转换酶抑制药(ACEI)

通过抑制 ACE 酶使血管紧张素Ⅱ减少,增加缓激肽生成而降压。主要药物:卡托普利、依那普利、贝那普利、雷米普利、福辛普利、赖诺普利、咪哒普利等。

5.血管紧张素Ⅱ受体拮抗药(ARB)

通过拮抗血管紧张Ⅱ的 AT_1 受体有可能继而激活 AT_2 受体发挥降压作用。主要药物:氯沙坦、缬沙坦、厄贝沙坦、坎地沙坦、替米沙坦、奥美沙坦等。

6.固定复方制剂

通过不同降压机制药物的小剂量联合起到协同降压、不良反应下降作用。主要药物有氯沙坦/氢氯噻嗪、缬沙坦/氢氯噻嗪、厄贝沙坦/氢氯噻嗪、培哚普利/吲达帕胺等。

（二）高血压治疗药物选用原则

（1）抗高血压药物的使用应当针对在有明确高血压或伴有靶器官损害及相关临床疾病的高血压患者。

（2）降压治疗中本着个体化的原则，例如以容量增高为主的高血压或老年人以 CCB 和利尿药作为优先初始治疗，交感活性增高无代谢综合征的患者以 β 受体拮抗药作为初始治疗，有肾素-血管紧张素-醛固酮系统（RAAS）激活或有蛋白尿的高血压患者以 ACEI 或 ARB 作为基础治疗。

（3）高血压的治疗要本着时间治疗学原则，对非构型（夜间高负荷血压）以及凌晨血压增高的患者可以选择长效、控释剂型抗高血压药物或改变服药时间，以保证全天的血压控制。

（4）高血压分层治疗：

低危、中危组：患者通常无临床症状，常规以生活方式干预为主导治疗，当无效时可考虑药物治疗。如有代谢综合征可考虑首选 ACEI 或 ARB。如无代谢综合征，但有心率偏快，可使用 β 受体拮抗药。

高危和很高危组：①无危险因素但血压水平在 3 级（>180/110mmHg）或有 1~2 个危险因素而血压水平在 2 级（160~179/100~109mmHg），通常在生活方式的干预基础上采用抗高血压药物治疗。治疗原则是要使血压值达标（<140/90mmHg）。一般应用 2 种以上药物的联合治疗。也可以应用固定复方制剂。②有心脏靶器官损害（左室肥厚），血压在 1、2 级水平的高危患者，超声心动图显示左室肥厚及左室舒张功能不全，但 LVEF>50%。通常应用 ACEI 或 ARB 联合非二氢吡啶类的钙通道阻滞药，或在 β 受体拮抗药的基础治疗上联合 CCB 治疗。③有肾脏靶器官损害（蛋白尿或微量白蛋白尿），血压在 1、2 级水平的高危患者，常伴有夜尿增多现象，尿常规或尿蛋白/肌酐比异常，或 24h 尿蛋白排泄异常，eGFR<60mL/min。临床药物治疗以 ACEI 或 ARB 作为基础抗高血压药物，通常采用双倍剂量，在血压没有达标时（>130/80mmHg）可联合应用 CCB。④有血管靶器官损害（颈、股等动脉内膜增厚或斑块），血压在 1、2 级水平的高危患者，多数为高龄，血压以收缩压增高、脉压增大为特征。治疗方案以 CCB 联合 ACEI 或 ARB 为首选。⑤高危和极高危患者需要长期治疗。选择依从性好、不良反应少、强效且平稳的药物［长效、高谷/峰（T/P）比值、高平滑指数］尽可能减少血压的波动，避免增加不良的代谢异常，以达到较好的改善靶器官损害，延缓疾病的进展，降低心血管发生和死亡的风险。

（5）联合用药的原则：根据中国 2010 年高血压指南、2013 年 ESC/ESH 指南及美国 JNC8 指南，在以下情况下需要联合治疗：①2 级以上高血压（≥160/100mmHg，无危险因素及相关疾病）。②高危以上高血压患者（有 3 个以上危险因素及有靶器官损害和有相关心血管疾病）。③单药治疗血压仍未达标者。

联合降压有 2 种方式。第一种是固定复方制剂的联合。它具有使用方便，临床依从性好的特点,但存在调节剂量不方便的缺点。新型2种药物的固定复方制剂有氯沙坦氢氯噻嗪、厄贝沙坦氢氯噻嗪、缬沙坦氢氯噻嗪等。我国传统的多种药物组合的固定复方制剂,如复方利血平氨苯蝶啶片、复方降压片、珍菊降压片,也可用于单药控制不良的高血压。第二种是药物临时组合的联合。它具有可根据疾病的和血压的程度调整剂量和品种特点,主张的联合是以联合机制协同、不良反应减少为原则。具体药物联合方案为 CCB+ACEI/ARB;ACEI/ARB+噻嗪类利尿药;CCB+噻嗪类利尿药;CCB+β 受体拮抗药。

(三)特殊情况的处理

1.老年高血压

降压治疗对80岁以上的高龄老年高血压也是有益的。单纯收缩期高血压,小剂量利尿药或 CCB 是有效的,必要时可加 ACEI/ARB。降压治疗时注意直立性低血压的发生。对于年龄＞65岁以上的老年人,收缩压降至140mmHg 以下是困难的,因此建议收缩压目标为＜150mmHg。

2.高血压并发糖尿病

糖尿病的降压目标＜130/80mmHg,首选 ACEI 或 ARB,往往需要联合治疗,必要时加CCB 或利尿药。

3.高血压肾脏病

降压目标为＜130/80mmHg,首选 ACEI 或 ARB,必要时加 CCB 或襻利尿药。

4.高血压合并妊娠

选用硫酸镁、甲基多巴降压治疗是安全的,二氢吡啶 CCB,β 受体拮抗药也是有效的。

5.高血压危象

按照2010年中国高血压指南,高血压危象包括高血压急症和高血压亚急症。高血压急症的特点为血压严重升高(＞180/120mmHg)并伴发进行性靶器官功能不全的表现,包括高血压脑病、颅内出血、急性心肌梗死、急性左室衰竭伴肺水肿、不稳定型心绞痛、主动脉夹层。高血压急症需立即进行降压治疗以阻止靶器官进一步损害。高血压亚急症是高血压严重升高但不伴靶器官损害。

高血压危象治疗原则:

①持续监测血压和尽快应用适合的抗高血压药,通常应采用静脉药物,如 α 受体阻滞药、乌拉地尔静脉制剂,有心力衰竭症状者可采用硝普钠静脉制剂治疗,老年人或有冠心病的患者可考虑首选硝酸酯类静脉制剂。②控制血压降低的速度,尽可能不要降得过快、过低,避免患者出现不耐受的症状。第一小时血压下降约25%。在以后的2～6h 内血压降至160/100～110mmHg。在24～48h 内逐渐降至原血压水平。③降压的幅度可维持在1级高血压水平(140～159/90～99mmHg)。④对急性缺血性卒中,没有明确的临床试验证据要求立即抗高血压治疗;主动脉夹层应将收缩压迅速降至100mmHg 左右(如能耐受)。

二、常用抗高血压药

(一)利尿药

见本章六节。

(二)β受体拮抗药

见本章七节。

(三)钙通道阻滞药

见本章八节。

(四)肾素-血管紧张素-醛固酮系统药

见本章九节。

(五)其他常用抗高血压药

1.硝普钠

【适应证】

(1)高血压急症,如高血压危象、高血压脑病、恶性高血压、嗜铬细胞瘤手术前后阵发性高血压的紧急降压,也可用于外科麻醉期间进行控制性降压。

(2)用于急性心力衰竭,包括急性肺水肿。

【用法与用量】

成人常用量静脉滴注,开始每分钟按体重 $0.5\mu g/kg$。根据治疗反应以每分钟 $0.5\mu g/kg$ 递增,逐渐调整剂量,常用剂量为每分钟按体重 $3\mu g/kg$,极量为每分钟按体重 $10\mu g/kg$。总量为按体重 $3.5mg/kg$。用作麻醉期间短时间的控制性降压,滴注最大量为每分钟按体重 $0.5mg/kg$。小儿常用量:静脉滴注,每分钟按体重 $1.4\mu g/kg$。按效应逐渐调整用量。

【不良反应】

(1)血压降低过快过剧,出现眩晕、大汗、头痛、肌肉颤搐、神经紧张或焦虑,烦躁、胃痛、反射性心动过速或心律不齐,症状的发生与静脉给药速度有关,与总量关系不大。

(2)硫氰酸盐中毒或逾量时,可出现运动失调、视力模糊、谵妄、眩晕、头痛、意识丧失、恶心、呕吐、耳鸣、气短。

(3)氰化物中毒或超量时,可出现反射消失、昏迷、心音遥远、低血压、脉搏消失、皮肤粉红色、呼吸浅、瞳孔散大。

(4)皮肤:光敏感与疗程及剂量有关,皮肤石板蓝样色素沉着,停药后经较长时间(1～2年)才渐退。其他过敏性皮疹,停药后消退较快。

【禁忌】

对本品成分过敏者、代偿性高血压(如动静脉分流或主动脉缩窄)、孕妇及哺乳期妇女。

【注意事项】

(1)本品对光敏感,溶液稳定性较差,滴注溶液应新鲜配制并注意避光。溶液的保存与应用不应超过 24h。

(2)对诊断的干扰:用本品时血二氧化碳分压、pH 值、碳酸氢盐浓度可能降低;血浆氰化物、硫氰酸盐浓度可能因本品代谢后产生而增高,本品逾量时动脉血乳酸盐浓度可增高,提示代谢性酸中毒。

(3)下列情况慎用:脑血管或冠状动脉供血不足时,对低血压的耐受性降低;麻醉中控制性降压时,如有贫血或低血容量应先予纠正再给药;脑病或其他颅内压增高时,扩张脑血管可进一步增高颅内压;肝功能损害时,本品可能加重肝损害;甲状腺功能过低时,本品的代谢产物硫氰酸盐可抑制碘的摄取和结合,因而可能加重病情;肺功能不全时,本品可能加重低氧血症;维生素 B12 缺乏时使用本品,可能使病情加重。

(4)药液有局部刺激性,谨防外渗,推荐自中心静脉给药。

(5)用本品过程中,偶可出现明显耐药性,此应视为中毒的先兆征象,此时减慢滴速,即可消失。

【制剂】

注射用硝普钠:50mg/支。

2.地巴唑

【适应证】

轻度高血压、脑血管痉挛、胃肠平滑肌痉挛,脊髓灰质炎后遗症,外周颜面神经麻痹。也可用于妊娠后高血压综合征。

【用法与用量】

口服:一次 1～2 片,每日 3 次。

【不良反应】

大剂量时可引起多汗、面部潮红、轻度头痛、头晕,恶心,血压下降。

【禁忌】

尚不明确。

【注意事项】

孕妇及哺乳期妇女用药尚不明确。

【制剂】

地巴唑片:10mg×100 片/瓶。

3.酚苄明

【适应证】

α受体拮抗药,用于嗜铬细胞瘤的治疗和术前准备,周围血管痉挛性疾病,前列腺增生引起的尿潴留。

【用法与用量】

口服:成人开始时一次 10mg,每日 2 次,隔日增加 10mg,直至获得预期临床疗效或出现轻微 α 受体阻断的不良反应。维持剂量一次 20～40mg,每日 2 次。

【不良反应】

常见直立性低血压、鼻塞、口干、瞳孔缩小、反射性心跳加快和胃肠刺激。少见神志模糊、倦怠、头痛、阳痿、嗜睡,偶可引起心绞痛和心肌梗死。

【禁忌】

低血压、心绞痛、心肌梗死及对本品过敏者禁用。

【注意事项】

(1)妊娠期妇女慎用。

(2)哺乳期妇女宜停药或者停止哺乳。

(3)下列情况慎用:脑供血不足、代偿性心力衰竭、冠心病、上呼吸道感染、肾功能不全。

(4)老年人对本品降压作用敏感,易发生低温,肾功能较差,应用本品时需慎重。

(5)用药期间需定时测血压。

(6)开始治疗嗜铬细胞瘤时,建议定时测定尿儿茶酚胺及其代谢物,以决定用药量。

(7)与食物或牛奶同服以减少胃肠道刺激。

(8)酚苄明过量时,不能使用肾上腺素,否则会进一步加剧低血压,这称为肾上腺素的反转效应。

(9)给药须按个体化原则。

【制剂】

盐酸酚苄明片:10mg×24 片/盒。

4.酚妥拉明

【适应证】

用于控制嗜铬细胞瘤患者可能出现的高血压危象,嗜铬细胞瘤的诊断性检查,预防静脉或静脉外注射去甲肾上腺素后出现的皮肤坏死或腐烂。

【用法与用量】

(1)嗜铬细胞瘤手术,术时如血压升高,静注 2～5mg 或静滴 0.5～1mg/min 以防肿瘤手术时出现高血压危象。

(2)心力衰竭时减轻心脏负荷,静滴 0.17～0.4mg/min。

【不良反应】

较常见的有直立性低血压,心动过速或心律失常,鼻塞、恶心、呕吐等;晕厥和乏力较少见;突然胸痛(心肌梗死)、神志模糊、头痛、共济失调、言语含糊等极少见。

【禁忌】

(1)对本品过敏者,已知对亚硫酸酯过敏者。

(2)低血压、心肌梗死或有心肌梗死史者、心功能不全者、心绞痛、冠心病、胃炎、消化性溃疡、严重动脉粥样硬化者。

(3)严重肝肾功能不全者。

【注意事项】

(1)妊娠妇女慎用。

(2)哺乳期妇女应停药或者停止哺乳。

(3)老年人用药诱发低温的可能性增大,应适当减量。

(4)必须监测血压。

【制剂】

甲磺酸酚妥拉明注射液:1mL:10mg/支。

5.特拉唑嗪

【适应证】

(1)用于治疗高血压,可单独使用或与其他抗高血压药同时使用。

(2)用于改善良性前列腺增生症患者的排尿症状,如:尿频、尿急、尿线变细、排尿困难、夜尿增多、排尿不尽感等。

【用法与用量】

初始 1mg,首次睡前服用,维持剂量一次 2～10mg,每日 1 次。良性前列腺增生患者:每日 1 次,每次 2mg,每晚睡前服用。

【不良反应】

常见体虚、疲乏、心悸、恶心、外周水肿、眩晕、嗜睡、鼻充血/鼻炎和视觉模糊/弱视。其他可见背痛、头痛、心动过速、直立性低血压、晕厥、水肿、体重增加、肢端疼痛、性欲降低、抑郁、神经质、感觉异常、呼吸困难、鼻窦炎、阳痿。偶见过敏反应、血小板减少症和阴茎异常勃起等。

【禁忌】

已知对本品及 α 受体拮抗剂过敏者、孕妇。

【注意事项】

(1)肾功能损伤患者无需改变剂量。

(2)哺乳期妇女使用本品时应停止授乳。

(3)老年患者较年轻患者更易发生直立性低血压。

(4)加用噻嗪类利尿药或其他抗高血压药时应减少本药用量。

(5)建议特拉唑嗪不用于有排尿晕厥史的患者。

(6)首次用药、剂量增加时或停药后重新用药会发生眩晕、轻度头痛或瞌睡。如果发生眩晕,应当将患者放置平卧姿势。

(7)使用本品治疗良性前列腺增生前应排除前列腺癌的可能性。

【制剂】

盐酸特拉唑嗪胶囊:2mg×14 粒/盒

6.硫酸镁

【适应证】

用于妊娠高血压,用于降低血压、治疗子痫和先兆子痫。

【用法与用量】

首次负荷剂量 2.5～4g,用 25% 葡萄糖注射液稀释至 200mL 后缓慢静注,维持量 1～2g/h 静滴,24h 总量不应超过 30g。

【不良反应】

(1)静脉注射硫酸镁常引起潮红、出汗、口干等症状,快速静脉注射时可引起恶心、呕吐、心慌、头晕,个别出现眼球震颤,减慢注射速度症状可消失。

(2)肾功能不全,用药剂量大,血镁浓度达 5mmol/L 时,可出现肌肉兴奋性受抑制,感觉反应迟钝,膝腱反射消失,呼吸开始受抑制;血镁浓度达 6mmol/L 时可发生呼吸停止和心律失常,心脏传导阻滞;浓度进一步升高,可使心跳停止。

(3)连续使用硫酸镁可引起便秘,部分患者可出现麻痹性肠梗阻,停药后好转。

(4)极少数血钙降低,再现低钙血症。

(5)镁离子可自由透过胎盘屏障,造成新生儿高血镁症,表现为肌张力低,吸吮力差,不活跃,哭声不响亮等,少数有呼吸抑制现象。

(6)少数妊娠期妇女出现肺水肿。

（7）还可引起皮疹、低血压及休克。

【禁忌】

哺乳期妇女、心肌损害、心脏传导阻滞者禁用。

【注意事项】

（1）应用硫酸镁注射液前须查肾功能，如肾功能不全应慎用，用药量应减少。

（2）每次用药前和用药过程中，定时做膝腱反射检查，测定呼吸次数、观察排尿量、血镁浓度。

（3）用药过程中突然出现胸闷、胸痛、呼吸急促，应及时听诊，必要时胸部 X 线摄片，以便及早发现肺水肿。

（4）如出现急性镁中毒现象，可用钙剂静注解救，常用的为 10％葡萄糖酸钙注射液 10mL 缓慢注射。

（5）老年患者尤其年龄在 60 岁以上者慎用。

（6）保胎治疗时，不宜与肾上腺 β 受体激动药同时使用，否则容易引起血管的不良反应。

【制剂】

硫酸镁注射液：10mL：2.5g/支。

7.复方利血平

【适应证】

适用于早期和中期高血压病。

【用法与用量】

口服：一次 1～2 片，每日 3 次。

【不良反应】

常见的有鼻塞、胃酸分泌增多，及大便次数增多等副交感神经功能占优势现象以及乏力、体重增加等。

【禁忌】

胃、十二指肠溃疡者禁用。

【注意事项】

用药期间出现明显的抑郁症状，即应减量或停药；运动员慎用。

【制剂】

复方利血平片：100 片/瓶（每片含：利血平 0.032mg，氢氯噻嗪 3.1mg，维生素 B_6 1.0mg，泛酸钙 1.0mg，三硅酸镁 30mg，维生素 B_1 1.0mg，硫酸双肼屈嗪 4.2mg，盐酸异丙嗪 2.1mg）

8.利血平

【适应证】

本品用于高血压危象（不推荐为一线用药）。

【用法与用量】

初始肌内注射 0.5～1mg，以后按需要每 4～6h 肌注 0.4～0.6mg。

【不良反应】

常见倦怠、晕厥、头痛、阳痿、性欲减退、乏力、精神抑郁、注意力不集中、神经紧张、焦虑、多梦、梦呓或清晨失眠。少见柏油样黑色大便、呕血、腹痛、心律失常、室性期前收缩、心动过缓、支气管痉挛、手指强硬颤动等。

【禁忌】

抑郁症,尤其是有自杀倾向的抑郁症。

【注意事项】

(1)对罗芙木制剂过敏者对本品过敏。

(2)可以增加胃酸分泌和胃肠动力,慎用于有胃溃疡、溃疡性结肠炎或胃肠功能失调等病史者。

(3)慎用于胆结石患者以防发生胆绞痛,慎用于过敏患者以防发生支气管哮喘。

(4)慎用于体弱和老年患者、肾功能不全、帕金森病、癫痫、心律失常和心肌梗死。

(5)可能导致低血压,包括直立性低血压。

(6)治疗期间,可能发生焦虑、抑郁以及精神病。

(7)当两种或两种以上抗高血压药合用时,需减少每种药物的用量以防止血压过度下降。

【制剂】

利血平注射液:2mL:1mg/支。

9.复方利血平氨苯蝶啶

【适应证】

用于治疗轻中度高血压。

【用法与用量】

口服:一次1片,每日1次。

【不良反应】

偶引起恶心、头胀、乏力、鼻塞、嗜睡等,减少用量或停药后即可消失。

【禁忌】

(1)活动性溃疡、溃疡性结肠炎、抑郁症、严重肾功能障碍者禁用。

(2)孕妇及哺乳期妇女禁用。

(3)尚无儿童用药资料。

【注意事项】

下列情况慎用:胃与十二指肠溃疡患者;高尿酸血症或有痛风病史者;心律失常和有心肌梗死病史患者;运动员。

【制剂】

复方利血平氨苯蝶啶片:10片/盒(每片含:利血平0.1mg,氢氯噻嗪12.5mg,硫酸双肼屈嗪12.5mg,氨苯蝶啶12.5mg)

10.吲达帕胺

【适应证】

原发性高血压。

【用法与用量】

口服:一次2.5mg,每日1次。

【不良反应】

腹泻,头痛,食欲缺乏,失眠,反胃,直立性低血压;有皮疹,瘙痒等过敏反应;低血钠,低血钾,低氯性碱中毒。

【禁忌】

对磺胺过敏者;严重肾功能不全;肝性脑病或严重肝功能不全;低钾血症。

【注意事项】

(1)妊娠妇女应避免使用。

(2)因为药物可能进入乳汁,哺乳期妇女应避免服用。

(3)交感神经切除术后慎用。

(4)老年人慎用。

(5)用药期间应定期检查血电解质。

【制剂】

吲达帕胺片:2.5mg×28 片/盒。

11.哌唑嗪

【适应证】

用于轻、中度高血压。

【用法与用量】

口服,一次 0.5～1mg,每日 2～3 次(首剂为 0.5mg,睡前服)。逐渐按疗效调整为每日 6～15mg,分 2～3 次服,每日剂量超过 20mg 后,疗效不进一步增加。

【不良反应】

常见眩晕、头痛、嗜睡、精神差、心悸、恶心。不良反应多发生在服药初期,可以耐受;其他不良反应:呕吐、腹泻、便秘、水肿、直立性低血压、晕厥、头晕、抑郁、易激动、皮疹、瘙痒、尿频、视物模糊、巩膜充血、鼻塞、鼻出血、腹部不适、腹痛、肝功能异常、胰腺炎、心动过速、感觉异常、幻觉、脱发、扁平苔藓、大小便失禁、阳痿、阴茎持续勃起。

【禁忌】

尚不明确。

【注意事项】

(1)剂量必须按个体化原则,以降低血压反应为准。

(2)与其他抗高血压合用时,降压作用加强,较易产生低血压,而水钠潴留可能减轻,合用时应调节剂量。

(3)首次给药及以后加大剂量时,均建议在卧床时给药,不做快速起立动作,以免发生直立性低血压反应。

(4)肾功能不全时应减小剂量,起始剂量1mg,每日 2 次为宜。肝病患者也相应减小剂量。

【制剂】

盐酸哌唑嗪片:1mg×100 片/盒。

12.复方罗布麻片（Ⅰ）

【适应证】

用于高血压病。

【用法与用量】

口服：一次2片，每日3次，维持量，每日2片。

【不良反应】

尚未发现有关不良反应报道。

【禁忌】

对本品过敏者禁用。

【注意事项】

(1)对伴有糖尿病、痛风的高血压患者应慎用。

(2)当本品大剂量服用时有中枢镇静作用，驾驶车辆及高空作业者慎用。

(3)当药品发生性状改变时禁止使用。

(4)运动员慎用。

【制剂】

复方罗布麻片（Ⅰ）：100片/瓶（每1000片含：罗布麻叶218.5g，野菊花171.0g，防己184.2g，三硅酸镁15.0g，硫酸双肼屈嗪1.6g，氢氯噻嗪1.6g，盐酸异丙嗪1.05g，维生素$B_1$0.5g，维生素$B_6$0.5g，泛酸钙0.25g）

第四节　心肌缺血

心绞痛及其药物治疗

心绞痛是由于冠状动脉粥样硬化，使血管管腔狭窄、痉挛或一过性阻塞，导致心肌急剧、短暂的缺血所出现的临床症状。可分为慢性稳定型心绞痛及不稳定型心绞痛两类。

1.慢性稳定型心绞痛

由于冠状动脉粥样硬化致使管腔狭窄，直径减少50％以上时，体力或精神应激可诱发心肌缺血，引起心绞痛。临床上心绞痛发作的诱因、频度、性质、程度、缓解方式等在数周内无显著变化。其治疗应包括改善预后的药物（阿司匹林、β受体拮抗药、ACEI和他汀类药物）和缓解心肌缺血药物。β受体拮抗药对稳定型心绞痛患者可减少发作、增加运动耐量，无禁忌者应首选。常用药物如美托洛尔、比索洛尔、阿替洛尔、阿罗洛尔等。急性发作时给予硝酸甘油(0.3～0.6mg/次)或硝酸异山梨酯(5mg/次)舌下含服。缓解期可选用缓释或长效硝酸酯类制剂，如单硝酸异山梨酯、硝酸甘油皮肤贴片。β受体拮抗药常与硝酸酯类合用，可增强疗效。心绞痛控制不满意时可加用钙通道阻滞剂，后者还具有解除冠状动脉痉挛的作用，对变异型心绞痛应首选，常用药物为二氢吡啶类钙通道阻滞剂和非二氢吡啶类钙通道阻滞剂，如维拉帕米、地尔硫䓬等。

2.不稳定型心绞痛

主要由于冠状动脉粥样硬化斑块纤维帽破裂或斑块内出血、表面血小板聚集,血栓形成或诱发冠状动脉痉挛,导致心肌缺血。其心绞痛发作不一定与劳累相关,可在休息时或睡眠中发作。心绞痛程度重、持续时间较长、硝酸酯类药物缓解作用较弱,重者可出现明显心电图缺血性 ST-T 变化,此类心绞痛在临床上列入"急性冠状动脉综合征"(ACS)范畴。急性发作时除给予休息、吸氧、硝酸甘油或硝酸异山梨酯舌下含服外,常采用静脉滴注,以硝酸甘油 10μg/分开始,每 3～5min 可增加 5～10μg/min,直至症状缓解,并可维持静滴,但持续时间一般不应超过 48h,以免出现对硝酸酯的耐药。对无低血压或禁忌者,应及早开始应用 β 受体拮抗药。对症状缓解不理想者可加用钙通道阻滞剂。在心绞痛发作时伴有 ST 段抬高的患者,钙通道阻滞剂应为首选,应避免单独使用 β 受体拮抗药。抗凝及抗血小板聚集治疗极为重要,首选抗凝药为低分子肝素,抗血小板药阿司匹林与氯吡格雷/替格瑞洛联用。尽早开始他汀类药物治疗。

对于药物治疗效果不佳,心绞痛发作时伴有严重心律失常、心功能不全、血流动力学障碍等患者,应及早采用介入治疗(PCI)或冠状动脉搭桥术(CABG)。

(一)硝酸甘油

【适应证】

用于冠心病心绞痛的治疗及预防,也可用于降低血压或治疗充血性心力衰竭。

【用法与用量】

舌下含服:片剂,一次 0.25～0.5mg,每 5min 可重复 0.5mg,如 15min 内总量达 1.5mg 后疼痛持续存在,应立即就医。可在活动前 5～10min 预防性使用。静脉滴注:根据患者的个体需要进行调整,并应监测患者的血流动力学参数。推荐剂量范围是 10～200μg/min。

【不良反应】

可见头痛、眩晕、虚弱、心悸、心动过速、直立性低血压、口干、恶心、呕吐、虚弱、出汗、苍白、虚脱、晕厥、面部潮红、心动过缓、心绞痛加重、药疹和剥脱性皮炎。

【禁忌】

对硝酸酯类药过敏者、心肌梗死早期、严重贫血、青光眼、颅内压增高者、肥厚型梗阻性心肌病,禁止与 5-磷酸二酯酶抑制剂(如西地那非)合用。

【注意事项】

(1)应使用能有效缓解急性心绞痛的最小剂量,过量可能导致耐受现象。片剂用于舌下含服,不可吞服。

(2)小剂量可能发生严重低血压,尤其在直立位时。舌下含服用药时患者应尽可能取坐位,以免因头晕而摔倒。

(3)应慎用于血容量不足或收缩压低的患者,静脉用药的过程中必须密切注意患者的脉搏和血压。

(4)诱发低血压时可合并反常性心动过缓和心绞痛加重。

(5)可使肥厚梗阻型心肌病引起的心绞痛恶化。

(6)可发生对血管作用和抗心绞痛作用的耐受性。

(7)如果出现视力模糊或口干,应停药。剂量过大可引起剧烈头痛。

(8)甲状腺功能低下、严重肝病或肾病,低体温和营养不良的患者应慎用本品。

【制剂】

硝酸甘油片:0.5mg×100 片/瓶;硝酸甘油注射液:1mL:5mg/支。

【适应证】

用于冠心病的长期治疗、心绞痛的预防、心肌梗死后持续心绞痛的治疗;与洋地黄苷或利尿剂联合应用,治疗慢性充血性心力衰竭。

【用法与用量】

口服:预防心绞痛,一次 5~10mg,每日 2~3 次,每日总量 10~30mg,由于个体反应不同,需个体化调整剂量。舌下给药:一次 5mg,缓解症状。

【不良反应】

用药初期可能会出现硝酸酯引起的血管扩张性头痛,还可能出现面部潮红、眩晕、直立性低血压和反射性心动过速。偶见血压明显降低、心动过缓和心绞痛加重,罕见虚脱及晕厥。

【禁忌】

急性循环衰竭、严重低血压、急性心肌梗死伴低充盈压、肥厚型梗阻性心肌病、缩窄性心包炎或心包填塞、严重贫血、青光眼、颅内压增高患者禁用。

【注意事项】

主动脉瓣或二尖瓣狭窄、直立性低血压慎用。不应突然停止用药,以避免反跳现象。

【制剂】

硝酸异山梨酯片:5mg×100 片/瓶

(二)单硝酸异山梨酯

【适应证】

冠心病的长期治疗;心绞痛的预防;心肌梗死后持续心绞痛的治疗;与洋地黄和/或利尿剂联合应用,治疗慢性充血性心力衰竭。

【用法与用量】

口服:一次 10~20mg,每日 2 次,含服或吞服。静滴:稀释后从 1~2mg/h 开始静滴,最大剂量为 8~10mg/h,需个体化调整剂量。

【不良反应】

用药初期可能会出现硝酸酯引起的血管扩张性头痛,通常连续使用数日后,症状可消失。还可能出现面部潮红、眩晕、直立性低血压和反射性心动过速。偶见血压明显降低、心动过缓、心绞痛加重和晕厥。

【禁忌】

同硝酸甘油。

【注意事项】

低充盈压的急性心肌梗死患者,应避免收缩压低于 90mmHg。主动脉和/或二尖瓣狭窄、直立性低血压及肾功能不全者慎用。

【制剂】

单硝酸异山梨酯分散片:20mg×48 片/盒;单硝酸异山梨酯注射液:5mL:20mg/支。

(三)曲美他嗪

【适应证】

用于心绞痛发作的预防性治疗,眩晕和耳鸣的辅助性治疗。

【用法与用量】

口服:一次 20mg,每日 3 次,餐时服用。

【不良反应】

罕见胃肠道不适(恶心、呕吐)。由于辅料中有日落黄 FCFS(E110)及胭脂红 A(E124)成分,可能会发生过敏反应。

【禁忌】

避免在妊娠期间服用该药物。由于缺乏通过乳汁分泌的资料,建议治疗期间不要哺乳。

【注意事项】

此药不作为心绞痛发作时的对症治疗用药,也不适用于对不稳定心绞痛或心肌梗死的初始治疗。此药不应用于入院前或入院后最初几天的治疗。心绞痛发作时,对冠状动脉病况应重新评估,并考虑治疗的调整(药物治疗和可能的血运重建)。

【制剂】

盐酸曲美他嗪片:20mg×30 片/盒。

(四)丹参酮ⅡA 磺酸钠

【适应证】

可用于冠心病、心绞痛、心肌梗死的辅助治疗。

【用法与用量】

(1)肌内注射,一次 40~80mg,每日 1 次。

(2)静脉注射,一次 40~80mg,以 25%葡萄糖注射液 20mL 稀释。

(3)静脉滴注,40~80mg,以 5%葡萄糖注射液或 0.9%氯化钠注射液 250~500mL 稀释,每日 1 次。

【不良反应】

个别情况下会出现皮疹、斑丘疹、皮炎、过敏性休克、寒战、发热、低血压性休克、疼痛、静脉炎、恶心、腹痛等症状。

【禁忌】

对本品过敏者禁用。

【注意事项】

(1)本品为红色溶液,不宜与其他药物在注射器或输液瓶中混合,应尽可能单独使用。

(2)部分病人肌内注射后有疼痛。个别有皮疹反应,停药后即可消失。

【制剂】

丹参酮ⅡA 磺酸钠注射液:2mL:10mg/支。

(五)二丁酰环磷腺苷钙

【适应证】

为蛋白激酶致活剂。可用于心绞痛、急性心肌梗死的辅助治疗,亦可用于心肌炎、心源性休克,手术后网膜下出血和银屑病,并可辅助其他抗癌药治疗白血病。

【用法与用量】

肌内注射:一次 20mg,每日 2～3 次。临用前用氯化钠注射液溶解。静脉滴注:一次 40mg,每日 1 次。以 5%葡萄糖注射液溶解。

【不良反应】

用量大时可有嗜睡、恶心、呕吐、皮疹等。

【禁忌】

对本品过敏者禁用。

【注意事项】

当药品性状发生改变时禁止使用。

【制剂】

注射用二丁酰环磷腺苷钙:20mg/支。

第五节　血脂调节药

血脂异常通常指血浆中胆固醇(TC)和(或)甘油三酯(TG)升高,俗称高脂血症,实际上高脂血症也泛指包括高低密度脂蛋白血症、低高密度脂蛋白血症在内的各种血脂异常。血脂异常是心脑血管病发病的危险因素,而许多有关降低胆固醇防治心脑血管病的研究结果表明,降低血浆胆固醇可降低冠心病、脑卒中事件发生的危险性。

一、血脂异常分类

血脂异常分类主要有三种。

1.继发性或原发性高脂血症

区分血脂异常是否是继发性意义重大,有继发性病因者应针对病因治疗。

2.高脂蛋白血症的表型分型法

世界卫生组织(WHO)制定了高脂蛋白血症分型,共分为 6 型,如Ⅰ、Ⅱa、Ⅱb、Ⅲ、Ⅳ和Ⅴ型。从实用角度出发,血脂异常可进行简易的临床分型(表 2-3)。

表 2-3　血脂异常的临床分型

分型	TC	TG	HDL～C	相当于 WHO 表型
高胆固醇血症	增高	—	—	Ⅱa
高甘油三酯血症	—	增高	—	Ⅳ、Ⅰ
混合型高脂血症	增高	增高	—	Ⅱb、Ⅲ、Ⅳ
低高密度脂蛋白血症	—	—	降低	Ⅴ

3.高脂血症的基因分型法

随着分子生物学的迅速发展,人们对高脂血症的认识已逐步深入到基因水平。

二、血脂调节的药物

临床上供选用的调脂药物:①羟甲基戊二酰辅酶 A 还原酶抑制剂(他汀类)。②贝丁酸类。③烟酸类。④其他。

1.他汀类

能显著降低 TC、LDL～C 和 Apo B,也降低 TG 水平和轻度升高 HDL～C。此外,还可能具有抗炎、保护血管内皮功能等作用,这些作用可能与冠心病事件减少有关。

大多数人对他汀类药的耐受性良好,有 $0.5\%\sim2\%$ 的病例发生 ALT 及 AST 升高,且呈剂量依赖性。胆汁淤积和活动性肝病被列为使用他汀类药物的禁忌。他汀类药物可引起肌病,包括肌痛、肌炎和横纹肌溶解。他汀类和贝丁酸类合用可能会增加发生肌病的危险。在启用他汀类药物时,要检测 ALT 及 AST 和肌酸激酶(CK),治疗期间定期监测复查。

2.贝丁酸类亦称苯氧芳酸类

此类药物主要降低血浆 TG 和提高 HDL～C 水平,促进胆固醇的逆向转运,并使 LDL 亚型由小而密颗粒向大而疏松颗粒转变。此类药物的常见不良反应为消化不良、胆石症等,也可引起肝脏血清酶升高和肌病。绝对禁忌为严重肾病和严重肝病。贝丁酸类单用或与他汀类合用时也可发生肌病,应用时须监测肝酶与肌酶,以策安全。

3.烟酸类

属 B 族维生素,当用量超过作为维生素作用的剂量时,可有明显的降脂作用。已知烟酸增加 ApoAI 和 ApoAⅡ的合成。烟酸有速释剂和缓释剂两种,临床主要应用缓释剂型。

4.其他

①胆酸螯合剂:主要阻碍胆酸的肠肝循环,促进胆酸随大便排出,阻断胆汁酸中胆固醇的重吸收。通过反馈机制刺激肝细胞膜表面的 LDL 受体,加速血液中 LDL 清除,结果使血清 LDL～C 水平降低。此类药物的绝对禁忌为异常 β 脂蛋白血症和 TG＞4.52mmol/L(400mg/d);相对禁忌为 TG＞2.26mmol/L(200mg/d)。②胆固醇吸收抑制药:依折麦布口服后有效地抑制胆固醇和植物固醇的吸收,减少胆固醇向肝脏的释放,加速 LDL 的代谢。其安全性和耐受性良好。最常见的不良反应为头痛和恶心。③普罗布考:此药通过掺入到脂蛋白颗粒中影响脂蛋白代谢,而产生调脂作用。可使血浆 TC、LDL～C 降低,但也明显降低 HDL～C。主要适应于高胆固醇血症,尤其是纯合子型家族性高胆固醇血症。常见的不良反应包括恶心、腹泻、消化不良等;亦可引起嗜酸细胞增多,血浆尿酸浓度增高;最严重的不良反应是引起心电图 QT 间期延长,但极为少见,因此有室性心律失常或心电图 QT 间期延长者禁用。

(一)辛伐他汀

【适应证】

用于高脂血症,冠心病和脑卒中的防治。

【用法与用量】

口服:一次 10mg,每日 1 次,晚餐时服用,必要时于 4 周内增至一次 40mg,每日 1 次。

【不良反应】

常见恶心、腹泻、皮疹、消化不良、瘙痒、脱发、晕眩;罕见肌痛,胰腺炎,感觉异常,外周神经病变,血清门冬氨酸氨基转移酶显著和持续升高,横纹肌溶解,肝炎,黄疸,血管神经性水肿,脉管炎,血小板减少症,嗜酸性粒细胞增多,关节痛,光敏感性,发热,潮红,呼吸困难等。

【禁忌】

活动性肝脏疾病或无法解释的血清转氨酶持续升高、孕妇和哺乳期妇女等患者禁用。

【注意事项】

(1)肾功能不全者无须调整剂量。

(2)以下情况慎用:大量饮酒,肝病史,妊娠及哺乳期妇女。

(3)儿童中使用经验仅限少数严重血脂紊乱者,推荐初始剂量为每日10mg,最大剂量可每日80mg。尚无对儿童生长发育的安全性资料。

(4)对于有弥漫性的肌痛、肌软弱及肌酸激酶(CK)升高至大于正常值十倍以上的情况应考虑为肌病,须立即停止本品的治疗。

【制剂】

辛伐他汀片:20mg×7片/盒。

(二)普伐他汀

【适应证】

用于原发性高胆固醇血症,混合型高脂血症,冠心病和脑卒中的防治。

【用法与用量】

成人开始剂量为10~20mg,每日1次,临睡前服用,每日最高剂量40mg。

【不良反应】

常见腹泻、胀气、眩晕、头痛、恶心、皮疹;少见阳痿、失眠;罕见肌痛,肌炎,横纹肌溶解(肌肉疼痛,发烧,乏力常伴血肌酸磷酸激酶增高)。

【禁忌】

对本品过敏者、活动性肝病、肝功能试验持续升高者、孕妇及哺乳期妇女等患者禁用。

【注意事项】

(1)以下情况慎用:有严重肾损害或既往史者,大量饮酒,肝病史。

(2)18岁以下患者暂不推荐使用。

(3)血清AST及ALT升高至正常上限3倍时,须停止本品治疗。

(4)对于有弥漫性的肌痛、肌软弱及肌酸激酶(CK)升高至大于正常值十倍以上的情况应考虑为肌病,须立即停止本品的治疗。

【制剂】

普伐他汀钠片:20mg×10片/盒。

(三)氟伐他汀

【适应证】

饮食治疗未能完全控制的原发性高胆固醇血症和原发性混合型血脂异常(Fredrickson Ⅱa和Ⅱb型)。

【用法与用量】

推荐剂量为 20mg 或 40mg,每日一次,晚餐时或睡前吞服。可增加剂量至 40mg,每日两次。

【不良反应】

消化不良、失眠、恶心、腹痛、头痛、窦炎、胀气、感觉减退、牙病、尿路感染、转氨酶升高、皮疹、荨麻疹、血小板减少症、血管性水肿,面部水肿、血管炎和红斑狼疮样反应等。

【禁忌】

对本品过敏者、活动性肝病、持续不能解释的转氨酶升高、严重肾功能不全者禁用。

【注意事项】

(1)对轻至中度肾功能不全的患者不必调整剂量。

(2)大量饮酒及肝病患者慎用。

(3)18 岁以下患者不推荐使用本品。

(4)血清 AST 及 ALT 升高至正常上限 3 倍时,须停止本品治疗。

(5)对于有弥漫性的肌痛、肌软弱及肌酸激酶(CK)升高至大于正常值十倍以上的情况应考虑为肌病,须立即停止本品的治疗。

【制剂】

氟伐他汀钠胶囊:40mg×20 粒/盒。

(四)非诺贝特

【适应证】

用于治疗成人饮食控制疗法效果不理想的高脂血症,其降甘油三酯及混合型高脂血症作用较胆固醇作用明显。

【用法与用量】

口服。一次 0.1g,每日 3 次,维持量每次 0.1g,每日 1~2 次。为减少胃部不适,可与饮食同服;肾功能不全及老年患者用药应减量;治疗 2 个月后无效应停药。

【不良反应】

常见腹部不适,腹泻,便秘,乏力,头痛,性欲丧失,阳痿,眩晕,失眠,肌炎,肌痛,肌无力,肌病;偶见横纹肌溶解;有使胆石增加的趋向。

【禁忌】

对本品过敏者、肝肾功能不全者、胆囊疾病史、胆石症、原发性胆汁性肝硬化、不明原因的肝功能持续异常、妊娠及哺乳期妇女、儿童禁用。

【注意事项】

(1)本品对诊断有干扰,服用本品时血小板计数、血尿素氮、氨基转移酶、血钙可能增高;血碱性磷酸酶、γ谷氨酰转肽酶及胆红素可能降低。

(2)用药期间应定期检查:全血象及血小板计数、肝功能、血胆固醇、甘油三酯或低密度脂蛋白、血肌酸磷酸激酶。

(3)如果临床有可疑的肌病的症状(如肌痛、触痛、乏力等)或血肌酸磷酸激酶显著升高,则应停药。

【制剂】

非诺贝特片:0.1g×100 片/瓶

(五)阿托伐他汀钙

【适应证】

(1)高胆固醇血症:原发性高胆固醇血症患者。包括家族性高胆固醇血症(杂合子型)或混合型高脂血症患者,如果饮食治疗和其他非药物治疗疗效不满意,应用本品可治疗其总胆固醇(TC)升高、低密度脂蛋白胆固醇(LDL-C)升高、载脂蛋白 B(Apo B)升高和甘油三酯(TG)升高。在纯合子家族性高胆固醇血症患者,阿托伐他汀可与其他降脂疗法(如 LDL 血浆透析法)合用或单独使用(当无其他治疗手段时),以降低 TC 和 LDL-C。

(2)冠心病:冠心病或冠心病等危症(如:糖尿病、症状性动脉粥样硬化疾病等)合并高胆固醇血症或混合型血脂异常的患者,本品适用于:降低非致死性心肌梗死的风险,降低致死性和非致死性卒中的风险、降低血管重建术的风险,降低因充血性心力衰竭而住院的风险,降低心绞痛的风险。

【用法与用量】

(1)常用的起始剂量为 10mg 每日 1 次。剂量调整时间间隔应为 4 周或更长。

(2)本品最大剂量为 80mg 每日 1 次。阿托伐他汀每日用量可在一天内的任何时间一次服用,并不受进餐影响。

原发性高胆固醇血症和混合性高脂血症的治疗大多数患者服用阿托伐他汀钙 10mg 每日一次,其血脂水平可得到控制。

杂合子型家族性高胆固醇血症的治疗患者初始剂量为 10mg/d。应遵循剂量的个体化原则并每 4 周为时间间隔逐步调整剂量至 40mg/d。如果仍然未达到满意疗效,可选择将剂量调整至最大剂量每日 80mg 或以 40mg 每日一次本品配用胆酸螯合剂治疗。

对于纯合子型家族性高胆固醇血症患者,本品的推荐剂量是 10～80mg/d。阿托伐他汀钙应作为其他降脂治疗措施(如 LDL 血浆透析法)的辅助治疗。或当无这些治疗条件时,本品可单独使用。

【不良反应】

(1)最常见的不良反应为胃肠道不适,其他还有头痛、皮疹、头晕、视觉模糊和味觉障碍。

(2)偶可引起血氨基转移酶可逆性升高,因此需监测肝功能。

(3)少见的不良反应有阳痿、失眠。

(4)罕见的不良反应有肌炎、肌痛、横纹肌溶解,表现为肌肉疼痛、乏力、发烧,并伴有血肌酸磷酸激酶升高、肌红蛋白尿等,横纹肌溶解可导致肾功能衰竭,但较罕见。

(5)与免疫抑制剂、叶酸衍生物、烟酸、吉非罗齐、红霉素等合用可增加肌病发生的危险。

(6)有报道发生过肝炎、胰腺炎及过敏反应如血管神经性水肿。

【禁忌】

(1)对阿托伐他汀过敏的患者禁用,对其他 HMG-CoA 还原酶抑制剂过敏者慎用。

(2)有活动性肝病或不明原因血氨基转移酶持续升高的患者禁用。

(3)孕妇及乳母不推荐使用。

【注意事项】

(1)用药期间应定期检查血胆固醇和血肌酸磷酸激酶。应用本品时血氨基转移酶可能增高,有肝病史者服用本品还应定期监测肝功能试验。

(2)在本品治疗过程中如发生血氨基转移酶增高达正常高限的 3 倍,或血肌酸磷酸激酶显著增高或有肌炎、胰腺炎表现时,应停用本品。

(3)应用本品时如有低血压、严重急性感染、创伤、代谢紊乱等情况,须注意可能出现的继发于肌溶解后的肾功能衰竭。

(4)肾功能不全时应减少本品剂量。

(5)本品宜与饮食共进,以利吸收。

(6)饮食疗法始终是治疗高血脂的首要方法,加强锻炼和减轻体重等方式,都将优于任何形式的药物治疗。

【制剂】

阿托伐他汀钙:10mg×7 片。

(六)阿昔莫司

【适应证】

本品可用于治疗高甘油三酯血症(Ⅳ型),高胆固醇血症(Ⅱa 型)、高甘油三酯合并高胆固醇血症(Ⅱb 型)。

【用法与用量】

推荐剂量为,一次 1 片,每日 2~3 次,进餐时或餐后服用,较低剂量用于Ⅳ型高甘油三酯血症,较高剂量用于Ⅱa 及Ⅱb 型高胆固醇血症。通常在服药治疗一个月内,血脂状况即有改善。

【不良反应】

在治疗初期可引起皮肤血管扩张,提高对热的敏感性,如面部潮热或肢体瘙痒,这些症状通常在治疗后几天内消失,不需停药。偶有中度胃肠道反应(胃灼热感、上腹隐痛、恶心、腹泻、眼干和荨麻疹)及头痛的报道。极少数病人有局部或全身过敏反应(如皮疹、荨麻疹、斑丘疹、唇水肿、哮喘样呼吸困难、低血压等)应立即停药并对症处理。

【禁忌】

对本品过敏及消化道溃疡者、孕妇、哺乳期妇女、儿童禁用。

【注意事项】

(1)在使用本品治疗之前,应先采取低胆固醇饮食、低脂肪饮食和停止酗酒的治疗措施。

(2)肾功能不全患者根据肌酐清除率水平而调整剂量。

(3)对需长期服用本品者,应定期作血脂及肝肾功能检查。

【制剂】

阿昔莫司分散片:0.25g×24 片/盒。

(七)藻酸双酯钠

【适应证】

主要用于缺血性脑血管病如脑血栓、脑栓塞、短暂性脑缺血发作及心血管疾病如高血压、高脂蛋白血症、冠心病、心绞痛等疾病的防治。也可用于治疗弥漫性血管内凝血、慢性肾小球肾炎及出血热等。

【用法与用量】

口服：一次 50～100mg，每日 3 次。

【不良反应】

心悸、心绞痛、低血压、心电图异常、白细胞减少、血小板降低、牙龈、子宫或结合膜下出血、口干、恶心、呕吐、腹泻、腹痛、便秘、食欲缺乏、肝脏异常，表现为 ALT 增高、皮肤发红、瘙痒、皮疹、环形红斑、剥脱性皮炎、肢端静脉扩张、四肢末梢神经性水肿、急性喉头水肿、过敏性休克、头痛、头昏、嗜睡、烦躁不安、乏力、发热、关节肌肉疼痛、听力下降以及脱发等。

【禁忌】

有出血性疾病或出血倾向者、严重肝、肾功能不全者禁用。

【注意事项】

(1)应用本品前，应明确诊断，严格排除出血性疾病，测试有关实验室指标，如血液黏度、血小板聚集度、凝血酶原时间等。

(2)有下列病症者慎用：低血压、血容量不足；血小板减少症；非高黏滞血症、非血小板聚集亢进；过敏性体质。

【制剂】

藻酸双酯钠片：0.05g×100 片/瓶。

(八)降脂灵胶囊

【适应证】

消食，降血脂，通血脉，益气血。用于动脉硬化症，高脂血症等。

【用法与用量】

口服：一次 5 粒，每日 3 次。

【不良反应】

尚不明确。

【禁忌】

尚不明确。

【注意事项】

孕妇慎用。

【制剂】

降脂灵胶囊：0.3g×60 粒/盒。

(九)血脂康胶囊

【适应证】

除湿祛痰，活血化瘀，健脾消食。用于脾虚痰瘀阻滞症的气短、乏力、头晕、头痛、胸闷、腹胀、食少纳呆等；高脂血症；也可用于由高脂血症及动脉粥样硬化引起的心脑血管疾病的辅助治疗。

【用法与用量】

口服：一次 2 粒，每日 2 次，早晚饭后服用；轻、中度患者每日 2 粒，晚饭后服用。或遵医嘱。

【不良反应】

一般耐受性良好，大部分副作用轻微而短暂。常见不良反应为胃肠道不适，如胃痛、腹胀、胃部灼热等。偶可引起血清氨基转移酶和肌酸磷酸激酶可逆性升高。罕见乏力、口干、头晕、头痛、肌痛、皮疹、胆囊疼痛、浮肿、结膜充血和泌尿道刺激症状。

【禁忌】

对本品过敏者，活动性肝炎或无法解释的血清氨基转移酶升高者。

【注意事项】

(1)用药期间应定期检查血脂、血清氨基转移酶和肌酸磷酸激酶；有肝病史者服用本品尤其要注意肝功能的监测。

(2)在本品治疗过程中，如发生血清氨基转移酶增高达正常高限 3 倍，或血清肌酸磷酸激酶显著增高时，应停用本品。

(3)孕妇及哺乳期妇女慎用。

(4)饮食宜清淡。

(5)儿童用药的安全性和有效性尚未确定。

【制剂】

血脂康胶囊：0.3g×12 粒/盒。

（十）绞股蓝总甙软胶囊

【适应证】

养心健脾，益气和血，除痰化瘀，降血脂。用于高脂血症，见有心悸气短，胸闷肢麻，眩晕头痛，健忘耳鸣，自汗乏力或脘腹胀满等心脾气虚，痰阻血瘀者。

【用法与用量】

口服：一次 1 粒，每日 3 次。

【不良反应】

尚不明确。

【禁忌】

尚不明确。

【注意事项】

(1)伴有其他严重的慢性病，或在治疗期间又患有其他疾病，应去医院就诊，在医师指导下服药。

(2)服药后症状无改善，应去医院就诊。

(3)按照用法用量服用，长期服用，应向医师咨询。

【制剂】

绞股蓝总甙软胶囊：0.06g×36 粒/盒。

第六节 利尿药

利尿药是指能增加尿液生成的药物,多数利尿药作用于肾单位。根据药物作用的肾单位不同部位,临床常用的利尿药可分为:①作用于近曲小管,主要为碳酸酐酶抑制药、渗透性利尿药;②作用于髓质稀释段,主要为髓袢利尿药;③作用于皮质稀释段,主要为噻嗪类利尿药;④作用于远曲小管,主要为保钾利尿药。

碳酸酐酶抑制药的常用药物有乙酰唑胺,此类药物可增加钠、钾、碳酸根离子的排出,但利尿作用较弱,临床一般用于眼科疾病,如青光眼降低眼压。

渗透性利尿药的常用药物有甘露醇、山梨醇,此类药物可增加钙、镁、钾、磷酸盐及碳酸氢盐的排出,临床一般用于治疗脑水肿,降低颅内压。

髓袢利尿药的常用药物有呋塞米、布美他尼、托拉塞米等,此类药物利尿作用强,同时有较强的排钾作用。临床上用于治疗水肿,特别是用于急性心力衰竭、急慢性肾衰竭、肝硬化腹水等。

噻嗪类利尿药是目前应用最广的利尿药,常用药物有氢氯噻嗪等。吲达帕胺的作用部位亦与噻嗪类相似。此类药物利尿作用中等,在增加排钠、氯的同时也增加排钾。临床上用于治疗各种类型的水肿、尿崩症,也作为一类抗高血压药广泛使用。

保钾类利尿药的常用药物有螺内酯、氨苯蝶啶、阿米洛利等。此类药物利尿作用较弱,利尿同时可增加钠、氯的排出而减少钾的排出。临床上常用于治疗水肿、心力衰竭、肝硬化腹水,也常与排钾利尿药合用,增加利尿效果,减少低钾血症。

一、氢氯噻嗪

【适应证】

用于水肿性疾病、高血压、中枢性或肾形尿崩症、肾石症。

【用法与用量】

口服:成人,水肿性疾病,一次 50mg,每日 1~2 次,或隔日治疗。儿童,每日 1~2mg/kg,分 1~2 次服用;小于 6 个月的婴儿剂量可达 2.5mg/kg。

【不良反应】

低钾血症,低氯性碱中毒,低氯低钾性碱中毒,低钠血症,及上述水电解质紊乱导致的口干、烦渴、肌肉痉挛、恶心、呕吐和极度疲乏无力;高糖血症,高尿酸血症;少见过敏反应(皮疹、荨麻疹),血白细胞减少或缺乏症、血小板减少性紫癜;罕见胆囊炎、胰腺炎、性功能减退、光敏感、色觉障碍。

【禁忌】

对磺酰胺类、噻嗪类药物过敏者禁用。

【注意事项】

(1)交叉过敏:与磺胺类药物、呋塞米、布美他尼、碳酸酐酶抑制剂有交叉反应。

(2)对诊断的干扰:可致糖耐量降低、血糖、尿糖、血胆红素、血钙、血尿酸、血胆固醇、甘油三酯、低密度脂蛋白浓度升高,血镁、钾、钠及尿钙降低。

(3)下列情况慎用:无尿或严重肾功能减退者,因本类药效果差,应用大剂量时可致药物蓄积,毒性增加;糖尿病;高尿酸血症或有痛风病史者;严重肝功能损害者,水、电解质紊乱可诱发肝昏迷;高钙血症;低钠血症;红斑狼疮。

(4)随访检查:血电解质、血糖、血尿酸、血肌酶、尿素氮、血压。

(5)应从最小有效剂量开始用药,以减少副作用的发生,减少反射性肾素和醛固酮分泌。

(6)有低钾血症倾向的患者,应酌情补钾或与保钾利尿药合用。

(7)运动员慎用。

【制剂】

氢氯噻嗪片:25mg×100 片/瓶。

二、呋塞米

【适应证】

襻利尿剂,用于充血性心力衰竭,肝硬化,肾脏疾病,与其他药物合用治疗急性肺水肿和急性脑水肿等。预防急性肾衰竭,用于各种原因导致的肾脏灌注不足,高血压危象,高钾血症等。

【用法与用量】

1.成人口服

(1)治疗水肿性疾病,起始剂量为口服 20~40mg,每日 1 次,必要时 6~8h 后追加20~40mg,直至出现满意利尿效果。最大剂量虽可达每日 600mg,但一般应控制在 100mg 以内,分 2~3 次服用,以防过度利尿和不良反应发生。部分患者剂量可减少至 20~40mg,隔日 1次,或每周中连续服药 2~4d,每日 20~40mg。

(2)治疗高血压。起始每日 40~80mg,分 2 次服用,并酌情调整剂量。

(3)治疗高钙血症。每日口服 80~120mg,分 1~3 次服。

2.成人静脉注射

(1)治疗水肿性疾病。紧急情况或不能口服者,可静脉注射,开始 20~40mg,必要时每 2h追加剂量,直至出现满意疗效。维持用药阶段可分次给药。

(2)治疗高血压危象时,起始 40~80mg 静注,伴急性左心衰竭或急性肾功能衰竭时,可酌情增加剂量。

(3)治疗高钙血症时,可静脉注射,一次 20~80mg。

【不良反应】

常见者与水、电解质紊乱有关,尤其是大剂量或长期应用时,如直立性低血压、休克、低钾血症、低氯血症、低氯性碱中毒、低钠血症、低钙血症以及与此有关的口渴、乏力、肌肉酸痛、心律失常等。少见者有过敏反应(包括皮疹、间质性肾炎、甚至心脏骤停)、视觉模糊、黄视症、光敏感、头晕、头痛、食欲缺乏、恶心、呕吐、腹痛、腹泻、胰腺炎、肌肉强直等,骨髓抑制导致粒细胞减少,血小板减少性紫癜和再生障碍性贫血,肝功能损害,指(趾)感觉异常,高糖血症,尿糖阳性,原有糖尿病加重,高尿酸血症。耳鸣、听力障碍多见于大剂量静脉快速注射时(每分钟剂量大于 4~15mg),多为暂时性,少数为不可逆性,尤其当与其他有耳毒性的药物同时应用时。在高钙血症时,可引起肾结石。尚有报道本药可加重特发性水肿。

【禁忌】

对磺酰胺类、噻嗪类药物过敏者,低钾血症、肝性脑病、超剂量服用洋地黄等患者禁用。

【注意事项】

(1)交叉过敏。对磺胺药和噻嗪类利尿药过敏者,对本药可能亦过敏。

(2)对诊断的干扰:可致血糖升高、尿糖阳性,尤其是糖尿病或糖尿病前期患者,过度脱水可使血尿酸和尿素氮水平暂时性升高。血 Na^+、Cl^-、K^+、Ca^{2+} 和 Mg^{2+} 浓度下降。

(3)下列情况慎用:无尿或严重肾功能损害者;糖尿病;高尿酸血症或有痛风病史者;严重肝功能损害者;急性心肌梗死;胰腺炎或有此病史者;有低钾血症倾向者,尤其是应用洋地黄类药物或有室性心律失常者;红斑狼疮;前列腺肥大。

(4)随访检查:血电解质,尤其是合用洋地黄类药物或皮质激素类药物、肝肾功能损害者;血压,尤其是用于降压,大剂量应用或用于老年人;肾功能;肝功能;血糖;血尿酸;酸碱平衡情况;听力。

(5)药物剂量应从最小有效剂量开始,然后根据利尿反应调整剂量,以减少水、电解质紊乱等副作用的发生。

(6)存在低钾血症或低钾血症倾向时,应注意补充钾盐。

(7)与降压药合用时,后者剂量应酌情调整。

(8)少尿或无尿患者应用最大剂量后 24h 仍无效时应停药。

【制剂】

呋塞米片:20mg×100 片/瓶;呋塞米注射液:2mL:20mg/支。

三、托拉塞米

【适应证】

用于需要迅速利尿或不能口服利尿的充血性心力衰竭、肝硬化腹水、肾脏疾病所致的水肿。

【用法与用量】

充血性心力衰竭所致的水肿、肝硬化腹水:一般初始剂量为 5mg 或 10mg,每日一次,缓慢静脉注射,也可以用5％葡萄糖溶液或生理盐水稀释后进行静脉输注;如疗效不满意可增加剂量至 20mg,每日一次,每日最大剂量 40mg,疗程不超过一周。肾脏疾病所致的水肿,初始剂量 20mg,每日一次,以后根据需要可逐渐增加剂量至最大剂量每日 100mg,疗程不超过一周。

【不良反应】

(1)常见不良反应有头痛、眩晕、疲乏、食欲减退、肌肉痉挛、恶心呕吐、高血糖、高尿酸血症、便秘和腹泻。

(2)长期大量使用可能发生水和电解质平衡失调。

(3)治疗初期和年龄较大的患者常发生多尿,个别患者由于血液浓缩而引起低血压、精神紊乱、血栓性并发症及心或脑缺血引起心律失常、心绞痛、急性心肌梗死或昏厥等。

(4)个别患者可出现皮肤过敏,偶见瘙痒、皮疹、光敏反应,罕见口干、肢体感觉异常、视觉障碍。

【禁忌】

禁用于肾衰竭无尿的患者、肝性脑病前期或肝性脑病、对本品或磺酰胺类过敏者、低血压、低血容量、低血钾或低血钠患者、严重排尿困难等患者。

【注意事项】

(1)使用本品者应定期检查电解质(特别是血钾)、血糖、尿酸、肌酐、血脂等。

(2)本品开始治疗前排尿障碍必须被纠正,特别对老年病人或治疗刚开始时要仔细监察电解质和血容量的不足和血液浓缩的有关症状。

(3)肝硬化腹水患者应用本品进行利尿时,应住院进行治疗,这些病人如利尿过快,可造成严重的电解质紊乱和肝昏迷。

(4)本品与醛固酮拮抗剂或与保钾药物一起使用可防止低钾血症和代谢性碱中毒。

(5)前列腺肥大的患者排尿困难,使用本品尿量增多可导致尿潴留和膀胱扩张。

(6)本品必须缓慢静脉注射,本品不应与其他药物混合后静脉注射,但可根据需要用生理盐水或5%葡萄糖溶液稀释。

(7)如需长期用药建议尽早从静脉给药转为口服用药,静脉给药疗程限于一周。

【制剂】

注射用托拉塞米:20mg/支。

四、螺内酯

【适应证】

(1)水肿性疾病:与其他利尿药合用,治疗充血性水肿、肝硬化腹水、肾性水肿等水肿性疾病,其目的在于纠正上述疾病时伴发的继发性醛固酮分泌增多,并对抗其他利尿药的排钾作用。也用于特发性水肿的治疗。

(2)高血压:作为治疗高血压的辅助药物。

(3)原发性醛固酮增多症:螺内酯可用于此病的诊断和治疗。

(4)低钾血症的预防:与噻嗪类利尿药合用,增强利尿效应和预防低钾血症。

【用法与用量】

成人治疗水肿性疾病,每日40～120mg,分2～4次服用,至少连服5日。以后酌情调整剂量。治疗高血压,开始每日40～80mg,分次服用,至少2周,以后酌情调整剂量,不宜与血管紧张素转换酶抑制剂合用,以免增加发生高钾血症的机会。

【不良反应】

常见高钾血症、胃肠道反应,如恶心、呕吐、胃痉挛和腹泻;尚有报道可致消化性溃疡;少见低钠血症;抗雄激素样作用或对其他内分泌系统的影响,长期服用本药在男性可致男性乳房发育、阳痿、性功能低下,在女性可致乳房胀痛、声音变粗、毛发增多、月经失调、性机能下降;中枢神经系统表现,长期或大剂量服用本药可发生行走不协调、头痛等;罕见过敏反应、暂时性血浆肌酐、尿素氮升高、轻度高氯性酸中毒、肿瘤。

【禁忌】

高血钾、低钠血症患者禁用。

【注意事项】

(1)肝功能不全者慎用,因本药引起电解质紊乱,可诱发肝昏迷。

(2)肾功能不全者慎用。

(3)本药可通过胎盘,但对胎儿的影响尚不清楚。孕妇应在医师指导下用药,且用药时间应尽量短。

(4)下列情况慎用:无尿、低钠血症、酸中毒、乳房增大或月经失调者。

(5)老年人用药较易发生高钾血症和利尿过度。

(6)给药应个体化,从最小有效剂量开始使用,以减少电解质紊乱等副作用的发生。

(7)用药前应了解患者血钾浓度。

(8)本药起效作用较慢,而维持时间较长,故首日剂量可增加至常规剂量的 2～3 倍,以后酌情调整剂量。

(9)用药期间如出现高钾血症,应立即停药。

(10)应于进食时或餐后服药,以减少胃肠道反应,并可能提高本药的生物利用度。

【制剂】

螺内酯片:20mg×100 片/瓶。

五、氨苯蝶啶

【适应证】

水肿性疾病,包括充血性心力衰竭、肝硬化腹水、肾病综合征等,以及肾上腺糖皮质激素治疗过程中发生的水钠潴留。也可用于治疗特发性水肿。

【用法与用量】

口服:成人,初始剂量每日 25～100mg,分 2 次服用,与其他利尿药合用时,剂量可减少。维持阶段可改为隔日疗法。最大剂量不超过每日 300mg。

【不良反应】

常见高钾血症;偶见恶心、呕吐、嗜睡、轻度腹泻、软弱、口干及皮疹、肝损害、肝功异常、巨幼红细胞性贫血等;大剂量长期使用或与螺内酯合用,可出现血钾过高现象,停药后症状可逐渐消失;少见低钠血症、头晕、头痛、光敏感;罕见过敏反应、血液系统损害(粒细胞减少、血小板减少性紫癜、巨红细胞性贫血)、肾结石。

【禁忌】

高钾血症者禁用。

【注意事项】

(1)肝、肾功能不全者慎用。

(2)孕妇及哺乳期妇女慎用。

(3)下列情况慎用:无尿;糖尿病;低钠血症;酸中毒;高尿酸血症或有痛风病史者;肾结石或有病史者。

(4)老年人应用本药时发生高钾血症和肾损害。

(5)用药期间应随时注意血象变化、肝功能或其他特异反应,随时调整剂量。

(6)给药应个体化,从最小有效剂量开始使用。如每日给药一次,应于早晨给药,以免夜间排尿次数增多。

【制剂】

氨苯蝶啶片:50mg×100 片/瓶。

第七节　β肾上腺素受体拮抗药

β肾上腺素受体拮抗药简称β受体拮抗药,能阻断心脏、外周血管肾上腺素能β受体,已广泛应用于心血管疾病。许多β受体拮抗药应用于临床疾病虽有同等效应,但在治疗特殊疾病时可能选择不同的β受体拮抗药,并在应用中应注意个体差异。用于心血管疾病,不宜采用具有内源性拟交感活性的β受体拮抗药,因为它们不引起心率减慢。β受体拮抗药作用时间相对较短,需每日 2 次或 3 次服用,经过制剂的改型,缓释剂型可以每日 1 次服用,适合高血压治疗。尽管为缓释剂型,用于心绞痛治疗时往往每日 2 次给药。有些β受体拮抗药如阿替洛尔和比索洛尔作用时间较长,可以每日 1 次给药。

β受体拮抗药减慢心率,抑制心肌,故严重心动过缓(心率<55 次/分)或Ⅱ度、Ⅲ度房室传导阻滞患者禁用。β受体拮抗药不应用于病情不稳定的心衰患者。收缩压<90mmHg 者不用。β受体拮抗药可诱发哮喘,有哮喘史和支气管痉挛的患者应避免应用,若必须时应选用心脏选择性$β_1$受体拮抗药,而且使用时应格外小心。β受体拮抗药有脂溶性和水溶性之分,脂溶性β受体拮抗药(如美托洛尔)可能引起睡眠障碍,水溶性β受体拮抗药(如阿替洛尔)从肾脏排泄,肾受损时剂量应减量。索他洛尔可延长心电图 QT 间期,偶引起致命性室速,服用索他洛尔的患者应注意避免低血钾的发生。

β受体拮抗药常用于高血压、心绞痛、慢性稳定性收缩性心力衰竭和部分心律失常患者。

1.高血压

β受体拮抗药通过降低心排出量,改变压力感受器反射的敏感性,阻滞外周血管β受体和抑制肾素分泌等机制降低血压。在快速心律失常(窦性心动过速,房颤)、冠心病(稳定或不稳定性心绞痛、心肌梗死)和心力衰竭合并高血压的患者治疗中,具有不可替代的地位。此外,高血压伴心率增快、焦虑、精神压力大等交感神经活性过高的患者,围手术期高血压,青光眼和妊娠高血压患者也宜用β受体拮抗药。β受体拮抗药主要用于轻中度高血压,尤其是静息时心率较快的中青年患者或合并心绞痛者。在高血压合并冠心病或慢性稳定心衰患者应常规使用β受体拮抗药。

对于无并发症的高血压患者,特别是老年无并发症的高血压患者,可能其他抗高血压药比肾上腺素β受体拮抗药更适合常规初始治疗。在无并发症的高血压合并糖尿病患者,或有发生糖尿病的高危患者,应避免使用肾上腺素β受体拮抗药,特别是避免β受体拮抗药和氢氯噻嗪联合使用。在嗜铬细胞瘤患者,为了控制心率,常用β受体拮抗药,但为了避免高血压危象发生,应与α受体拮抗药酚苄明联合使用。

常用于高血压治疗的肾上腺素β受体拮抗药有普萘洛尔、阿替洛尔、美托洛尔、比索洛尔、拉贝洛尔和卡维地洛等。

2.慢性稳定型心绞痛

β受体拮抗药用于冠心病二级预防。通过降低心肌耗氧,减少心脏做功而缓解心绞痛症状,改善运动耐力,特别是有效控制劳力性心绞痛。β受体拮抗药剂量应个体化,根据心率调整剂量,静息心率 50～60 次/min 为目标剂量。

ST 段抬高急性心肌梗死(STEMI)在无心力衰竭、低心排血量、心源性休克危险以及其他β受体拮抗药相对禁忌者,在 24h 内开始口服肾上腺素 β受体拮抗药。合并高血压的患者可先静脉注射 β受体拮抗药,如美托洛尔 5mg 静脉注射,必要时可每 5min 重复 1 次,总量15mg。最后一次静脉注射后开始口服美托洛尔 25～50mg,每 6～8h1 次,48h 后用维持量一次 25～100mg,每日 2 次。有条件者应使用美托洛尔缓释片(琥珀酸美托洛尔)每日 1 次口服。使用期间应监测血压、心率、心律和心电图,并听诊肺部啰音。β受体拮抗药的目标心率为 60次/min 左右。急性期早期应用 β受体拮抗药可降低早期死亡率。

不稳定型心绞痛/非 ST 段抬高心肌梗死(UA/NSTEMI)患者,如无禁忌,应尽早使用 β受体拮抗药,高危及进行性静息性心绞痛患者,可先静脉注射 β受体拮抗药,然后改为口服,中、低危患者可以口服 β受体拮抗药。

慢性稳定型收缩性心力衰竭,β受体拮抗药阻断慢性心力衰竭时肾上腺素能系统的激活介导的心肌重构。所有慢性收缩性心衰 NYHA II-IV 级,无禁忌,无液体潴留,体重恒定,病情稳定的患者必须应用 β受体拮抗药。通常在 ACEI 和利尿剂基础上加用 β受体拮抗药。在应用低或中等剂量 ACEI 时即可及早加用 β受体拮抗药,以尽早发挥 β受体拮抗药降低猝死的作用,并可发挥两药的协同作用。

β受体拮抗药应小剂量开始,根据患者耐受情况(血压、心率、心力衰竭症状和体重)逐渐增加剂量,每 2～4 周剂量加倍至目标剂量或最大耐受剂量。

起始剂量:琥珀酸美托洛尔 12.5mg,每日 1 次,比索洛尔 1.25mg,每日 1 次,卡维地洛3.125mg/次,每日 2 次,酒石酸美托洛尔 6.25mg/次,每日 3 次。剂量确定应以心率为准,清晨静息心率 55～60 次/min,不低于 55 次/min 为最大耐受剂量或目标剂量。

目标剂量:琥珀酸美托洛尔 200mg/日,酒石酸美托洛尔一次 50mg,每日 3 次,比索洛尔每日 10mg,卡维地洛一次 25mg,每日 2 次。

治疗期间应注意低血压、心动过缓、液体潴留、体重和心力衰竭恶化。

一、普萘洛尔

【适应证】

用于高血压,心绞痛,室上性快速心律失常、室性心律失常,心肌梗死,肥厚型心肌病,嗜铬细胞瘤,甲状腺危象。

【用法与用量】

(1)高血压:口服,初始剂量 10mg,每日 3～4 次,可单独使用或与利尿剂合用。剂量应逐渐增加,日最大剂量 200mg。

(2)心绞痛:开始时 5～10mg,每日 3～4 次;每 3 日可增加 10～20mg,可渐增至每日200mg,分次服。

(3)心律失常:每次 10～30mg,日服 3～4 次。饭前、睡前服用。

(4)心肌梗死:每日 30～240mg,分 2～3 次服。

(5)肥厚型心肌病:10～20mg,每日 3～4 次。按需要及耐受程度调整剂量。

(6)嗜铬细胞瘤:10～20mg,每日 3～4 次。

【不良反应】

应用本品可出现眩晕、神志模糊(尤见于老年人)、精神抑郁、反应迟钝等中枢神经系统不良反应;头昏(低血压所致);心率过慢(<50 次/min);较少见的有支气管痉挛及呼吸困难、充血性心力衰竭;更少见的有发热和咽痛(粒细胞缺乏)、皮疹(过敏反应)、出血倾向(血小板减少)。

【禁忌】

禁用于支气管哮喘、心源性休克、二度或三度房室传导阻滞、重度或急性心力衰竭、窦性心动过缓。

【注意事项】

(1)口服可空腹或与食物共进,后者可延缓肝内代谢,提高生物利用度。

(2)用量必须个体化,首次用药时需从小剂量开始。

(3)冠心病患者及甲亢病人用药不宜骤停。长期用药者撤药须逐渐递减剂量,至少经过3d,一般为 2 周。

(4)长期应用可在少数病人出现心力衰竭,倘若出现,可用洋地黄甙类和(或)利尿剂纠正,并逐渐递减剂量,最后停用。

(5)可引起糖尿病患者血糖降低,但非糖尿病患者无降糖作用。

(6)用药期间应定期检查血常规、血压、心功能、肝肾功能等。

(7)下列情况慎用:过敏史、充血性心力衰竭、糖尿病、肺气肿或非过敏性支气管哮喘、肝功能不全、甲状腺功能低下、雷诺综合征或其他周围血管疾病、肾功能衰退等。运动员慎用。

【制剂】

盐酸普萘洛尔片:10mg×100 片/瓶。

二、阿替洛尔

【适应证】

用于高血压、心绞痛、心肌梗死、心律失常、甲状腺功能亢进症、嗜铬细胞瘤。

【用法与用量】

成人,初始一次 6.25～12.5mg,每日 2 次,按需要及耐受量渐增至 50～200mg。

【不良反应】

在心肌梗死病人中,最常见的不良反应为低血压和心动过缓;其他反应可有头晕、四肢冰冷、疲劳、乏力、肠胃不适、精神抑郁、脱发、血小板减少症、牛皮癣样皮肤反应、牛皮癣恶化、皮疹及干眼等。罕见引起敏感病人的心脏传导阻滞。

【禁忌】

禁用于二或三度房室传导阻滞、心源性休克、病窦综合征及严重窦性心动过缓者。

【注意事项】

(1)剂量调节以临床效应为准。

(2)肾功能损害时剂量须减少。

（3）有心力衰竭症状的患者用药时，给予洋地黄或利尿药合用，如心力衰竭症状仍存在，应逐渐减量使用。

（4）停药过程至少 3 天，常可达 2 周，如有撤药症状，如心绞痛发作，则暂时再给药，待稳定后渐停用。

（5）与饮食共进不影响其生物利用度。

（6）可改变因血糖降低而引起的心动过速。

（7）患有慢性阻塞性肺部疾病的高血压病人慎用。

（8）本药可使末梢动脉血循环失调，病人可对用于治疗过敏反应常规剂量的肾上腺素无反应。

【制剂】

阿替洛尔片：25mg×100 片/瓶。

三、美托洛尔

【适应证】

选择性 β_1 受体阻滞剂，用于治疗高血压、心绞痛、心肌梗死、肥厚型心肌病、主动脉夹层、心律失常、甲状腺功能亢进、心脏神经官能症等。近年来尚用于心力衰竭的治疗，此时应在有经验的医师指导下使用。

【用法与用量】

1.口服：

（1）急性心肌梗死、不稳定性心绞痛：一般用法，可先静脉注射美托洛尔一次 2.5～5mg（2min 内），每 5min 一次，共 3 次 10～15mg。之后 15min 开始口服 25～50mg，每 6～12h 一次，共 24～48h，然后口服一次 50～100mg，每日 2 次。

（2）心肌梗死后若无禁忌应长期使用，一般 50～100mg/次，每日 2 次。

（3）治疗高血压、心绞痛、心律失常、肥厚型心肌病、甲状腺功能亢进等症时一般一次 25～50mg，每日 2～3 次，或一次 100mg，每日 2 次。

（4）心力衰竭：应在使用洋地黄和/或利尿剂等抗心力衰竭的治疗基础上使用本药。起初一次 6.25mg，每日 2～3 次，以后视临床情况每数日至一周一次增加 6.25～12.5mg，每日 2～3 次，最大剂量可用至一次 50～100mg，每日 2 次。最大剂量不应超过 300mg～400mg/d。

2.注射

（1）快速心律失常紧急治疗：美托洛尔成人剂量 5mg，用葡萄糖溶液稀释后，缓慢静脉注射，如病情需要可相隔 10min 重复注射，视病性而定，总剂量 10mg（静脉注射后 4～6h，心律失常已经控制，用口服胶囊维持每日 2～3 次，每次剂量不超过 50mg。

（2）诱导麻醉或麻醉期间治疗心律失常：采用缓慢静脉注射，成人 2mg，可以重复注射 2mg，必要时最大总量为 10mg。

【不良反应】

（1）心血管系统：心率减慢、传导阻滞、血压降低、心力衰竭加重、外周血管痉挛导致的四肢冰冷或脉搏不能触及、雷诺氏现象。

（2）因脂溶性较易透入中枢神经系统，故该系统的不良反应较多。如疲乏、眩晕、抑郁，其他有头痛、多梦、失眠等。偶见幻觉。

(3)消化系统:恶心、胃痛、便秘、腹泻。

(4)其他:气急、关节痛、瘙痒、腹膜后腔纤维变性、耳聋、眼痛等。

【禁忌】

禁用于低血压、显著心动过缓(心率<45 次/min)、心源性休克、重度或急性心力衰竭、末梢循环灌注不良、Ⅱ度或Ⅲ度房室传导阻滞、病态窦房结综合征、严重的周围血管疾病。

【注意事项】

(1)长期使用本品时如欲中断治疗,须逐渐减少剂量,一般于 7～10d 内撤除,至少也要经过 3d。尤其是冠心病患者骤然停药可致病情恶化,出现心绞痛、心肌梗死或室性心动过速。

(2)对于要进行全身麻醉的患者最好停止使用本药,如有可能应在麻醉前 48h 停用。

(3)用于嗜铬细胞瘤时应先行使用 α 受体阻滞药。

(4)低血压、心脏或肝脏功能不全时慎用。

(5)慢性阻塞性肺部疾病与支气管哮喘病人如需使用美托洛尔亦应谨慎,以小剂量为宜,且剂量一般应小于同等效力的阿替洛尔。对支气管哮喘的患者应同时加用 β_2 受体激动剂,剂量可按美托洛尔的使用剂量调整。

(6)不宜与盐酸维拉帕米同时使用,以免引起心动过缓、低血压和心脏停搏。

(7)运动员慎用。

【制剂】

酒石酸美托洛尔注射液:5mL:5mg/支;酒石酸美托洛尔片:25mg×20 片/盒,50mg×20片/盒。

四、艾司洛尔

【适应证】

(1)用于心房颤动、心房扑动时控制心室率。

(2)围手术期高血压。

(3)窦性心动过速。

【用法与用量】

(1)控制心房颤动、心房扑动时心室率:成人先静脉注射负荷量:0.5mg/(kg·min),约1min,随后静脉点滴维持量:自 0.05mg/(kg·min)开始,4min 后若疗效理想则继续维持,若疗效不佳可重复给予负荷量并将维持量以 0.05mg/(kg·min)的幅度递增。维持量最大可加至0.3mg/(kg·min),但 0.2mg/(kg·min)以上的剂量未显示能带来明显的好处。

(2)围手术期高血压或心动过速:即刻控制剂量为:1mg/kg 30s 内静注,继以 0.15mg/(kg·min)静点,最大维持量为 0.3mg/(kg·min)。逐渐控制剂量同室上性心动过速治疗。

【不良反应】

大多数不良反应为轻度、一过性。最重要的不良反应是低血压。发生率>1%的不良反应:注射时低血压,停止用药后持续低血压,无症状性低血压,症状性低血压(出汗、眩晕),出汗伴低血压,注射部位反应包括炎症和不耐受,恶心,眩晕,嗜睡;发生率为 1%的不良反应:外周缺血,神志不清,头痛,易激惹,乏力,呕吐;发生率<1%的不良反应:偏瘫,无力,抑郁,思维异

常,焦虑,食欲缺乏,轻度头痛,癫痫发作,气管痉挛,打鼾,呼吸困难,鼻充血,干啰音,湿啰音,消化不良,便秘,口干,腹部不适,味觉倒错,注射部位水肿、红斑、皮肤褪色、烧灼感,血栓性静脉炎和外渗性皮肤坏死,尿潴留,语言障碍,视觉异常,肩胛中部疼痛,寒战,发热。

【禁忌】

(1)支气管哮喘或有支气管哮喘病史。

(2)严重慢性阻塞性肺病。

(3)窦性心动过缓。

(4)二至三度房室传导阻滞。

(5)难治性心功能不全。

(6)心源性休克。

(7)对本品过敏者。

【注意事项】

(1)高浓度给药(>10mg/mL)会造成严重的静脉反应,包括血栓性静脉炎,20mg/mL的浓度在血管外可造成严重的局部反应,甚至坏死,故应尽量经大静脉给药。

(2)本品酸性代谢产物经肾消除,半衰期约3.7h,肾病患者则约为正常的10倍,故肾衰患者使用本品需注意监测。

(3)糖尿病患者应用时应小心,因本品可掩盖低血糖反应。

(4)支气管哮喘患者应慎用。

(5)用药期间需监测血压、心率、心功能变化。

(6)运动员慎用。

【制剂】

盐酸艾司洛尔注射液:0.2g:2mL/支

五、卡维地洛

【适应证】

用于原发性高血压和有症状的充血性心力衰竭。

【用法与用量】

(1)高血压:推荐起始剂量为每次12.5mg,每日1次;以后每次25mg,每日1次。最大推荐用量每日50mg,每日1次或分2次服用。

(2)心功能不全:推荐起始剂量每次3.125mg,每日2次。推荐最大剂量:<85kg者,每次25mg,每日2次;≥85kg者,每次50mg,每日2次。

【不良反应】

治疗早期偶尔发生轻度头晕、头痛、乏力,心动过缓、直立性低血压;心衰病人偶尔出现不同部位不同程度的水肿、体重增加及高胆固醇血症,极少数患者出现完全性房室传导阻滞或进展性心衰,特别是在剂量增加时;有哮喘或呼吸困难倾向的病人偶尔发病;胃肠不适(如腹痛、腹泻、恶心等)偶见;可出现变态反应性皮疹等皮肤反应;可能会发生银屑样皮肤损害或使原有的病情加重;偶见血清转氨酶改变,血小板减少,白细胞减少等;由于本药具有β受体阻断剂的特性,可使隐性糖尿病病人出现临床症状,或使原有糖尿病的病人病情加重,并抑制反向葡萄糖调节机制;四肢疼痛偶见;心衰和弥漫性心血管病变和/或肾功能不全的病人可能会进一步加重肾功能损害,个别病例可出现肾功能衰竭。

【禁忌】

哮喘、伴有支气管痉挛的 COPD、过敏性鼻炎患者、严重肝功能异常、心力衰竭、心源性休克、严重低血压、肝功能异常、术前 48h 内。

【注意事项】

(1)用药期间如果实验室检查证实存在肝损害或黄疸,必须立即停药,不可重复使用。

(2)或加重外周血管疾病患者的动脉血流不足症状。

(3)可能掩盖低血糖甲状腺功能亢进的症状,如心动过速。可能增强胰岛素引起的低血糖,延迟血糖水平的恢复。不能突然停药,尤其是缺血性心脏病患者。

(4)必须 1～2 周以上逐渐停药。

(5)可导致心动过缓,当脉搏＜55 次/min,必须减量。

(6)心功能不全患者在加量时建议监测肾功能,如肾功能恶化,停药或减量。加量期可能出现心功能不全恶化或体液潴留,必须增加利尿剂,停止加量直到临床稳定。

(7)怀疑嗜铬细胞瘤的患者及变异性心绞痛的患者使用卡维地洛时须小心。

(8)运动员慎用。

【制剂】

卡维地洛片:10mg×28 片/盒。

第八节　钙通道阻滞药

一、二氢吡啶类钙通道阻滞剂

(一)硝苯地平

【适应证】

用于心绞痛、高血压等。

【用法与用量】

口服:

(1)片剂:初始一次 10mg,每日 3 次,维持一次 10～20mg,每日 3 次;冠脉痉挛者一次20～30mg,每日 3～4 次,单次最大剂量 30mg,日最大剂量 120mg;

(2)缓释片:一次 20mg,每日 1～2 次;

(3)控释片:一次 30mg,每日 1 次。

【不良反应】

服药后可出现外周水肿、头晕、头痛、恶心、乏力、面部潮红、一过性低血压。还可见心悸、鼻塞、胸闷、气短、便秘、腹泻、胃肠痉挛、腹胀、骨骼肌发炎、关节僵硬、肌肉痉挛、精神紧张、颤抖、神经过敏、睡眠紊乱、视力模糊、平衡失调、晕厥。少见贫血、白细胞减少、血小板减少、紫癜、过敏性肝炎、齿龈增生、抑郁、偏执、血药浓度峰值时瞬间失明、红斑性肢痛、抗核抗体阳性关节炎等。少见心动过速、心悸等。

【禁忌】

控释片禁用于怀孕 20 周内和哺乳期妇女、心源性休克、KOCK 小囊的患者。

【注意事项】

(1)轻度低血压反应,个别患者出现严重的低血压症状。

(2)外周水肿:10％的患者发生轻中度外周水肿,与动脉扩张有关。

(3)应用本品时偶可有碱性磷酸酶、肌酸磷酸激酶、乳酸脱氢酶、门冬氨酸氨基转移酶和丙氨酸氨基转移酶升高,一般无临床症状。

(4)肝肾功能不全、正在服用 β 受体阻滞剂者应慎用。

(5)长期给药不宜骤停,以避免发生停药综合征而出现反跳现象。

【制剂】

硝苯地平片:10mg×100 片/瓶;硝苯地平缓释片(Ⅱ):20mg×30 片/瓶;硝苯地平控释片:30mg×7 片/盒。

(二)尼群地平

【适应证】

用于高血压病。

【用法与用量】

成人常用量:开始一次口服 1 片,每日 1 次,以后可根据情况调整为 2 片,每日 2 次。

【不良反应】

较少见的有头痛、面部潮红。少见的有头晕、恶心、低血压、足踝部水肿、心绞痛发作,一过性低血压。本品过敏者可出现过敏性肝炎、皮疹,甚至剥脱性皮炎等。

【禁忌】

尚不明确。

【注意事项】

(1)少数病例可能出现血碱性磷酸酶增高。

(2)肝、肾功能不全时慎用。

(3)个别患者可出现严重的体循环低血压症状,这种反应常发生在初期调整药量期间或者增加药物用量的时候,特别是合用 β 受体阻滞剂时,故用药期间须定期测量血压。

(4)有严重冠状动脉狭窄的患者,在服用此药或者增加剂量期间,心绞痛或心肌梗死的发生率增加,故用药期间须定期做心电图。

(5)少数接受 β 受体阻滞剂的患者在开始服用此药后可发生心力衰竭,有主动脉狭窄的患者这种危险性更大。

【制剂】

尼群地平片:10mg×100 片/瓶。

(三)非洛地平

【适应证】

用于高血压、稳定性心绞痛。

【用法与用量】

口服,建议以 5mg,每日 1 次为初始剂量,维持剂量为 5mg 或 10mg,每日 1 次。

【不良反应】

最常见的不良反应是轻微至中度的踝部水肿,该反应由外周血管扩张引起,与剂量相关。在开始治疗或增加剂量时可能会发生面部潮红、头痛、心悸、头晕和疲劳。偶有意识错乱和睡眠障碍。伴有牙龈炎或牙周炎的患者,用药后可能会引起牙龈肿大。

【禁忌】

急性心肌梗死、不稳定性心绞痛、非代偿性心衰患者禁用。

【注意事项】

(1)慎用于低血压、心力衰竭和心功能不全患者以及孕妇、哺乳期妇女和儿童。

(2)老年人(65 岁以上)或肝功能不全患者宜从低剂量(一次 2.5mg,每日 1 次)开始治疗,并在调整剂量过程中密切监测血压。

(3)剂量超过每日 10mg 可增加降压作用,但同时增加周围性水肿和其他血管扩张不良事件的发生率。

(4)空腹口服或食用少量清淡饮食,应整片吞服勿咬碎或咀嚼。

(5)保持良好的口腔卫生可减少牙龈增生的发生率和严重性。

【制剂】

非洛地平缓释片:5mg×10 片/盒,2.5mg×10 片/盒

(四)左旋氨氯地平

【适应证】

用于高血压病,心绞痛。

【用法与用量】

治疗高血压和心绞痛的初始剂量为 2.5mg,每日 1 次;根据患者的临床反应,可将剂量增加,最大可增至 5mg,每日 1 次。

【不良反应】

较少见的副反应是头痛、水肿、疲劳、失眠、恶心、腹痛、面红、心悸和头晕;极少见的副反应为瘙痒、皮疹、呼吸困难、无力、肌肉痉挛和消化不良;极少有心肌梗死和胸痛的不良反应报道。

【禁忌】

尚不明确。

【注意事项】

肝功能受损病人的使用,与其他所有钙拮抗剂相同,在肝功能受损时使用本品应十分小心。肾功能损害患者可以采用正常剂量。本品不被透析。

【制剂】

苯磺酸左旋氨氯地平片:5mg×14 片/盒。

(五)氨氯地平

【适应证】

用于高血压,稳定型心绞痛,变异型心绞痛和经血管造影证实的冠心病。

【用法与用量】

口服:治疗高血压初始一次 5mg,每日 1 次,最高剂量一次 10mg,每日 1 次;治疗心绞痛和冠心病的推荐剂量是一次 5～10mg,每日 1 次。

【不良反应】

总体而言,患者对于使用本品每日剂量达 10mg 范围内均有较好的耐受性。本品治疗过程中报道的不良反应,多为轻或中度,常见有水肿、头晕、潮红、心悸、疲劳、恶心、腹痛、嗜睡等。

【禁忌】

尚不明确。

【注意事项】

(1)在严重的主动脉狭窄患者中可能发生症状性低血压。

(2)极少数患者,特别是伴有严重冠状动脉阻塞性疾病的患者,在开始使用苯磺酸氨氯地平治疗或增加剂量时,可出现心绞痛恶化或发生急性心肌梗死。

(3)用于重度肝功能不全患者时应缓慢增量。

【制剂】

苯磺酸氨氯地平片:5mg×7 片/盒。

二、非二氢吡啶类钙通道阻滞剂

(一)维拉帕米

【适应证】

心绞痛,室上性心律失常,原发性高血压;注射剂用于快速阵发性室上性心动过速的转复,心房扑动或心房颤动心室率的暂时控制。

【用法与用量】

口服安全有效的剂量为每日不超过 480mg。

(1)心绞痛:一般剂量为口服维拉帕米一次 80～120mg,每日 3 次。

(2)心律失常:慢性心房颤动服用洋地黄治疗的病人,每日总量为 240～320mg,分每日 3 次或 4 次口服。预防阵发性室上性心动过速(未服用洋地黄的病人)成人的每日总量为 240～480mg,每日 3 次或 4 次口服。

(3)原发性高血压:一般起始剂量为 80mg,口服,每日 3 次。使用剂量可达每日 360～480mg。对低剂量即有反应的老年人或体型瘦小者,应考虑起始剂量为 40mg,口服,每日 3 次。静脉注射:必须在持续心电监测和血压监测下,缓慢静脉注射至少 2min。一般起始剂量为 5～10mg(或按 0.075～0.15mg/kg 体重)。如果初反应不令人满意,首剂 15～30min 后再给一次 5～10mg 或 0.15mg/kg 体重。静脉滴注:每小时 5～10mg,每日总量不超过 50～100mg。

【不良反应】

症状性低血压、心动过缓、眩晕、头痛、皮疹、严重心动过速、Ⅰ度、Ⅱ度或Ⅲ度房室阻滞、乏力、外周水肿、充血性心力衰竭、恶心、腹部不适、便秘、转氨酶升高、潮红、溢乳、牙龈增生、非梗阻性麻痹性肠梗阻、静脉给药期间发作癫痫、精神抑郁、嗜睡、旋转性眼球震颤、超敏病人发生支气管/喉部痉挛伴瘙痒和荨麻疹、呼吸衰竭等。

【禁忌】

对本品过敏,急性心肌梗死并发心动过缓、低血压、左心衰竭,心源性休克,病态窦房结综合征,严重的心脏传导功能障碍(如窦房传导阻滞,Ⅱ度或Ⅲ度房室传导阻滞),预激综合征并发心房扑动或心房颤动,充血性心力衰竭。

【注意事项】

因无法确定重复静脉给药的最佳给药间隔,必须个体化治疗。

【制剂】

盐酸维拉帕米片:40mg×30 片/瓶;盐酸维拉帕米注射液:2mL:5mg/支。

（二）地尔硫䓬

【适应证】

用于冠状动脉痉挛引起的心绞痛,劳力型心绞痛,高血压,肥厚型心肌病。

【用法与用量】

口服。起始剂量一次 30mg,每日 4 次,餐前及睡前服药,每 1～2 天增加一次剂量,直至获得最佳疗效。平均剂量范围为每日 90～360mg。

【不良反应】

常见浮肿、头痛、恶心、眩晕、皮疹、无力。

【禁忌】

病态窦房结综合征、Ⅱ或Ⅲ度房室传导阻滞、收缩压低于 90mmHg 者、急性心肌梗死、肺充血等患者禁用。

【注意事项】

（1）本品与 β 受体阻滞剂或洋地黄合用可导致对心脏传导的协同作用。

（2）本品有负性肌力作用,在心室功能受损的患者单用或与 β 受体阻滞剂合用的经验有限,因而这些患者应用本品须谨慎。

（3）使用本品偶可致症状性低血压。

（4）在肝脏代谢,由肾脏和胆汁排泄,长期给药应定期监测肝肾功能。

（5）皮肤反应多为暂时的,继续应用本品也可消失。如果皮肤反应为持续性应停药。

（6）由于可能与其他药物有协同作用,同时使用对心脏收缩和/或传导有影响的药物时应谨慎,并仔细调整所用剂量。

【制剂】

盐酸地尔硫䓬片:30mg×40 片/盒。

第九节 肾素-血管紧张素-醛固酮系统药物

一、血管紧张素转换酶抑制药

血管紧张素转换酶抑制药（ACEI）抑制血管紧张素 I 转换成血管紧张素 II,同时还作用于缓激肽系统,抑制缓激肽降解,从而扩张血管,降低血压,减轻心脏后负荷,保护靶器官功能。

常用的药物有卡托普利、依那普利、贝那普利、赖诺普利、雷米普利、培哚普利、福辛普利、咪达普利、西拉普利等。

ACEI 的主要适应证是高血压患者的降压治疗,尤其适用于糖尿病肾病的高血压治疗,可同时改善糖尿病患者多蛋白尿或微量蛋白尿,延缓肾脏损害。大量临床实践证实,ACEI 可缓解慢性心力衰竭的症状,降低心衰患者死亡率,改善预后,可预防或延缓临床心力衰竭的发生和发展。因此我国及欧美指南都明确提出,全部心力衰竭患者,包括无症状患者,除非有禁忌或不能耐受,均需终生应用 ACEI。急性心肌梗死早期或后期用 ACEI 可减少心血管事件。ACEI 对稳定型心绞痛治疗,可减少心肌梗死及脑卒中事件。

应用 ACEI 时应注意:①首剂低血压反应。对已接受多种或大剂量利尿药(如呋塞米 80mg/日),伴低钠血症,脱水,低血容量,严重心衰的患者在首剂治疗时可能出现低血压。对周围血管病,无症状肾血管病,已知的肾血管病首剂也可引起低血压;②用前和使用中应监测肾功能;③严重主动脉缩窄,肥厚型心肌病应慎用;④有特发性血管神经水肿应避免应用;⑤哺乳期应慎用,可能对婴儿不利;⑥偶可引起粒细胞缺乏症;⑦过敏反应,严重可出现血管神经性水肿,表现为喉头和皮下水肿,喉头痉挛,呼吸困难,需要积极处理。

ACEI 的禁忌是:妊娠、高钾血症、双侧肾动脉狭窄、有血管神经性水肿史者。

ACEI 的主要不良反应是:长期干咳,皮疹,上呼吸道症状(鼻炎),明显的低血压和肾脏损害,消化道症状(恶心、呕吐、腹泻、腹痛)。肝功能损害,高钾血症,血钠降低,血液异常(粒细胞减少),头痛,头晕,乏力,味觉异常等。偶见血管神经性水肿。

(一)卡托普利

【适应证】

用于高血压、心力衰竭。

【用法与用量】

成人口服:初始剂量,一次 12.5mg,每日 2~3 次,按需要 1~2 周内增至一次 50mg,每日 2~3 次。

【不良反应】

较常见的有:皮疹、心悸、心动过速、胸痛、咳嗽、味觉迟钝。较少见的有蛋白尿、眩晕、头痛、昏厥、血管性水肿、心律快而不齐、面部潮红或苍白。少见的有白细胞与粒细胞减少。

【禁忌】

孕妇禁用。

【注意事项】

(1)宜在餐前 1h 服药。

(2)偶可致血清肝酶增高、血钾增高。

(3)自身免疫性疾病如严重系统性红斑狼疮、骨髓抑制、脑动脉或冠状动脉供血不足、血钾过高、肾功能阻碍、主动脉瓣狭窄、严格饮食限制钠盐或进行透析者慎用。

(4)用本品期间随访检查:白细胞计数及分类计数,最初 3 个月每 2 周一次,此后定期检查,尿蛋白检查每月 1 次。

(5)肾功能差者应采用小剂量或减少给药次数,缓慢递增;若须同时用利尿药,建议用呋塞米而不用噻嗪类,血尿素氮和肌酐增高时,将本品减量或同时停用利尿剂。

【制剂】

卡托普利片:25mg×100 片/瓶,12.5mg×20 片/瓶。

(二)贝那普利

【适应证】

用于高血压和充血性心力衰竭。

【用法与用量】

口服:治疗高血压一次 10mg,每日 1 次,每日最大推荐剂量为 40mg。治疗充血性心力衰竭推荐初始剂量为一次 2.5mg,每日 1 次。

【不良反应】

最常见不良反应为头痛、头晕、疲乏、嗜睡、体位性头晕、恶心和咳嗽等。

【禁忌】

血管神经性水肿患者;孤立肾、移植肾、双侧肾动脉狭窄而肾功能减退者;孕妇、儿童禁用。

【注意事项】

(1)已有肾损害的病人更可能发生尿素氮和血清肌酐的升高,应减少盐酸贝那普利的用量或者停用利尿剂。

(2)使用某种 ACEI 抑制剂治疗,同时又用高流量半透膜透析的病人,可发生类过敏反应。

(3)在肾功能不全,糖尿病和合用保钾利尿剂、钾补充剂、含钾的盐代用品的患者易发生高血钾。

(4)使用 ACEI 抑制剂可引起咳嗽。

(5)正在接受 ACEI 抑制剂的患者,术前要通知麻醉师。

【制剂】

盐酸贝那普利片:10mg×14 片/盒。

二、血管紧张素受体拮抗药

血管紧张素受体拮抗药(ARB)是一类抗高血压药,阻断肾素-血管紧张素-醛固酮系统,克服了 ACEI 可能产生干咳等不良反应,更具特异性,故安全性和耐受性更好。

目前国内已有氯沙坦、缬沙坦、厄贝沙坦、替米沙坦、坎地沙坦、奥美沙坦等,以及 ARB 复方制剂,如氯沙坦/氢氯噻嗪、厄贝沙坦/氢氯噻嗪、缬沙坦/氢氯噻嗪片等。

ARB 通过拮抗血管紧张素Ⅱ与 AT_1 受体结合、松弛血管平滑肌、对抗醛固酮分泌、减少水钠潴留、阻止成纤维细胞的增殖和内皮细胞凋亡,从而达到平稳有效降压、逆转心肌肥厚、减轻心力衰竭以及预防心房颤动电重构、改善高血压患者胰岛素抵抗、促进尿酸的排泄,从而显著降低心脏和脑卒中血管事件发生的危险。特别适合于不能耐受服 ACEI 而咳嗽的高血压患者。

ARB 的适应证、禁忌与 ACEI 基本相同。

(一)厄贝沙坦

【适应证】

用于高血压病。

【用法与用量】

口服:推荐起始剂量为一次 0.15g,每日 1 次。根据病情可增至一次 0.3g,每日 1 次。

【不良反应】

常见不良反应为:头痛、眩晕、心悸等,偶有咳嗽,一般程度都是轻微的,呈一过性,多数患者继续服药都能耐受。罕有荨麻疹及血管神经性水肿发生。

【禁忌】

妊娠和哺乳期妇女禁用。

【注意事项】

(1)开始治疗前应纠正血容量不足和(或)钠的缺失。

(2)肾功能不全的患者可能需要减少本品的剂量,并且要注意血尿素氮、血清肌酐和血钾的变化。作为肾素-血管紧张素-醛固酮抑制的结果,个别敏感的患者可能产生肾功能变化。肝功能不全、老年患者使用本品时不需调节剂量。

(3)厄贝沙坦不能通过血液透析被排出体外。

【制剂】

厄贝沙坦片:150mg×7 片/盒

(二)缬沙坦

【适应证】

用于治疗原发性高血压。

【用法与用量】

本品推荐起始剂量为一次 80mg,每日 1 次。一般 4 周无效时可加大剂量至一次 160mg,每日 1 次。国外临床应用资料报道,最大剂量可达一次 320mg,每日 1 次。

【不良反应】

常见的不良反应为头痛和水肿,一般程度轻微且呈一过性,多数患者可以耐受。与 ACEI 相比,干咳的发生率明显减少。其他不良反应包括腹泻、偏头痛,偶尔导致转氨酶增加、白细胞及血小板减少、高血钾等,极少有荨麻疹及血管神经性水肿发生。

【禁忌】

孕妇及哺乳期妇女禁用。

【注意事项】

(1)开始治疗前应纠正血容量不足和/或低钠血症。

(2)与保钾利尿剂(如氨苯蝶啶)合用时,注意监测血钾,避免发生高血钾症。

(3)肾功能不全的患者:要注意监测尿素氮、血肌酐和血钾的变化,轻中度肾功能不全者不需要调整剂量,重度肾功能不全者(肌酐消除率<30mL/min)可能需减量。

(4)肝功能不全患者:不需要调整剂量,但胆道梗阻患者的缬沙坦清除率降低,服用本品时,应特别慎重。

(5)与双氯芬酸钠等非甾体类化合物合用时注意检查血小板等血细胞计数。

【制剂】

缬沙坦胶囊:80mg×7 粒/盒;缬沙坦分散片:40mg×24 片/盒。

（三）氯沙坦

【适应证】

用于原发性高血压。

【用法与用量】

口服：一次 50mg，每日 1 次。部分患者可增加到一次 100mg。

【不良反应】

头晕、直立性低血压、皮疹等。

【禁忌】

孕妇禁用。

【注意事项】

（1）血管容量不足的病人（例如应用大剂量利尿药治疗的病人），可发生症状性低血压。

（2）在肾功能不全，伴或不伴有糖尿病的患者中常见电解质失衡。

（3）有肝功能损害病史的病人应该考虑使用较低剂量。

（4）对于肾功能依赖于肾素-血管紧张素-醛固酮系统活性的病人（如严重的充血性心力衰竭病人），使用本品治疗可引起少尿和/或进行性氮质血症以及（罕有）急性肾功能衰竭和/或死亡。

（5）对于双侧肾动脉狭窄或只有单侧肾脏而肾动脉狭窄的病人，用药后可增加其血尿素和血清肌酐含量。

【制剂】

氯沙坦钾片：50mg×7 片/盒。

（四）坎地沙坦

【适应证】

用于原发性高血压。

【用法与用量】

口服：一次 4～8mg，每日 1 次，必要时可增加剂量至一次 12mg，每日 1 次。

【不良反应】

严重的不良反应包括：血管性水肿、晕厥和失去意识、急性肾功能衰竭、高血钾、肝功能恶化或黄疸、粒细胞缺乏症、横纹肌溶解、间质性肺炎。其他的不良作用包括：皮疹、湿疹、荨麻疹、瘙痒、光过敏；头晕、蹒跚、站起时头晕、心悸、发热、心脏期前收缩、心房颤动；头痛、头重、失眠、嗜睡、舌部麻木、肢体麻木；恶心、呕吐、食欲不振、胃部不适、剑下疼痛、腹泻、口腔炎、味觉异常；GOT、GPT、ALP、LDH 升高；贫血、白细胞减少、白细胞增多、嗜酸性粒细胞增多、血小板计数降低；BUN、肌酐升高、蛋白尿、血尿；倦怠、乏力、鼻出血、尿频、水肿、咳嗽、钾、总胆固醇、CPK、CPR、尿酸升高、血清总蛋白减少、低钠血症。

【禁忌】

禁用于对本品过敏、妊娠或可能妊娠的妇女、严重肝肾功能不全、胆汁淤积等患者。

【注意事项】

（1）以下患者慎用：双侧或单侧肾动脉狭窄、高血钾、肝功能障碍、严重肾功能障碍、药物过敏史、老年、肾移植、大动脉和左房室瓣狭窄、轻中度肾上腺皮质激素过多症的患者。

（2）由于服用本制剂，有时会引起血压急剧下降，特别对下列患者服用时，应从小剂量开始，增加剂量时，应仔细观察患者的状况，缓慢进行：进行血液透析的患者、严格进行限盐疗法的患者、服用利尿降压药的患者。

（3）因降压作用，有时出现头晕、蹒跚，故进行高空作业、驾驶车辆等操纵时应注意。

（4）手术前 24h 最好停止服用。

【制剂】

坎地沙坦酯片：8mg×12 片/盒。

第三章　消化系统常见病药物治疗

第一节　消化性溃疡

消化性溃疡指胃肠道黏膜在消化道内胃酸和胃蛋白酶等的腐蚀作用下发生的溃疡,其深度达到或穿透黏膜肌层。胃、十二指肠溃疡是常见的消化性溃疡,另外,在胃食管反流病患者还可见食管消化性溃疡,在梅克尔憩室患者还可见回肠远端的消化性溃疡。

多数消化性溃疡患者表现为中上腹反复发作性节律性疼痛,少数患者可表现为上腹不适等消化不良症状,极少数则以呕血、黑便、急性穿孔等为首发症状。

消化性溃疡诊断主要依赖于内镜检查和上消化道造影。内镜检查是确诊消化性溃疡的主要方法,并可通过活体组织检查协助鉴别良恶性溃疡以及幽门螺杆菌(Hp)的检测。上消化道造影检查可见到腔外龛影等溃疡征象。确诊后一般采取综合性治疗,目的是缓解临床症状,促进溃疡愈合,防止溃疡复发,减少并发症。无并发症的消化性溃疡患者首先采用内科治疗,包括休息、减少精神应激、消除有害环境因素、药物治疗等。对于内科治疗无效的顽固性溃疡或出现并发症的患者要考虑手术治疗。

一般药物治疗主要包括降低胃酸药、黏膜保护药、胃肠动力药等。由于胃溃疡和十二指肠溃疡在病理、生理学上存在一定差异,因此在药物治疗上应有所区别,十二指肠溃疡应主要选择降低胃内酸度的药物,胃溃疡除抑酸外还应选择增强黏膜抵抗力的药物。抑酸药首选质子泵抑制剂(PPI)。

除非甾体抗炎药(NSAIDs)相关的消化性溃疡外,几乎所有的十二指肠溃疡和大部分胃溃疡都与 Hp 感染有关,及时根除 Hp 对促进溃疡愈合、预防溃疡复发十分重要。

近年来,NSAIDs 相关的消化性溃疡逐渐增多,而且多无症状(15％～45％),溃疡并发症发生率也高(1％～4％)。对于不能停用 NSAIDs 治疗者,首选质子泵抑制剂治疗,也可使用 H_2 受体拮抗药或米索前列醇。

NSAIDs 和 Hp 是消化性溃疡发生的两个独立的危险因素,单纯根除 Hp 并不能减少 NSAIDs 相关溃疡的风险。但对有溃疡史的使用 NSAIDs 的患者还是推荐行 Hp 根除治疗,而且初次使用 NSAIDs 前根除 Hp 可降低 NSAIDs 溃疡的发生率。

一、抗酸药

抗酸药为碱性物质,口服后通过中和胃酸而达到降低胃酸目的,此类药物的作用特点是作用时间短,服药次数多,不良反应大,尤其对于肾功能不全患者更应引起重视。

抗酸药通常为铝、镁制剂,能够有效缓解溃疡性消化不良和 GERD 患者的症状,有时也用于功能性消化不良。抗酸药的最佳服用时间是症状出现或将要出现时,如餐间和睡眠时间,每日 4 次或更多,最多可达 1h1 次。传统剂量的镁-铝抗酸药能够促进溃疡愈合,但其效果要逊于抑酸药。

镁制剂有缓泻作用,而铝、钙制剂则可能具有便秘作用。

NSAIDs患者同时服用抗酸药虽可以缓解症状,但会使溃疡并发症的发生风险增加2倍,故不推荐使用抗酸药来缓解NSAIDs相关症状及预防溃疡发生。

(一)铝镁加

【适应证】

中和胃酸。用于治疗胃及十二指肠溃疡或胃酸过多引起的反酸,烧心,疼痛,腹胀,嗳气等症状。

【用法与用量】

每日3~4次,一次1袋,餐后1~2h或睡前服用,或遵医嘱。用前摇匀。

【不良反应】

偶有便秘,腹泻或恶心。

【禁忌】

目前尚不明确。

【注意事项】

1.避免与四环素类药物合用。

2.存放于儿童不能及的地方,以免其乱服。

【制剂】

铝镁加混悬液:15mL:1.5g×12包/盒。

(二)铝碳酸镁

【适应证】

胆酸相关性疾病,急、慢性胃炎,反流性食管炎,胃、十二指肠溃疡,预防非甾体类药物的胃黏膜损伤,及与胃酸有关的胃部不适症状,如胃痛、胃灼热、酸性嗳气、饱胀等。

【用法与用量】

除非另有医嘱,成人在饭后1~2h,睡前或胃部不适时嚼服1~2片。推荐服法:一次1~2片,每日3~4次,嚼服。治疗胃和十二指肠溃疡时,一次2片,每日4次,嚼服。在症状缓解后,至少维持4周。

【不良反应】

大剂量服用可导致软糊状便和大便次数增多,偶见便秘,口干和食欲不振。长期服用可导致血清电解质变化。

【禁忌】

对本品过敏者禁用。

【注意事项】

(1)糖尿病和高血压病人由于每片仅含有相当于0.0086碳水化合物(CE),以及极低量的钠,因此尤其适用于糖尿病和高血压病人。

(2)孕妇、哺乳期妇女慎用。药代动力学研究显示服用本品后铝的血药浓度在正常范围内,为使胎儿的铝暴露量降至最低,孕妇应短期应用,目前尚无铝碳酸镁通过乳汁分泌的资料。

(3)妊娠期头 3 个月,严重心、肾功能不全者,高镁血症、高钙血症者慎用。

(4)尚无儿童用药的安全性和有效性资料。

【制剂】

铝碳酸镁片:0.5g×20 片/盒。

二、抑酸药

抑酸药是抑制胃酸分泌的药物,是目前治疗消化性溃疡的首选药物。抑酸药通常包括 H_2 受体阻滞剂和质子泵抑制剂。

(一)H_2 受体拮抗药

H_2 受体阻滞剂(H_2RAs)可通过阻断 H_2 受体减少胃酸分泌,尤其是可以非常有效地抑制夜间基础胃酸分泌,对促进溃疡愈合有意义。H_2RAs 可减轻 GERD 患者的症状,治疗功能性消化不良,能够促进 NSAIDs 相关性溃疡的愈合,尤其是十二指肠溃疡,可能降低产科分娩患者酸误吸的风险。高剂量 H_2RAs 可用于治疗卓-艾综合征,但更倾向于使用质子泵抑制剂。

肾功能不全者需酌情减量,而肝功能不全者一般无需减量。

H_2RAs 的耐药发生很快,而且经常发生,其机制不明。而停药引起的夜间基础胃酸反跳持续时间一般很短,往往在停药 9d 后即可消失。

1.西咪替丁

【适应证】

用于缓解胃酸过多引起的胃痛、胃灼烧感(烧心)、反酸。

【用法与用量】

口服:成人一次 1 片,每日 2 次,24h 内不超过 4 次。静脉滴注:本品 0.2g 用 5%葡萄糖注射液或 0.9%氯化钠注射液或葡萄糖氯化钠注射液 250~500mL 稀释后静脉滴注,滴速为每小时 1~4mg/kg,一次 0.2~0.6g。静脉注射:用上述溶液 20mL 稀释后缓慢静脉注射(2~3min),6h1 次,一次 0.2g。肌肉注射:一次 0.2g,6h1 次。

【不良反应】

(1)消化系统反应:常见腹泻、腹胀、口干、血清氨基转移酶轻度升高,偶见肝炎、肝坏、肝脂肪性变等。

(2)泌尿系统反应:急性间质肾炎致衰竭。

(3)造血系统反应:对骨髓有一定抑制作用。

(4)中枢神经系统反应:较常见有头晕、头痛、疲乏、嗜睡等。少数可出现不安,感觉迟钝,语言含糊,出汗或癫痫样发作,以及幻觉、妄想等症状。

(5)心血管系统反应:可有心动过缓,面部潮红等。静脉注射时偶见血压骤降、房性早搏、心跳呼吸骤停、呼吸短促或呼吸困难。

(6)内分泌和皮肤反应:用药剂量较大时可引起男性乳房发育、女性溢乳、性欲减退、阳痿、精子计数减少等,停药后即可消失;可抑制皮脂分泌、诱发剥脱性皮炎、脱发、口腔溃疡等。

【禁忌】

孕妇及哺乳期妇女禁用;对本品过敏者禁用。

【注意事项】

(1)本品连续使用不得超过 7d,症状未缓解请咨询医师或药师。

(2)儿童、老年患者应在医师指导下使用。

(3)下列情况慎用:严重心脏及呼吸系统疾患,系统性红斑狼疮、器质性脑病、肝肾功能不全。

【制剂】

西咪替丁片:0.2g×100 片/瓶;西咪替丁注射液:2mL:0.2g/支。

2.雷尼替丁

【适应证】

用于胃及十二指肠溃疡、吻合口溃疡、应激性溃疡、反流性食管炎、卓-艾综合征、上消化道出血。

【用法与用量】

口服:成人一次 1 粒,每日 2 次,于清晨和睡前服用。

【不良反应】

常见的有恶心、皮疹、便秘、乏力、头痛、头晕等。与西咪替丁相比,损伤肾功能、性腺功能和中枢神经的不良作用较轻。少数患者服药后引起轻度肝功能损伤,停药后症状即消失,肝功能也恢复正常。长期服用因可持续降低胃液酸度,而利于细菌在胃内繁殖,从而使食物内硝酸盐还原为亚硝酸盐,形成 N-亚硝基化合物。

【禁忌】

对本品过敏者禁用。

【注意事项】

妊娠及哺乳期妇女、8 岁以下儿童、严重肾功能不全者、苯丙酮尿症者及急性间歇性血卟啉病等患者禁用。

【制剂】

盐酸雷尼替丁胶囊:0.15g×30 粒/瓶。

(二)质子泵抑制剂

质子泵抑制剂(PPIs)通过阻断胃腺壁细胞上的质子泵而抑制胃酸分泌。PPIs 是有效的胃、十二指肠溃疡短期治疗药物,还可与抗菌药物联合应用于 Hp 的根除治疗。PPIs 能够用于治疗消化不良和 GERD,预防、治疗 NSAIDs 相关性溃疡。对于溃疡治愈后需要继续 NSAIDs 治疗的患者,PPIs 不能减量,以防无症状性溃疡的发生、加重。PPIs 可用于控制卓-艾综合征患者胃酸的过度分泌,而且通常需要较大剂量。

PPIs 应在餐前立即服用。PPIs 很少发生耐药现象,但停药后引起的基础胃酸和最大胃酸分泌反弹持续时间则较长,可达 2 个月。

1.奥美拉唑

【适应证】

主要用于:

(1)消化性溃疡出血、吻合口溃疡出血。

(2)应激状态时并发的急性胃黏膜损害、非甾体类抗炎药引起的急性胃黏膜损伤。

(3)预防重症疾病(如脑出血、严重创伤等)应激状态及胃手术后引起的上消化道出血等。

(4)作为当口服疗法不适用时下列病症的替代疗法:十二指肠溃疡、胃溃疡、反流性食管炎及 Zollinger-Ellison 综合征。

【用法与用量】

(1)口服,不可咀嚼或压碎服用。①消化性溃疡:一次 20mg,每日 1～2 次,每日晨起吞服或早晚各一次,胃溃疡疗程通常为 4～8 周,十二指肠溃疡疗程通常为 2～4 周;②反流性食管炎:一次 20～60mg,每日 1～2 次,晨起吞服或早晚各一次,疗程通常为 4～8 周;③卓-艾综合症:一次 60mg,每日 1 次,以后每日总剂量可根据病情调整为 20～120mg,若每日总剂量需超过 80mg 时,应分为两次服用。

(2)静脉滴注。临用前将瓶中的内容物溶于 100mL 0.9%氯化钠注射液中,本品溶解后静脉滴注时间应在 20～30min 或更长。禁止用其他溶液或其他药物溶解和稀释。当口服疗法不适用于十二指肠溃疡、胃溃疡和反流性食管炎的患者时,推荐静脉滴注本品的剂量为 40mg,每日 1 次。Zollinger-Ellison 综合征患者推荐静脉滴注 60mg 作为起始剂量,每日 1 次。当每日剂量超过 60mg 时分两次给药。

【不良反应】

(1)常见:①中枢和外周神经系统:头痛;②消化系统:腹泻、便秘、腹痛、恶心、呕吐和气胀。

(2)不常见:①中枢和外周神经系统:头晕、感觉异样、嗜睡、失眠和眩晕;②肝脏:肝酶升高;皮肤:皮疹和(或)瘙痒、荨麻疹;③其他:不适。曾有文献报道,个例重症患者接受高剂量奥美拉唑静脉注射后出现不可逆性视觉损伤。

【禁忌】

(1)对本品过敏者、严重肾功能不全者及婴幼儿禁用。

(2)孕妇禁用。

【注意事项】

(1)本品抑制胃酸分泌的作用强,时间长,故应用本品时不宜同时再服用其他抗酸剂或抑酸剂。为防止抑酸过度,对于一般消化性溃疡等疾病,不建议大剂量长期应用(Zollinger-Ellison 综合征患者除外)。

(2)因本品能显著升高胃内 pH 值,可能影响许多药物的吸收。

(3)肾功能受损者不须调整剂量。肝功能受损者慎用,根据需要酌情减量。

(4)治疗胃溃疡时应排除胃癌后才能使用本品,以免延误诊断和治疗。

(5)肠溶片服用时请注意不要嚼碎,以防止药物颗粒过早在胃内释放而影响疗效。

【制剂】

奥美拉唑肠溶片:10mg×36 片/盒;注射用奥美拉唑钠:40mg/支。

2.兰索拉唑

【适用症】

胃溃疡、十二指肠溃疡、反流性食管炎、卓-艾综合征(Zollinger-Ellison 综合征)。

【用法与用量】

口服:成人每日 1 次,一次 30mg。十二指肠溃疡,需连续服用 4～6 周;胃溃疡、反流性食管炎、卓-艾综合征,需连续服用 6～8 周;或遵医嘱。静脉滴注:通常成年人一次 30mg,用 0.9％氯化钠注射液 100mL 溶解后,每日 2 次,推荐静滴时间 30min,疗程不超过 7d。

【不良反应】

(1)过敏症:偶有皮疹、瘙痒等症状。

(2)血液系统:偶有贫血、白细胞减少,嗜酸球增多等症状,血小板减少之症状极少发生。

(3)消化系统:偶有便秘,腹泻,口渴,腹胀等症状。偶有 GOT、GPT、ALP、LDH、γ-GTP 上升等现象。

(4)精神神经系统:偶有头痛、嗜睡等症状。失眠,头晕等症状极少发生。

(5)其他:偶有发热,总胆固醇上升,尿酸上升等症状。

【禁忌】

(1)对兰索拉唑及处方中任一成分过敏的患者禁止使用本品。

(2)正在使用硫酸阿扎那韦的患者禁止使用本品。

(3)哺乳期妇女避免应用。

【注意事项】

(1)肝功能障碍者及高龄者须慎用。

(2)使用本品有时会掩盖胃癌的症状,所以要在排除胃癌可能性的基础上方可给药。

(3)对孕妇和可能妊娠的妇女,建议只有在判断治疗的益处大于风险时方可使用本品。

【制剂】

兰索拉唑片:15mg×14 片/盒;注射用兰索拉唑:30mg/支。

3.泮托拉唑

【适用症】

用于胃及十二指肠溃疡、反流性食管炎、卓-艾综合征、急性胃黏膜病变、复合性胃溃疡等引起的急性上消化道出血。

【用法与用量】

口服,每日早餐前 40mg。十二指肠溃疡疗程通常为 2～4 周,胃溃疡和反流性食管炎疗程通常为 4～8 周。静脉滴注:一次 40～80mg,每日 1～2 次。临用前将 10mL 0.9％氯化钠注射液注入冻干粉小瓶内,将溶解后的药液加入 0.9％氯化钠注射液 100～250mL 中稀释后供静脉滴注,静脉滴注时间要求 15～60min 内滴完。

【不良反应】

临床应用偶有头痛、头晕、失眠、嗜睡、恶心、腹痛、腹泻和便秘、腹胀、皮疹、肌肉疼痛等症状。注射剂大剂量使用时可出现心律不齐,转氨酶升高,肾功能改变,粒细胞降低等。

【禁忌】

(1)对本品过敏者禁用。

(2)妊娠期与哺乳期妇女禁用。

【注意事项】

(1)本品片剂为肠溶制剂,服用时请勿咀嚼。

(2)注射剂在使用时注意:本品抑制胃酸分泌作用强,时间长,应用本品时不宜同时服用其他抗酸剂或抑酸剂。为防止抑酸过度,在治疗一般性消化性溃疡等疾病时,不建议大剂量长期应用(卓-艾综合征例外)。

(3)当怀疑胃溃疡时,应首先排除癌症的可能性,以免延误诊断。

(4)肝肾功能不全者慎用,严重肝病时本品清除延缓,应减少用量。

【制剂】

泮托拉唑肠溶片:40mg×7 片/盒;注射用泮托拉唑:40mg/支。

4.雷贝拉唑

【适应证】

(1)活动性十二指肠溃疡。

(2)良性活动性胃溃疡。

(3)伴有临床症状的侵蚀性或溃疡性的胃-食管反流征(GERD)。

(4)与适当的抗生素合用,可根治幽门螺旋杆菌阳性的十二指肠溃疡。

(5)侵蚀性或溃疡性胃-食管返流征的维持期治疗。目前疗程超过 12 个月的药效尚未进行评估。

【用法与用量】

本品应在早晨、餐前服用,不可咀嚼或压碎服用,应整片吞服。

(1)活动性十二指肠溃疡和活动性良性胃溃疡患者:20mg,每日 1 次,晨服。大多数活动性十二指肠溃疡患者在用药 4 周后痊愈,良性胃溃疡需在用药六周后痊愈。

(2)侵蚀性或溃疡性的胃-食管反流征(GERD)患者:20mg,每日 1 次,疗程为 4~8 周。

(3)胃-食管反流征(GERD)的长期治疗方案的维持治疗:疗程为 12 个月,维持治疗量为10mg 或 20mg,每日 1 次。

【不良反应】

(1)严重不良反应:①休克:若发现异常应立即停止服用,并进行妥善处理。②血液:本品罕见引起各类血细胞减少,血小板降低,粒细胞缺乏,溶血性贫血等。③视力障碍:国外服用本药,有发现视力障碍的报告。

(2)最常见的不良反应为头痛、腹泻和恶心。其他的不良反应有鼻炎、腹痛、虚弱、胃肠胀气、咽炎、呕吐、非特异性的疼痛或背痛、头晕、流感症状、感染性咳嗽、便秘和失眠。

(3)少见的不良反应有:厌食、胃炎、体重增加、抑郁、瘙痒症、视觉/嗅觉功能障碍、口炎、发汗和白细胞增多症。

(4)2%的患者出现肝酶的升高,如 ALT、AST、ALP、γ-GTP、LDH、总胆红素上升。

(5)有报道出现大疱疹或其他皮肤反应包括红斑。当出现皮肤病损时应立即停药。

【禁忌】

(1)对雷贝拉唑钠,苯并咪唑替代品或对该制剂制备中使用的任何赋形剂过敏的患者禁用。

(2)妇女和哺乳期妇女禁用。

【注意事项】

(1)用药前应排除胃与食道恶性病变,以免因症状缓解而延误诊断。

(2)服用本品时,应定期进行血液检查及血液生化学(如肝酶检查),发现异常,即停止用药,并进行及时处理。

(3)肝功能损伤的患者慎用。

【制剂】

雷贝拉唑钠肠溶片:10mg×14 片/盒。

三、黏膜保护药

胃黏膜保护药是指预防和治疗胃黏膜损伤,保护胃黏膜,促进组织修复和溃疡愈合的药物。胃黏膜保护药品种繁多,有的胃黏膜保护剂还同时兼有抗酸作用,如碱式碳酸铋,有的兼有杀灭 Hp 的作用,如胶体铋剂。

(一)硫糖铝

【适应证】

用于慢性胃炎及缓解胃酸过多引起的胃痛、胃灼热感(烧心)、反酸。

【用法与用量】

口服:成人一次 4 片,每日 4 次,餐前 1h 及睡前嚼碎后服用。

【不良反应】

较常见的不良反应是便秘。少见或偶见的有腰痛、腹泻、恶心、眩晕、嗜睡、口干、消化不良、疲劳、皮疹、瘙痒、背痛及胃痉挛。

【禁忌】

尚不明确。

【注意事项】

(1)本品连续使用不得超过 7d,症状未缓解,请咨询医师或药师。

(2)儿童用量请咨询医师或药师。

(3)孕妇及哺乳期妇女慎用。

(4)习惯性便秘,肝肾功能不全等患者慎用。

【制剂】

硫糖铝咀嚼片:0.25g×100 片/瓶。

(二)枸橼酸铋钾

【适应证】

用于慢性胃炎及缓解胃酸过多引起的胃痛、胃灼热感(烧心)和反酸。

【用法与用量】

口服。成人一次 1 粒,每日 4 次,前 3 次于三餐前半小时,第 4 次于晚餐后 2h 服用;或每日 2 次,早晚各服 2 粒。

【不良反应】

服药期间口内可能带有氨味,并可使舌苔及大便呈灰黑色,停药后即自行消失;偶见恶心、便秘。

【禁忌】

严重肾病患者及孕妇禁用。

【注意事项】

(1)本品连续使用不得超过 7d,症状未缓解,请咨询医师或药师。

(2)儿童用量请咨询医师或药师。

(3)服用本品期间不得服用其他铋制剂,且不宜大剂量长期服用。

【制剂】

枸橼酸铋钾胶囊:0.3g×40 粒/盒(每粒相当于含铋 0.11g)。

(三)磷酸铝

【适应证】

本品能缓解胃酸过多引起的反酸等症状,适用于胃及十二指肠溃疡及反流性食管炎等相关性疾病的抗酸治疗。

【用法与用量】

(1)通常每日 2～3 次,或在症状发作时服用,一次 1～2 袋,相当于 20g 凝胶,请于使用前充分振摇均匀,亦可伴开水或牛奶服用。

(2)根据不同适应证在不同的时间给予不同的剂量:食道疾病于饭后给药。食道裂孔、胃-食道反流、食道炎于饭后和晚上睡觉前服用。胃炎,胃溃疡于饭前半小时前服用。十二指肠溃疡于饭后 3h 及疼痛时服用。

【不良反应】

本品偶可引起便秘,可给予足量的水加以避免。建议同时服用缓泻剂。

【禁忌】

慢性肾功能衰竭病人禁用,高磷血症禁用。

【注意事项】

(1)每袋磷酸铝凝胶含蔗糖 2.7g,糖尿病患者使用本品时,不超过 1 袋。

(2)孕妇及哺乳期用药尚不明确。

【制剂】

磷酸铝凝胶:20g×4 包/盒。

(四)胸腺蛋白

【适应证】

本品可用于胃溃疡患者的治疗,也可用于十二指肠溃疡患者的治疗。

【用法与用量】

口服。一次 30mg,每日 2 次(早晚餐后 2～3h 服用),30d 为一个疗程。

【不良反应】

偶见口干,乏力,头晕。

【禁忌】

对本品过敏者禁用。

【注意事项】

(1)本品若出现絮状沉淀,则禁止使用。

(2)孕妇及哺乳期用药尚不明确。

【制剂】

胸腺蛋白口服溶液:6mL:30mg×6支/盒。

四、胃肠动力药

消化性溃疡患者存在胃动力异常,十二指肠溃疡时胃排空增快,而胃溃疡时多有胃排空延缓,而且胃溃疡患者多合并十二指肠胃反流。因此不同部位(十二指肠/胃)的消化性溃疡应该选择不同类型(抑动力/促动力)的胃肠动力药。

(一)解痉药

抑制胃肠动力药主要为 M 受体拮抗药,包括颠茄生物碱类及其衍生物和大量人工合成代用品。该类药物在消化道运动方面的作用机制包括:减弱食管、胃和小肠的蠕动,松弛下食管括约肌、幽门以及胆道口括约肌,从而减慢胃的排空和小肠转运;减弱胆囊的收缩和减低胆内压力;减弱结肠的蠕动,减慢结肠内容物的转运。目前临床上使用的解痉药以抗胆碱药物为主,多为非特异性受体拮抗药。

1.阿托品

【适应证】

(1)各种内脏绞痛,如胃肠绞痛及膀胱刺激症状。对胆绞痛、肾绞痛的疗效较差。

(2)迷走神经过度兴奋所致的窦房传导阻滞、房室阻滞等缓慢型心律失常,也可用于继发于窦房结功能低下而出现的室性异位节。

(3)全身麻醉前给药、严重盗汗和流涎症。

(4)抗休克。

(5)解救有机磷酸酯类中毒。

【用法与用量】

(1)皮下、肌肉或静脉注射。成人常用量:一次 0.3～0.5mg,每日 0.5～3mg;极量:一次 2mg。儿童皮下注射:0.01～0.02mg/kg,每日 2～3 次。静脉注射:用于治疗阿斯综合征,0.03～0.05mg/kg,必要时 15min 重复 1 次,直至面色潮红、循环好转、血压回升、延长间隔时间至血压稳定。

(2)抗心律失常,成人静脉注射 0.5～1mg,按需可 1～2h 一次,最大量为 2mg。

(3)抗休克改善循环,成人一般按体重 0.02～0.05mg/kg,用 50%葡萄糖注射液稀释后静注或用葡萄糖水稀释后静滴。

(4)麻醉前用药。成人术前 0.5～1h,肌注 0.5mg,小儿皮下注射用量为:体重 3kg 以下者为 0.1mg,7～9kg 为 0.2mg,12～16kg 为 0.3mg,20～27kg 为 0.4mg,32kg 以上为 0.5mg。

【不良反应】

不同剂量所致的不良反应大致如下:0.5mg,轻微心率减慢,略有口干及少汗;1mg,口干、心率加速、瞳孔轻度扩大;2mg,心悸、显著口干、瞳孔扩大,有时出现视物模糊;5mg,上述症状加重,并有语言不清、烦躁不安、皮肤干燥发热、小便困难、肠蠕动减少;10mg 以上,上述症状更重,脉状更重,脉速而弱,中枢兴奋现象严重,呼吸加快加深,出现谵妄、幻觉、惊厥等;严重中毒时可由中枢兴奋转入抑制,产生昏迷和呼吸麻痹等。最低致死剂量成人约为 80～130mg,儿童为 10mg。发烧、速脉、腹泻和老年人慎用。

【禁忌】

青光眼及前列腺肥大者、高热者禁用。

【注意事项】

(1)对其他颠茄生物碱不耐受者,对本品也不耐受。

(2)有关本品对孕妇的安全性尚不明确。

(3)本品可分泌入乳汁,并有抑制泌乳作用,哺乳期妇女慎用。

(4)儿童脑部对本品敏感,尤其发热时,易引起中枢障碍,慎用。

(5)老年人容易发生抗 M 胆碱样副作用,如排尿困难、便秘、口干(特别是男性),也易诱发未经诊断的青光眼。

(6)下列情况应慎用:脑损害,尤其是儿童;心脏病,特别是心律失常,充血性心力衰竭、冠心病、二尖瓣狭窄等;反流性食管炎、食管与胃的运动减弱、下食管括约肌松弛,可使胃排空延迟,从而促成胃潴留,并增加胃-食管的反流;溃疡性结肠炎,用量大时肠能动度降低,可导致麻痹性肠梗阻,并可诱发加重中毒性巨结肠症。

(7)对诊断的干扰:酚磺酞试验时可减少酚磺酞的排出量。

【制剂】

硫酸阿托品注射液:2mL:1mg/支。

2.山莨菪碱

【适应证】

抗 M 胆碱药,主要用于解除平滑肌痉挛,胃肠绞痛、胆道痉挛以及急性微循环障碍及有机磷中毒等。

【用法与用量】

(1)口服成人一次 5～10mg,每日 3 次;小儿 0.1～0.2mg/kg,每日 3 次。肌内注射:成人一次 5～10mg,小儿 0.1～0.2mg/kg,每日 1～2 次。

(2)抗休克及有机磷中毒:静注,成人一次 10～40mg(1～4 支),小儿一次 0.3～2mg/kg。必要时每隔 10～30min 重复给药,也可增加剂量。病情好转后应逐渐延长给药间隔,至停药。

【不良反应】

常见的有:口干、面红、视物模糊等;少见的有:心跳加快、排尿困难等;上述症状多在 1～3h 内消失。用量过大时可出现阿托品样中毒症状。

【禁忌】

颅内压增高、脑出血急性期、青光眼、幽门梗阻、肠梗阻及前列腺肥大者禁用。

【注意事项】

(1)急腹症诊断未明确时,不宜轻易使用。

(2)夏季用药时,因其闭汗作用,可使体温升高。

(3)静滴过程中若出现排尿困难,对于成人可肌注新斯的明 0.5～1.0mg 或氢溴酸加兰他敏 2.5～5mg,对于小儿可肌注新斯的明 0.01～0.02mg/kg,以解除症状。

(4)反流性食管炎、重症溃疡性结肠炎慎用。

(5)孕妇及哺乳期妇女用药尚不明确。

【制剂】

消旋山莨菪碱片:5mg×100 片/瓶;盐酸消旋山莨菪碱注射液:1mL:10mg/支。

3.间苯三酚

【适应证】

消化系统和胆道功能障碍引起的急性痉挛性疼痛;急性痉挛性尿道、膀胱、肾绞痛;妇科痉挛性疼痛。

【用法与用量】

肌肉或静脉注射:一次 40～80mg,每日 40～120mg。静脉滴注:每日剂量可达 200mg 稀释于 5%或 10%葡萄糖注射液中静脉滴注。

【不良反应】

极少有过敏反应,如皮疹、荨麻疹等。

【禁忌】

禁用于对本品过敏者。

【注意事项】

(1)该注射液不能与安乃近在同一注射针筒混合使用(可引起血栓性静脉炎)。

(2)本品长期低温(10℃以下)存放可能析出结晶,使用前可微温(40～50℃)溶解,待结晶溶解后,冷至 37℃,仍可使用。

(3)妊娠及哺乳期妇女慎用。

【制剂】

间苯三酚注射液:4mL:40mg/支。

(二)促动力药

由于胃溃疡多有胃排空延缓、十二指肠胃反流,因而增加胃动力、协调胃十二指肠蠕动对治疗胃溃疡有一定意义。

1.多潘立酮

【适应证】

用于消化不良、腹胀、嗳气、恶心、呕吐、腹部胀痛。

【用法与用量】

口服。成人一次 1 片,每日 3 次,饭前 15～30min 服用。

【不良反应】

(1)偶见轻度腹部痉挛、口干、性欲缺乏、焦虑、皮疹、瘙痒、头痛、腹泻、神经过敏、倦怠、嗜睡、头晕等。

(2)有时导致血清泌乳素水平升高、溢乳、男子乳房女性化等,但停药后即可恢复正常。

(3)非常罕见不良反应:过敏反应,包括过敏性休克、兴奋、锥体外系反应、惊厥、血管神经性水肿、荨麻疹、尿潴留、肝功能检验异常、血液催乳素升高。

【禁忌】

(1)嗜铬细胞瘤、乳癌、机械性肠梗阻、胃肠出血等疾病患者禁用。

(2)已知对多潘立酮或本品任一成分过敏者禁用。

(3)增加胃动力有可能产生危险时禁用。

(4)分泌泌乳素的垂体肿瘤患者禁用。

(5)禁止与酮康唑口服制剂、红霉素或其他可能会延长 QTc 间期的 CYP_3A_4 酶强效抑制剂(如:氟康唑、伏立康唑、克拉霉素、胺碘酮、泰利霉素)合用。

(6)中重度肝功能不全的患者禁用。

【注意事项】

(1)孕妇慎用,哺乳期妇女使用本品期间应停止哺乳。

(2)片剂不适用于体重小于 35kg 的儿童。

(3)心脏病患者(心律失常)以及接受化疗的肿瘤患者应用时需慎重,有可能加重心律失常。

(4)本品含有乳糖,可能不适用于乳糖不耐受、半乳糖血症或葡萄糖/半乳糖吸收障碍的患者。

(5)当抗酸剂或抑制胃酸分泌药物与本品合用时,前两类药不能在饭前服用,应于饭后服用。

(6)重度肾功能损伤患者需重复给药时,应根据肾功能损害的严重程度将服药频率减为每日 1~2 次,同时剂量酌减。

(7)在没有咨询医师的情况下,连续使用本品不得超过 14d。

【制剂】

多潘立酮片:10mg×30 片/盒。

2.甲氧氯普胺

【适应证】

(1)各种病因所致恶心、呕吐、嗳气等症状的对症治疗。

(2)反流性食管炎、胆汁反流性胃炎功能性胃滞留、胃下垂等。

(3)残胃排空延迟症、迷走神经切除后胃排空延缓。

(4)糖尿病性胃轻瘫、尿毒症等疾病所致胃排空障碍。

(5)注射剂还可用于诊断性十二指肠插管前用,有助于顺利插管。

(6)胃肠钡剂 X 线检查,可减轻恶心、呕吐反应,促进钡剂通过。

【用法与用量】

(1)口服。①成人:一次 5~10mg,每日 3 次。用于糖尿病性胃排空功能障碍患者,于症状出现前 30min 口服 10mg(2 片);或于餐前及睡前服 5~10mg(1~2 片),每日 4 次。成人总剂量不得超过每日 0.5mg/kg。②小儿:5~14 岁,一次 2.5~5mg(一次 0.5~1 片),每日 3 次,餐前 30min 服,宜短期服用。小儿总剂量不得超过每日 0.1mg/kg。

(2)肌内或静脉注射。成人一次 10~20mg,每日剂量不宜超过 0.5mg/kg;小儿,6 岁以下一次 0.1mg/kg,6~14 岁一次 2.5~5mg。肾功能不全者剂量减半。

【不良反应】

较常见的不良反应为:昏睡、烦躁不安、疲怠无力;少见的反应有:乳腺肿痛、恶心、便秘、皮疹、腹泻、睡眠障碍、眩晕、严重口渴、头痛、容易激动;用药期间出现乳汁增多,由于催乳素的刺激所致;大剂量长期应用可能因阻断多巴胺受体,使胆碱能受体相对亢进而导致锥体外系反应(特别是年轻人),可出现肌震颤、发音困难、共济失调等。

【禁忌】

下列情况禁用:对普鲁卡因或普鲁卡因胺过敏者;癫痫发作的频率与严重性均可因用药而增加;胃肠道出血、机械性肠梗阻或穿孔,可因用药使胃肠道的动力增加,病情加重;嗜铬细胞瘤可因用药出现高血压危象;不能用于因行化疗和放疗而呕吐的乳癌患者;妊娠期妇女;儿童。

【注意事项】

(1)严重肾功能不全患者剂量至少须减少 60%,这类患者容易出现锥体外系症状。

(2)因本品可降低西咪替丁的口服生物利用度,若两药必须合用,间隔时间至少要 1h。

(3)本品遇光变成黄色或黄棕色后,毒性增高。

(4)对晕动病所致呕吐无效。

(5)静脉注射甲氧氯普胺须慢,1~2min 注完,快速给药可出现躁动不安,随即进入昏睡状态。

(6)肝肾功衰竭患者慎用。

【制剂】

甲氧氯普胺片:5mg×100 片/瓶;盐酸甲氧氯普胺注射液:1mL:10mg/支。

3.莫沙必利

【适应证】

用于功能性消化不良伴有胃灼热、嗳气、恶心、呕吐、早饱、上腹胀等消化道症状、胃食管反流病、糖尿病胃轻瘫及部分胃大部切除术患者的胃功能障碍。

【用法与用量】

口服:一次 5mg,每日 3 次,餐前服用。

【不良反应】

主要表现为腹泻、腹痛、口干、皮疹及倦怠、头晕等。偶见嗜酸性粒细胞增多、甘油三酯升高及谷草转氨酶(GOT)、谷丙转氨酶(GPT)、碱性磷酸酶(AKP)、γ-谷氨酰转肽酶(GGT)升高。

【禁忌】

对本品过敏者禁用。

【注意事项】

(1)服用一段时间(通常为 2 周),消化道症状没有改变时,应停止服用。

(2)孕妇及哺乳期妇女用药尚不明确。

【制剂】

枸橼酸莫沙必利片:5mg×12 片/盒。

4.昂丹司琼

【适应证】

止吐药。用于细胞毒性药物化疗和放射治疗引起的恶心呕吐;预防和治疗手术引起的恶心、呕吐。

【用法与用量】

(1)对于高度催吐的化疗药引起的呕吐:化疗前 15min、化疗后 4h、8h 各静脉注射昂丹司琼注射液 8mg,停止化疗以后每 8～12h 口服昂丹司琼片 8mg,连用 5d。

(2)对催吐程度不太强的化疗药引起的呕吐:化疗前 15min 静脉注射昂丹司琼注射液 8mg,以后每 8～12h 口服昂丹司琼片 8mg,连用 5d。

(3)对于放射治疗引起的呕吐:首剂须于放疗前 1～2h 口服片剂 8mg,以后每 8h 口服 8mg,疗程视放疗的疗程而定。

(4)对于预防手术后的恶心呕吐:在麻醉前一小时口服片剂 8mg,随后每隔 8h 口服片剂 8mg 两次;或在麻醉时同时静脉输注 4mg;对于手术后恶心呕吐的病人:缓慢静脉输注 4mg。

【不良反应】

可有头痛、腹部不适、便秘、口干、皮疹,偶见支气管哮喘或过敏反应、短暂性无症状转氨酶增加。上述反应轻微,无须特殊处理。偶见癫痫发作。并有胸痛、心律不齐、低血压及心动过缓的罕见报告。

【禁忌】

对本品过敏者禁用。胃肠梗阻者禁用。

【注意事项】

(1)对肾脏损害患者,无需调整剂量、用药次数和用药途径。

(2)对肝功能损害患者,肝功能中度或严重损害患者体内廓清本品的能力显著下降,血清半衰期也显著延长,因此,用药剂量每日不应超过 8mg。

(3)腹部手术后不宜使用本品,以免掩盖回肠或胃扩张症状。

(4)妊娠期及哺乳期妇女慎用。

【制剂】

盐酸昂丹司琼片:4mg×12 片/盒;注射用盐酸昂丹司琼:8mg/支。

5.格拉司琼

【适应证】

用于放射治疗、细胞毒类药物化疗引起的恶心和呕吐。

【用法与用量】

静脉注射:成人:用量通常为 3mg(1 支),用 20～50mL 的 5％葡萄糖注射液或 0.9％氯化钠注射液稀释后,于治疗前 30min 静脉注射,给药时间应超过 5min。大多数病人只需给药一次,对恶心和呕吐的预防作用便可超过 24h,必要时可增加给药次数 1～2 次,但每日最高剂量不应超过 9mg(3 支)。肝、肾功能不全者无需调整剂量。

【不良反应】

常见的不良反应为头痛、倦怠、发热、便秘、偶有短暂性无症状肝脏氨基转移酶增加。

【禁忌】

(1)对本品或有关化合物过敏者禁用。

(2)胃肠道梗阻者禁用。

【注意事项】

(1)孕妇除非必需外,不宜使用。

(2)哺乳期妇女需慎用,若使用本品时应停止哺乳。

【制剂】

盐酸格拉司琼注射液:3mg:3mL/支

6.帕洛诺司琼

【适应证】

(1)预防高度致吐化疗引起的急性恶心、呕吐。

(2)预防中度致吐化疗引起的恶心、呕吐。

【用法与用量】

推荐剂量为,化疗前约 30min,单剂量静脉注射帕洛诺司琼 0.25mg,注射时间为 30s 以上。目前尚无证据表明,增加剂量或多次重复给药的有效性优于推荐用法。

【不良反应】

(1)据国外临床研究报道:帕洛诺司琼在预防化疗诱发恶心和呕吐研究中引起的不良反应包括:头痛、便秘、腹泻、头晕、疲劳、腹痛、失眠。

(2)在其他临床研究过程中,化疗的成年患者给予帕洛诺司琼治疗时出现一些发生率较低的不良反应,包括:心血管系统:间歇性的心动过速、心动过缓、低血压、高血压、心肌缺血、期外收缩、窦性心动过速、窦性心律失常、室上性期外收缩、QT 间期延长。皮肤:过敏性皮炎、出疹。视力和听力:运动病、耳鸣、眼刺激和弱视。胃肠系统:腹泻、消化不良、腹痛、口干、呃逆和(胃肠)胀气。

【禁忌】

禁用于已知对该药物或药物中任何组分过敏的患者。

【注意事项】

(1)过敏反应可能发生于对其他选择性 5-HT$_3$ 受体拮抗剂过敏者。

(2)国外文献报道,对于患有或可能发展为心脏传导期间延长的病人,尤其是 QTc 延长的病人应谨慎使用帕洛诺司琼。

(3)盐酸帕洛诺司琼注射液不能与其他药物混合,故使用帕洛诺司琼注射液前、后均需应用生理盐水冲洗输注管路。

(4)孕妇及哺乳期妇女不宜应用。

【制剂】

盐酸帕洛诺司琼注射液:5mL:0.25mg/支。

第二节　幽门螺杆菌感染

一、根除方案

如果患者因为其他原因的感染使用过甲硝唑，初始方案中最好不再用甲硝唑。通常情况下疗程结束后无需使用质子泵抑制剂或 H_2 受体阻滞剂继续抑酸治疗，除非溃疡较大，或伴发出血、穿孔。治疗失败常常是因为抗生素耐药或依从性差。阿莫西林耐药很罕见，但是克拉霉素和甲硝唑耐药则很常见，而且可以发生在治疗过程中（表 3-1）。

表 3-1　推荐的 Hp 根除的一线方案

方案	药物（剂量）	使用频率	疗程（d）
克拉霉素 三联疗法	PPI（标准或双倍剂量）	BID	14
	克拉霉素（500mg）		
	阿莫西林（1g）		
铋剂四联疗法	PPI（标准剂量）	BID	10～14
	枸橼酸铋钾（120mg～300mg）或次水杨酸铋（300mg）	QID	
	四环素（500mg）	QID	
	甲硝唑（250mg～500mg）	QID（250）	
		TID to QID（500）	
伴同疗法	PPI（标准剂量）	BID	10～14
	克拉霉素（500mg）		
	阿莫西林（1g）		
	硝基咪唑（500mg）		
序贯疗法	PPI（标准剂量）＋阿莫西林（1g）	BID	5～7
	PPI（标准剂量）＋克拉霉素（500mg）＋硝基咪唑（500mg）	BID	5～7

PPI 的标准剂量：埃索美拉唑 20mg、雷贝拉唑 10mg、奥美拉唑 20mg、兰索拉唑 30mg、泮托拉唑 40mg，2 次/d，餐前半小时服。

二线方案：

具体方案要根据药敏试验决定；可考虑增加的药物有氟喹诺酮类（左氧氟沙星）、利福霉素、利福布汀、头孢菌素类抗生素。在我国，甲硝唑的耐药率为 $50\%\sim100\%$，克拉霉素的耐药率为 $10\%\sim40\%$，阿莫西林的耐药率为 $0\%\sim2.7\%$。

二、疗效判断

建议首选[13]C 尿素呼气试验，其次为粪便 Hp 抗原检查。复查时间应在 Hp 根除治疗停止后至少 4 周进行。如果行内镜下快速尿素酶试验，活检部位应包括胃窦和胃体。

第三节　胃炎

一、急性胃炎的药物治疗

急性胃炎是由多种病因引起的胃黏膜急性炎症,病程短,短期内可治愈。以细菌及其毒素引起最常见。通常以不洁饮食引起,表现急性腹痛、恶心、呕吐等,常合并急性肠炎。若只表现恶心、呕吐、上腹痛则为急性胃炎,若伴腹泻则为急性胃肠炎。治疗原则:①去除病因,如有细菌感染者可加用抗感染药,一般按常用顺序选择盐酸小檗碱、环丙沙星、诺氟沙星;②清淡流食,必要时禁食1~2餐;③注意电解质紊乱及脱水;④对症处理,如用解痉药(阿托品、颠茄、氢溴酸山莨菪碱)。

二、慢性胃炎的药物治疗

慢性胃炎为不同致病损伤因子长期作用于胃黏膜引起的慢性炎性改变或萎缩性的改变,其中Hp感染是一个很重要的因素。慢性胃炎的病因、临床症状多种多样,用药治疗亦要个体化治疗,尤其要注意精神、心理因素。

原则:①抗酸药物。包括各类弱碱性物质及各种复方制品,如复方氢氧化铝、铝碳酸镁,特点是作用快而强。当前认为铝碳酸镁除有中和酸的作用外,尚有强化黏膜防御功能和抑制损伤因子的作用。②解痉药。当胃炎导致胃痉挛性疼痛时可适当选用抗胆碱药物。如颠茄、阿托品、山莨菪碱、曲美布汀片。③胃黏膜保护药。主要作用是促进黏液分泌、细胞再生,稳定细胞膜,增加内源性前列腺素E。④根除Hp治疗。Hp感染是慢性胃炎的重要致病原因之一,根除Hp治疗有利于慢性胃炎的恢复。虽Hp是慢性胃炎的重要致病因素,但根除治疗后其症状缓解率只有30%左右。⑤促动力药。动力失调与慢性胃炎互为因果,促进胃排空有利于改善胃炎症状和防止复发。⑥抑酸治疗。慢性胃炎患者胃酸可增高或降低,有明显反酸症状者,适当抑制胃酸分泌有利于减轻胃黏膜的损伤和炎症的修复,一般用H_2受体拮抗药。⑦助消化药物。当腺体萎缩,黏膜屏障作用减退,胃酸、消化酶分泌减弱,致胃化学性消化功能减退,如胀满,使用消化酶类药物,可协助改善消化不良症状。胃消化酶分泌降低可适当配合消化酶制剂。

(一)复方阿嗪米特

【适应证】

用于因胆汁分泌不足或消化酶缺乏而引起的症状。

【用法与用量】

口服:成人一次1~2片,每日3次,餐后服用。

【不良反应】

尚未见严重的不良反应。

【禁忌】

肝功能障碍患者;因胆石症引起的胆绞痛的患者、胆管阻塞患者、急性肝炎患者等禁用本品。

【注意事项】

目前尚不明确。

【制剂】

复方阿嗪米特肠溶片:20片/盒。

（二）复方胃蛋白酶散

【适应证】

助消化药。用于小儿积食,食后腹胀;食乳即泻,大便清稀、绿便;小儿消化不良等。

【用法与用量】

口服:1周岁以下一次0.75g,1～3岁一次1.5g,3岁以上一次3g,每日2次。

【不良反应】

尚不明确。

【禁忌】

尚不明确。

【注意事项】

尚不明确。

【制剂】

复方胃蛋白酶散:3g×5包/盒

（三）链霉蛋白酶

【适应证】

用于胃镜检查时溶解去除胃内黏液。

【用法与用量】

在胃镜检查前的15～30min,将20000 U的链霉蛋白酶(1袋)和1g碳酸氢钠加入50～80mL饮用水(20～40℃)中,振摇溶解后,口服。

【不良反应】

严重不良反应:可能出现休克、过敏症状(呼吸困难、全身潮红、浮肿等)。其他不良反应:消化系统:胃出血(胃溃疡部位、息肉等病变部位出血);过敏反应:偶见皮疹、发红等。

【禁忌】

胃内活动性出血患者;对本制剂成分过敏者。

【注意事项】

(1)慎用:疑有胃内出血的患者;凝血异常的患者;严重肝肾功能不全的患者。

(2)使用时的注意事项:①本品在进行内镜检查前可作为常规服用。②本品在酸性条件下不稳定,需和1g碳酸氢钠同时服用。③本品用水溶解后直接服用。④在服用本品后将体位变换成卧位,可以使效果更佳。

【制剂】

链霉蛋白酶颗粒:20000U/盒。

第四节 胃食管反流病

胃食管反流病(GERD)是指胃内容物反流入食管引起不适症状和(或)并发症的一种疾病。GERD可分为下面三种类型:非糜烂性反流病、糜烂性食管炎和 Barrett 食管。

GERD 的治疗目标是缓解症状,治愈食管炎,提高生活质量,预防复发和并发症。除改变生活方式是 GERD 的基础治疗之外,GERD 的药物治疗包括:

1.抑制胃酸分泌

是目前治疗 GERD 的主要措施,抑制胃酸的药物包括 H_2RA 和 PPI 等。

(1)初始治疗的目的是尽快缓解症状,治愈食管炎。H_2RA 仅适用于轻至中度 GERD 治疗。西咪替丁,一次 400mg,每日 4 次;雷尼替丁,一次 150~300mg,每日 2 次;法莫替丁,一次 20~40mg,每日 2 次。PPI 抑酸能力强,是 GERD 治疗中最常用的药物,疗效明显优于 H_2 受体拮抗药。奥美拉唑,一次 20mg,每日 1~2 次;兰索拉唑,一次 30mg,每日 1~2 次;泮托拉唑,一次 40mg,每日 1~2 次;埃索美拉唑,一次 20mg,每日 1~2 次;雷贝拉唑,一次 10mg,每日 1~2 次。伴有食管炎的 GERD 治疗首选 PPI。非糜烂性 GERD 治疗的主要药物是 PPI。凡具有胃灼热、反流等典型症状者,如无警戒症状即可予以 PPI 进行经验性治疗。

(2)维持治疗是巩固疗效、预防复发的重要措施,用最小的剂量达到长期治愈的目的,治疗应个体化。目前维持治疗的方法有 3 种,即维持原剂量或减量、间歇用药、按需治疗。维持原剂量或减量使用 PPI,每日 1 次,长期使用以维持症状持久缓解,预防食管炎复发。间歇治疗:PPI 剂量不变,但延长用药周期,最常用的是隔日疗法。在维持治疗过程中,若症状出现反复,应增至足量 PPI 维持。按需治疗,仅在出现症状时用药,症状缓解后即停药。按需治疗建议在医师指导下,由患者自己控制用药,没有固定的治疗时间,治疗费用低于维持治疗。抗酸剂铝碳酸镁可作为 GERD 维持治疗的一个选择。部分患者症状程度轻,发作频率低,使用铝碳酸镁维持可降低成本。铝碳酸镁每日 3 次,一次 500~1000mg;或者出现症状时服用 500~1000mg。

(3)Barrett 食管(BE)治疗应用 PPI 尚无定论。BE 伴有糜烂性食管炎及反流症状者,建议采用大剂量 PPI 治疗,并提倡长期维持治疗。

(4)控制夜间酸突破(NAB)是 GERD 治疗的措施之一。治疗方法包括调整 PPI 剂量、睡前加用 H_2RA 或应用血浆半衰期更长的 PPI 等。

(5)对 PPI 治疗失败的患者,应寻找原因,积极处理。有部分患者经标准剂量 PPI 治疗后,症状不能缓解。可能的原因有患者依从性差,服药不正规;与个体差异有关;存在 NAB;内脏高敏感;存在非酸反流。

2.可选择性使用促动力药

在 GERD 的治疗中,抑酸药物治疗效果不佳时,考虑联合应用促动力药,特别是对于伴有胃排空延迟的患者。常用的包括多潘立酮和莫沙必利。多潘立酮一次 10mg,每日 3 次;莫沙必利,一次 5mg,每日 3 次。

第五节 炎症性肠病

炎症性肠病(IBD)是一种病因尚不明确的慢性非特异性肠道炎症性疾病,包括溃疡性结肠炎(UC)和克罗恩病(CD)。前者是一种慢性非特异性结肠炎症,病变主要累及结肠黏膜和黏膜下层,范围多自远段结肠开始,可逆行向近段发展,甚至累及全结肠及末段回肠,呈连续性分布,临床主要表现为腹泻、腹痛和黏液脓血便。后者为一种慢性肉芽肿性炎症,病变可累及胃肠道各部位,以末段回肠及其邻近结肠为主,呈穿壁性炎症,多呈节段性、非对称性分布,临床主要表现为腹痛、腹泻、瘘管、肛门病变等。IBD 的治疗包括药物治疗、营养支持,对于重症和慢性活动型药物治疗无效或因药品不良反应无法用药者,必要时则需要外科手术治疗。

IBD 药物治疗的原则是依据不同分级(疾病的严重程度)、分期(活动期和缓解期)及病变范围不同、分段进行治疗。治疗目标是尽快控制炎症、缓解症状和继续维持治疗。氨基水杨酸类药物和糖皮质激素仍是目前药物治疗的基础,免疫抑制剂和细胞因子调节剂的应用日益增多。

1.活动期 UC 和 CD 的治疗

累及直肠(直肠炎型)或直肠、乙状结肠(远端结肠炎型)的急性轻、中度 UC 的初始治疗方案是选择口服或局部作用的氨基水杨酸,或局部作用的糖皮质激素,不能耐受液体灌肠剂可选用栓剂。重度远端 UC 需要局部应用糖皮质激素同时联合全身糖皮质激素治疗。

广泛型 UC 轻度患者,只需口服氨基水杨酸类药物,中度广泛型 UC 如口服氨基水杨酸类药物效果不佳,予中等剂量糖皮质激素口服,如泼尼松每日 40~60mg。重度患者予足量静脉应用糖皮质激素,如氢化可的松每日 300mg,观察 7~10d 后无效者,《临床诊疗指南》(2007)建议在少数医学中心可考虑环孢素静脉滴注,每日按体重 2~4 mg/kg;也可考虑其他免疫抑制药。

轻度 CD 患者可单独使用氨基水杨酸,中度或难治性 CD 患者需要口服糖皮质激素药物治疗。

英夫利西单抗已用于治疗对糖皮质激素和传统免疫抑制药联合治疗效果不充分或不耐受治疗的重度活动期 CD 患者,还可用于治疗有瘘管形成的难治性 CD 患者。但其价格十分昂贵。

甲硝唑可用于累及肛周活动期 CD 患者,可能与其抗菌作用有关。每日 0.6~1.5g,分次口服,疗程 1 个月,不能超过 3 个月,否则易致外周神经病变。

2.缓解期 UC 和 CD 的维持治疗

除初发病例、轻症远段结肠炎患者症状完全缓解后,可停药观察外,所有患者完全缓解后均应继续维持治疗。维持治疗的时间尚无定论,可能 3~5 年甚至终生用药,诱导缓解后 6 个月内复发者也应维持治疗。一般认为糖皮质激素无维持治疗效果,在症状缓解后逐渐减量,应尽可能过渡到用氨基水杨酸维持治疗。巯嘌呤或硫唑嘌呤等用于对上述药不能维持或对糖皮质激素依赖者。

一、氨基水杨酸类药

柳氮磺胺吡啶是 5-氨基水杨酸（5-ASA）与磺胺吡啶的复合物，磺胺吡啶仅仅是作为载体将 5-ASA 运送到结肠发挥作用。5-ASA 制剂，如美沙拉嗪（5-ASA）、巴柳氮钠（5-ASA 前体药）、奥沙拉嗪（5-ASA 二聚体，在肠道下段分解），可以避免柳氮磺胺吡啶中磺胺吡啶相关的不良反应，但 5-ASA 也可引起一定的不良反应，如血液系统改变、全身性红斑狼疮综合征等。

美沙拉秦

【适应证】

1.用于溃疡性结肠炎的治疗，包括急性发作期的治疗和防止复发的维持治疗。

2.用于克罗恩病急性发作期的治疗。

【用法与用量】

分别在早、中、晚餐前1h服用。必须用大量液体整片吞服（不能嚼碎）。成人：溃疡性结肠炎急性发作期：每日 3 次，一次 1～2 片；克罗恩病急性发作期：每日 3 次，一次 1～3 片；维持治疗：每日 3 次，一次 1 片；溃疡性结肠炎或克罗恩病急性发作期一般服药 8～12 周。

【不良反应】

罕见：头痛、头晕、腹痛、腹泻、胃肠胀气、恶心和呕吐；十分罕见：血细胞计数改变、外周神经病变、肾功能障碍。

【禁忌】

(1)对美沙拉秦、水杨酸及其衍生物或本品中任何成分过敏者。

(2)肾功能障碍和严重的肝功能障碍者。

【注意事项】

(1)肝功能障碍者应慎用本品。

(2)肾功能障碍者勿使用本品；如使用本品期间出现肾功能恶化，应考虑到美沙拉秦引起的中毒性肾损伤。

(3)患有肺功能障碍的患者，特别是哮喘患者，应在医生的严密监控下使用本品治疗。

(4)孕妇及哺乳期妇女慎用。

(5)建议儿童不使用本品。

【制剂】

美沙拉秦肠溶片：0.5g×40 片/盒。

二、细胞因子调节药

英夫利西单抗是抗肿瘤坏死因子-α（TNF-α）的单克隆抗体，该药必须在复苏设备齐全的医疗机构，由专科医师应用。

第六节　肠易激综合征

肠易激综合征是临床上最常见的一种胃肠道功能紊乱性疾病，是一类具有特殊病理生理基础的身心疾病，表现为与排便相关的腹痛和腹部不适，伴排便习惯改变或粪便性状改变。根据主要临床表现可将肠易激综合征分为腹泻型、便秘型、混合型和不定型。患病年龄多以中青年为主,女性多见,可伴有家族聚集倾向。临床上治疗 IBS 的常用药物:①解痉药;②促动力药;③功能调节药,如匹维溴铵和曲美布汀;④泻药,如乳果糖、聚乙二醇 4000、硫酸镁、酚酞、甘油、液状石蜡;⑤止泻药,如洛派丁胺、复方地芬诺酯和双八面体蒙脱石;⑥微生态药,如地衣芽孢杆菌制剂、干酵母和乳酶生;⑦其他药,如二甲硅油等。

一、曲美布汀

【适应证】

用于肠易激综合征;胃肠道运动功能紊乱引起的食欲减退、恶心、呕吐、嗳气、腹胀、腹鸣、腹痛、腹泻、便秘等症状的改善。

【用法与用量】

成人口服,一次 1～2 片,每日 3 次,根据年龄、症状适当增减剂量,或遵医嘱。

【不良反应】

偶有口渴、口内麻木、腹鸣、腹泻、便秘和心动过速、困倦、眩晕、头痛、皮疹、GOT、GPT 升高等,发生率约为 0.4%。

【禁忌】

对本品过敏者禁用。

【注意事项】

(1)出现皮疹患者应停药观察。

(2)孕妇及哺乳期妇女慎用。

【制剂】

马来酸曲美布汀片:0.1g×30 片/盒。

二、复合乳酸菌

【适应证】

用于肠道菌群失调引起的肠功能紊乱,如急、慢性腹泻等。

【用法与用量】

口服:成人一次 1～2 粒,每日 3 次。

【不良反应】

偶见皮疹。

【禁忌】

尚不明确。

【注意事项】

(1)本品为活菌制剂,切勿置于高温处。

(2)儿童用量请咨询医师或药师。

(3)孕妇及哺乳期妇女应在医师指导下使用。

(4)对本品过敏者禁用。过敏体质者慎用。

【制剂】

复合乳酸菌胶囊:0.33g×12 粒/盒。

三、双歧杆菌三联活菌

【适应证】

主治因肠道菌群失调引起的急慢性腹泻、便秘,也可用于治疗轻中型急性腹泻,慢性腹泻及消化不良、腹胀,以及辅助治疗因肠道菌群失调引起的内毒素血症。

【用法与用量】

口服:每日2次,一次2~4粒,重症加倍,饭后半小时温水服用。儿童用药酌减,婴幼儿服用时可将胶囊内药粉用温开水或温牛奶冲服。

【不良反应】

未发现明显不良反应。

【禁忌】

未进行该项实验且无可靠的参考文献。

【注意事项】

(1)适宜于冷藏保存。

(2)宜用冷、温开水送服。

【制剂】

双歧三联活菌胶囊:0.21g×36粒/瓶。

第七节　抗生素相关性肠炎

抗生素相关性肠炎,又叫假膜性肠炎,多由难辨梭状芽孢杆菌在肠道大量定植引起,多见于抗生素治疗后,易发生于年老体弱的重病患者及手术后患者。常常突然发病,但是病程迁延。口服万古霉素和硝基咪唑类(如甲硝唑、替硝唑),专用于治疗抗生素相关性肠炎;轻型可用微生态制剂,万古霉素更适于危重患者。严重病例还需要足够的营养支持治疗,包括输血浆、白蛋白或全血、补充电解质等。

第八节　急性腹泻

急性腹泻是指每日3次以上稀便,或大便量超过200g,其中水分占80%,且病程在1~2周。引起急性腹泻的原因很多,较常见的原因是食入不洁食物及病毒感染。急性腹泻治疗分为对症治疗和病因治疗。单纯胃肠炎致急性腹泻的首要治疗是防止或纠正水与电解质的损耗,可给予吸附药或收敛药或口服补液,这一点对婴幼儿和体弱者及老年人尤为重要。体液和电解质重度损耗者必须急诊入院,静脉补液治疗。此外,尚可应用抗动力药和解痉药以及对因的抗菌药物治疗。

（一）蒙脱石散

【适应证】

（1）用于成人及儿童急、慢性腹泻。

（2）用于食道、胃、十二指肠疾病引起的相关疼痛症状的辅助治疗，但本品不作为解痉剂使用。

【用法与用量】

将本品倒入50mL温水中，摇匀后服用。儿童：1岁以下，每日1袋，分3次服用。1～2岁，每日1～2袋，分三次服用。2岁以上，每日2～3袋，分三次服用。或遵医嘱。成人：每日3袋，分三次服用。治疗急性腹泻时立即服用本药品，且首剂量加倍。

【不良反应】

偶见便秘，大便干结。

【禁忌】

尚不明确。

【注意事项】

治疗急性腹泻，应注意纠正脱水。

【制剂】

蒙脱石散：3g×15包/盒。

（二）二甲硅油

【适应证】

（1）用于改善因胃肠道内气体积聚而引起的腹部症状。

（2）进行胃内窥镜检查时去除胃内泡性黏液。

（3）进行X光腹部检查时消除肠内的气体。

【用法与用量】

（1）用于改善腹胀症状时，通常成人每日120～240mg（6～12mL），每日3次，一次40～80mg（2～4mL），饭后或两餐间口服。

（2）用于胃镜检查去除泡性黏液时，通常于检查前15～40min，成人用40～80mg（2～4mL）加水10mL混合后口服。

（3）用于腹部X光检查清除肠内的气体时，通常于检查前3～4d开始服用。成人每日用120～240mg（6～12mL），分3次，饭后或两餐间口服。以上用量可根据患者的年龄，症状的轻重进行适量增减。

【不良反应】

稀便、胃部不适、腹泻、腹痛、呕吐，还有恶心、胃胀、食欲不振、头痛，均为轻中度反应。

【禁忌】

对本品成分过敏者禁用。

【注意事项】

（1）本品摇匀后再使用。

（2）孕妇及哺乳期妇女用药尚不明确。

【制剂】

二甲硅油乳剂:20mg×1支/支。

一、抗动力药

抗动力药可以缓解急性腹泻症状,适用于治疗成年人无并发症的急性腹泻,而不适用于幼儿,一旦脱水,必须补偿体液和电解质。对于重症患者,补充体液和电解质是首要和重要的治疗。

二、解痉药

在治疗与腹泻相关的腹部痉挛时可以应用解痉药,但不能作为腹泻的主要治疗药物。抗痉挛和抗呕吐药应该避免用于幼儿的胃肠炎,因为疗效较差且易引发不良反应。

三、抗菌药物

单纯胃肠炎一般不需用抗菌药物,因为即使不用抗菌药物病情通常也能迅速缓解,而且病毒也是感染性肠炎的常见病原。然而,全身性细菌感染所致的腹泻必须给予适当的系统性治疗。

第九节　便　秘

便秘是指排便次数减少,排便困难及粪便干结等症状,而不是一种疾病。便秘多是功能性的,少数是器质性疾病所继发的。

便秘治疗的目的是改善症状,消除病因,恢复正常肠动力和排便的生理功能。

对于器质性疾病继发的便秘,应重视器质性疾病的诊断及治疗,可同时对便秘症状给予相应处理。对于无报警症状(如消瘦、贫血、便血、腹痛、腹部包块等)以及全身其他器质性疾病存在的证据或经过检查除外相关器质性疾病而诊断为功能性便秘者,治疗原则是首先对患者进行良好的精神、心理状态,合理的饮食结构和良好的排便习惯培养。除特殊情况,如冠心病不能用力排便者或有痔出血风险者,一般不首先使用泻药,更不能滥用泻药。对于以上科学的生理管理仍不能解除便秘的患者,可选择药物治疗。

治疗便秘的药物包括容积性泻药、渗透性泻药、刺激性泻药、润滑性泻药(粪便软化剂)、肠道清洗剂及胃肠动力药。有的药物不只属于一种类型,而为混合型。关于药物的选择需要强调个体化,可单一用药,也可联合用药。

对于一般的慢性便秘患者,最好选容积性泻药或渗透性泻药,而不要长期应用刺激性泻药。因为刺激性泻药可造成泻剂性结肠,引起药物剂量增加而疗效降低,加重便秘。但可以偶尔或必要时使用。

对于有轻度排便不尽感的患者,可以短期应用刺激性泻药,但应警惕肠绞痛、直肠粪便嵌塞、大便失禁。

对于年老体弱多病的慢性便秘患者,需长期规律应用泻药,最好不要间断,以维持正常排便,预防粪便嵌塞。

对于妊娠期妇女,在调整饮食和生活习惯后仍不能解除便秘时,可以使用中等剂量吸收较少的泻药。推荐使用容积性泻药和渗透性泻药,如乳果糖。如有需要刺激肠道蠕动时,尚可使用刺激性泻药或胃肠动力药。

对于儿童,如果大便延迟 3d 以上可能造成排干便时疼痛,并导致肛裂、肛周痉挛,最终引起不敢排便的条件反射,因此应该在经验丰富的儿科专家指导下应用泻药,父母和看护人需要调整泻药的剂量,以建立规律的排便习惯,保持粪便成形,不干结,无排便不适感。发生粪便嵌塞的儿童,可以口服聚乙二醇制剂以软化、清除粪便。直肠给药可能有效,但常会增加儿童痛苦而拒绝。如果经聚乙二醇治疗嵌塞粪便仍未排出,可以在深度镇静的情况下进行灌肠。严重粪便嵌塞或者恐惧的儿童,比较适宜进行麻醉下手工排出嵌塞的粪便。

一、容积性泻药

容积性泻药通过增加大便量,刺激肠蠕动,从而缓解便秘症状,对于以粪便干结为主者效果较好,但是药物一般需要几天才能发挥作用。

容积性泻药可用于结肠造口术、回肠造口术、痔疮、肛裂、便秘型肠易激综合征。但必须保证充分的水分摄入,以防肠梗阻的发生。

二、渗透性泻药

渗透性泻药主要通过将身体的水分吸到肠道或防止大便中的水分被吸收来增加肠道中的水分。在使用时需补充水分,以减少渗透性泻药使人体脱水的不良反应。

乳果糖是半合成双糖,在胃肠道中不被吸收,导致渗透性腹泻。它可以降低粪便 pH 值,抑制产氨细菌的增殖,因而可用于治疗肝性脑病。

聚乙二醇是无活性的乙二醇多聚体,在胃肠道中不被吸收,通过增加局部渗透压,使水分保留在结肠肠腔内。

盐类泻药如镁盐,适于需快速清洁肠道的患者,需保证液体摄入。偶尔使用效果比较好,防止滥用。禁止使用钠盐,因为其可能引起某些敏感患者的水钠潴留。

(一)乳果糖

【适应证】

(1)慢性或习惯性便秘,调节结肠的生理节律。

(2)肝性脑病:治疗和预防肝昏迷或昏迷前状态。

【用法与用量】

(1)便秘或临床需要保持软便的情况:成人,每日 30mL,维持剂量 10~25mL;7~14 岁,每日 15mL,维持剂量 10~15mL;1~6 岁,每日 5~10mL,维持剂量 5~10mL;婴儿,每日 5mL,维持剂量 5mL。治疗几天后,可根据患者情况酌情减剂量。本品宜在早餐时一次服用。

(2)肝昏迷及昏迷前期:起始剂量 30~50mL,每日 3 次,维持剂量:应调至每日最多 2~3 次软便。

【不良反应】

治疗初始几天可能会有腹胀,通常继续治疗即可消失,当剂量高于推荐治疗剂量时,可能会出现腹痛和腹泻,此时应减少使用剂量。如果长期大剂量服用(通常仅见于肝性脑病的治疗),患者可能会因腹泻出现电解质紊乱。

【禁忌】

(1)半乳糖血症患者禁用。

(2)肠梗阻,急性腹痛及与其他导泻剂同时使用时禁用。

【注意事项】

(1)如果在治疗 2～3d 后,便秘症状无改善或反复出现,请咨询医生。

(2)本品如用于乳糖酶缺乏症患者,需注意本品中乳糖的含量。

(3)本品在便秘治疗剂量下,不会对糖尿病患者带来任何问题。本品用于治疗肝昏迷或昏迷前期的剂量较高,糖尿病患者应慎用。

【制剂】

乳果糖口服液:100mL:66.7g/瓶

(二)聚乙二醇电解质

【适应证】

(1)用于治疗功能性便秘。

(2)用于术前肠道清洁准备;肠镜及其他检查前的肠道清洁准备。

【用法与用量】

(1)配制:取本品 A、B 两剂各一包,同溶于 125mL 温水中成溶液。

(2)服用方法及用量:功能性便秘治疗,成人每次服用 125mL 溶液,每日 2 次;老人开始时每日 1 次,必要时同成人剂量,或遵医嘱。肠道准备,每次 250mL,每隔 10～15min 服用 1 次,直至排出水样清便。最多口服 3000mL。

【不良反应】

本品在便秘治疗时,不良反应表现为腹泻,阵发性腹痛。在肠道准备时,大量服用可能出现恶心、腹胀,偶有腹部痉挛、呕吐和肛门不适。极少数可能出现荨麻疹、流鼻涕、皮炎等过敏性反应。停药后上述不良反应立即消失。

【禁忌】

(1)胃肠梗阻、胃穿孔、胃潴留、消化道出血、中毒性肠炎、中毒性巨结肠症、克罗恩病患者禁用。

(2)对本品过敏者禁用。

【注意事项】

(1)服用中,不应在溶液中加入任何附加成分。

(2)严重的溃疡性结肠炎患者慎用。

(3)应在确实排除禁忌中的疾病后再使用本品。

(4)本品用于肠道清洁时,应注意:①服药前 3～4h 至检查完毕患者不得进固体食物。②在服药的近 3h 内,不准进食固体食物。服药后约 1 小时,肠道运动加快,患者可能会感到腹胀或不适,若症状严重,可加大间隔时间或暂停给药,直到症状消失后再恢复用药,至排除水样清便。③严格遵守本品的配制方法。④最好于手术前或检查前 4h 开始服用,服药时间为 3h,排空时间为 1h;也可在手术或检查的前一天晚上服用。

【制剂】

聚乙二醇电解质散剂:13.125g:0.1785g×6袋/盒。

（三）硫酸镁

【适应证】

渗透性泻药。用于导泻、肠道清洗、十二指肠引流及治疗胆绞痛。

【用法与用量】

(1)导泻,一次5～20g,每日1次,用水100～400mL溶解后顿服。

(2)利胆,服用33%的溶液剂,一次10mL,每日3次。

【不良反应】

导泻时如服用大量浓度过大的溶液,可自组织中吸取大量水分而导致脱水。因此宜清晨空腹服用,并大量饮水,以加速导泻作用和防止脱水。

【禁忌】

肠道出血、孕妇、急腹症患者禁用,经期妇女禁用本品导泻。

【注意事项】

(1)儿童及老年人慎用。

(2)宜在早晨空腹服药,并同时大量饮水以加强导泻作用,防止脱水。

【制剂】

硫酸镁粉:500g/袋。

（四）磷酸钠

【适应证】

解除偶然性便秘;直肠检查前灌肠清洁肠道。

【用法与用量】

成人及12岁以上儿童每日1瓶,一次性使用;2岁以下儿童禁用;2～11岁儿童应使用儿童用辉力开塞露。

【不良反应】

本品在成人及两岁以上儿童身上单剂量(正常剂量)使用是非常安全的,没有不良反应。如果过量使用可能会导致低钙血症、高磷酸盐血症、高钠血症、脱水以及酸中毒。

【禁忌】

(1)本品禁用于先天性巨结肠患者、肠梗阻患者、肛门闭锁患者、充血性心脏病患者。

(2)本品禁用于2岁以下儿童。

【注意事项】

(1)不要将本品应用于12岁以下儿童。

(2)肾功能损伤者、有过电解质紊乱者、结肠造口术者或者正服用可能影响电解质水平的药物(例如利尿药)者慎用本品。

(3)在24h内使用1瓶以上本品可能会对身体造成损害。

(4)如果有下述情况,应停用本品并咨询医师:直肠出血;使用本品以后没有大便。

【制剂】

磷酸钠盐灌肠液:133mL/瓶

（五）开塞露

【适应证】

用于便秘。

【用法与用量】

将容器顶端盖打开,注药管涂以油脂少许,缓慢插入肛门,然后将药液挤入直肠内,成人一次 1 支,儿童一次 0.5 支。

【不良反应】

尚不明确。

【禁忌】

尚不明确。

【注意事项】

(1)打开盖后的注药管应光滑,以免擦伤肛门或直肠。

(2)对本品过敏者禁用,过敏体质者慎用。

【制剂】

开塞露:20mL/支。

三、刺激性泻药

刺激性泻药包括比沙可啶、蒽醌类、丹蒽醌。由于在动物肿瘤研究中发现丹蒽醌具有致癌性和遗传毒性,所以其适应证比较局限。刺激性泻药能够增加肠道蠕动,常引起腹痛,故肠梗阻患者应禁用。过度使用刺激性泻药会引起腹泻以及相关不良反应,如低钾血症。

酚酞

【适应证】

刺激性泻药,用于治疗习惯性顽固性便秘。

【用法与用量】

口服,成人一次 0.05g～0.2g,2～5 岁儿童一次 0.01g～0.02g,6 岁以上儿童一次 0.04g～0.05g。用量根据患者情况而增减,睡前服。

【不良反应】

由酚酞引起的过敏反应临床上罕见,偶能引起皮炎、药疹、瘙痒、灼痛及肠炎、出血倾向等。

【禁忌】

阑尾炎、直肠出血未明确诊断、充血性心力衰竭、高血压、粪块阻塞、肠梗阻禁用。

【注意事项】

(1)酚酞可干扰酚磺酞排泄试验(PSP),使尿色变成品红或橘红色,同时酚磺酞排泄加快。

(2)长期应用可使血糖升高、血钾降低。

(3)长期应用可引起对药物的依赖性。

【制剂】

酚酞片:0.1g×100 片/瓶。

四、来源于中草药的泻药

麻仁丸

【适应证】

润肠通便。用于肠热津亏所致的便秘,症见大便干结难下、腹部胀满不舒;习惯性便秘见上述证候者。

【用法与用量】

口服:一次 6g,每日 1～2 次。

【不良反应】

尚不明确。

【禁忌】

尚不明确。

【注意事项】

(1)饮食宜清淡,忌酒及辛辣食物。

(2)不宜在服药期间同时服用滋补性中药。

(3)有高血压、心脏病、肝病、糖尿病、肾病等慢性病严重者应在医师指导下服用。

(4)儿童、孕妇、哺乳期妇女、年老体弱者应在医师指导下服用。

(5)严格按用法用量服用,本品不宜长期服用。

【制剂】

麻仁丸:60g/瓶。

第十节 肛门和直肠疾病

肛门或肛周瘙痒、疼痛、脱皮常见于痔疮、肛瘘、直肠炎患者。肛门和直肠这些病变最好使用刺激性小的软膏和栓剂,并采取调整饮食,如多渣食物和容积性泻药避免大便干结。这些可以作为使用糖皮质激素或柳氮磺吡啶治疗的直肠型溃疡性结肠炎患者的辅助治疗。

缓解痔疮症状的药物多含有少量的收敛剂,能够缓解痔疮症状,如次没食子酸铋、氧化锌、金缕梅。许多药物还含有一些润滑剂、血管收缩剂和少量抗菌剂。

在除外肛周真菌感染后,如有必要可使用含有麻醉药或糖皮质激素的局部作用制剂。肛周真菌感染可口服或局部使用制霉菌素。

一、复方角菜酸酯

【适应证】

用于痔疮及其他肛门疾患引起的疼痛、肿胀、出血和瘙痒的对症治疗,亦可用于缓解肛门局部手术后的不适。

【用法与用量】

塞入肛门内,一次 1 枚,每日 1～2 次。

【不良反应】

用药部位皮肤可能会略感不适,此不适会自动消失或减轻。

【禁忌】

对本品过敏者禁用。

【注意事项】

(1)使用本品前需由医师明确诊断,在医师建议下购买使用。

(2)对本品过敏者禁用,过敏体质者慎用。

(3)给药时应洗净双手或戴指套或手套。

(4)妊娠及哺乳期间的用药应在医师指导下使用。

(5)本品在高温环境可能出现轻微熔化现象,只需放入阴凉环境或冰箱冷藏室中,恢复原状即可使用,对产品疗效无影响。

【制剂】

复方角菜酸酯栓:3.4g×12枚/盒。

二、马应龙麝香痔疮膏

【适应证】

清热燥湿,活血消肿,去腐生肌。用于湿热瘀阻所致的痔疮、肛裂,症见大便出血,或疼痛、有下坠感;亦用于肛周湿疹。

【用法与用量】

外用,每次适量涂患处。

【不良反应】

尚不明确。

【禁忌】

尚不明确。

【注意事项】

(1)本品为外用药,禁止内服。

(2)用毕洗手,切勿接触眼睛、口腔等黏膜处。

(3)忌烟酒及辛辣、油腻、刺激性食物。

(4)保持大便通畅。

(5)孕妇慎用或遵医嘱。儿童、哺乳期妇女、年老体弱者应在医师指导下使用。

(6)内痔出血过多或原因不明的便血应去医院就诊。

(7)运动员慎用。

【制剂】

马应龙麝香痔疮膏:10g/支。

三、迈之灵

【适应证】

(1)用于慢性静脉功能不全、静脉曲张、深静脉血栓形成及血栓性静脉炎后综合征引起的下肢肿胀、痉挛、瘙痒、灼热、麻木、疼痛、疲劳沉重感、皮肤色素沉着、郁血性皮炎、溃疡、精索静脉曲张引起的肿痛等。

（2）用于手术后、外伤、创伤、烧烫伤所致的软组织肿胀，静脉性水肿。

（3）痔静脉曲张引起的内、外痔急性发作症状，如肛门潮湿、瘙痒、出血、疼痛等。

【用法与用量】

成人每日 2 次，早、晚各一次，一次 1～2 片。病情较重或治疗初期，每日 2 次，一次 2 片，或遵医嘱服用。20d 为一疗程。可长期服用。

【不良反应】

可有轻微胃肠道不适。

【禁忌】

尚不明确。

【注意事项】

（1）胃溃疡患者慎用。

（2）药片应完整服下。

（3）药品勿置于儿童可及之处。

【制剂】

迈之灵片：20 片/盒。

四、槐角丸

【适应证】

清肠疏风，凉血止血。血热所致的肠风便血、痔疮肿痛。

【用法与用量】

口服：一次 1 丸，每日 2 次。

【不良反应】

部分患者服药后可有轻度腹泻。

【禁忌】

尚不明确。

【注意事项】

（1）忌烟酒及辛辣、油腻、刺激性食物。

（2）保持大便通畅。

（3）儿童、孕妇、哺乳期妇女、年老体弱及脾虚大便溏者应在医师指导下服用。

（4）有高血压、心脏病、肝病、糖尿病、肾病等慢性病严重者应在医师指导下服用。

（5）内痔出血过多或原因不明的便血应去医院就诊。

（6）服药 3d 症状无缓解，应去医院就诊。

（7）对本品过敏者禁用，过敏体质者慎用。

【制剂】

槐角丸：9.0g×10 丸/盒。

第四章　泌尿系统常见病药物治疗

第一节　利尿药

利尿药是作用于肾脏,增加电解质和水的排泄,使尿量增多的药物。临床主要用于治疗各种原因引起的水肿,也用于非水肿性疾病如高血压、高血钙、尿崩症等的治疗。利尿药根据作用部位及利尿作用强度分为三类。

(1)高效能利尿药:主要作用于髓袢升支粗段髓质部和皮质部,包括呋塞米、依他尼酸、布美他尼等。

(2)中效能利尿药:主要作用于髓袢升支粗段皮质部和远曲小管近端,包括噻嗪类(如氢氯噻嗪)、氯噻酮等。

(3)低效能利尿药:主要作用于远曲小管和集合管,如螺内酯、氨苯蝶啶、阿米洛利等。

一、利尿药作用的生理学基础

尿液的生成是通过肾小球滤过、肾小管和集合管的重吸收及分泌而实现的,利尿药通过作用于肾小管不同部位而产生利尿作用(图 4-1)。

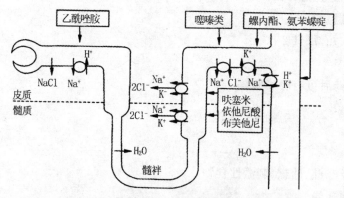

图 4-1　肾小管各段功能和利尿药作用部位

(一)肾小球滤过

正常成人每日经肾小球滤过产生的原尿达 180 L,但每日排出的尿量只有 1~2 L,这说明原尿中 99% 的水和钠在肾小管和集合管中被重吸收。故单纯增加肾小球滤过率的药物,利尿作用不理想。

(二)肾小管的重吸收

原尿经过近曲小管、髓袢、远曲小管及集合管的过程中,99% 的水、钠被重吸收。如果肾小管和集合管的上皮细胞对 Na^+ 和水的重吸收功能受到抑制,排出的钠和尿量就会明显增加。常用利尿药大多数都是通过抑制肾小管水和电解质的重吸收而产生排钠利尿作用。

1.近曲小管

此段重吸收 Na^+ 量占原尿 Na^+ 量的 $60\%\sim65\%$，主要通过 H^+-Na^+ 交换机制，H^+ 由肾小管细胞分泌到管液中，并将管液中 Na^+ 交换到细胞内。H^+ 来自肾小管细胞内 CO_2 和 H_2O 在碳酸酐酶的催化下生成的 H_2CO_3，乙酰唑胺可通过抑制碳酸酐酶的活性，使 H^+ 生成减少，H^+-Na^+ 交换减少，使肾小管腔内 Na^+ 和 HCO_3^- 增多，Na^+ 带出水分而产生利尿作用，但由于利尿作用较弱，又可引起代谢性酸中毒，现已少用。

2.髓袢升支粗段

髓袢升支粗段髓质和皮质部该段功能与利尿药作用关系密切，原尿中 $20\%\sim30\%$ 的 Na^+ 在此段被重吸收，是高效利尿药作用的重要部位。髓袢升支粗段上皮细胞的管腔膜有 Na^+-K^+-$2Cl^-$ 共同转运载体将 $NaCl$ 主动重吸收，但不伴有水的重吸收，是形成髓质高渗区、尿液浓缩机制的重要条件。当原尿流经该段时，由于此段对水不通透，随着 $NaCl$ 的再吸收原尿渗透压逐渐减低，此为肾脏对尿液的稀释功能。而转运到髓质间液中的 $NaCl$ 在逆流倍增机制作用下，与尿素一起共同形成髓质高渗区。当尿液流经集合管时，在抗利尿激素调节下，大量的水被重吸收，这是肾脏对尿液的浓缩功能。呋塞米等药抑制髓袢升支粗段髓质和皮质部 Na^+-K^+-$2Cl^-$ 共同转运系统的功能减少 $NaCl$ 重吸收，一方面降低了肾脏的稀释功能，另一方面由于髓质高渗区不能形成而降低了肾脏的浓缩功能，排出大量的稀释尿，引起强大利尿作用，故为高效能利尿药。

3.远曲小管与集合管

远曲小管近端重吸收原尿中 10% 的 Na^+，由位于管腔膜的 Na^+-K^+-$2Cl^-$ 共同转运系统介导，噻嗪类利尿药抑制该段 Na^+-K^+-$2Cl^-$ 共同转运系统，可产生中度利尿作用。

远曲小管远端和集合管重吸收原尿 5% 的 Na^+，重吸收方式为 Na^+-H^+ 交换与 Na^+-K^+ 交换，Na^+-H^+ 交换受碳酸酐酶的调节，Na^+-K^+ 交换受醛固酮的调节。螺内酯、氨苯蝶啶等药作用于此部位，通过拮抗醛固酮或阻滞 Na^+ 通道，产生留 K^+ 排 Na^+ 作用而利尿，所以它们又称留钾利尿药。

二、常用的利尿药

（一）高效利尿药

高效能利尿药（袢利尿药）主要作用于髓袢升支粗段髓质部与皮质部，最大排钠能力为肾小球滤过 Na^+ 量的 20% 以上。

1.呋塞米

呋塞米（furosemide，呋喃苯氨酸，速尿）利尿作用强大而迅速。

（1）体内过程：口服易吸收，$20\sim30min$ 起效，2d 达高峰，维持 $6\sim8h$；静脉注射后 $2\sim10min$ 起效，30min 血药浓度达高峰，维持 $2\sim4h$。主要原形从肾脏近曲小管分泌排泄。$t_{1/2}$ 为 $30\sim70$ 分钟，肾功能不全的患者 $t_{1/2}$ 为 10h。

（2）药理作用：本品能抑制髓袢升支粗段髓质部和皮质部的 Na^+-K^+-$2Cl^-$ 共同转运系统，从而抑制 $NaCl$ 重吸收，同时影响肾脏对尿液的稀释和浓缩功能，利尿作用强而迅速。用药后尿量明显增加，Na^+、K^+、Cl^- 量排出增多，也增加 Mg^{2+} 和 Ca^{2+} 排出。由于 Na^+ 重吸收减少，使到达远曲小管尿液中的 Na^+ 浓度升高，促进 Na^+-K^+ 交换，K^+ 排出增加。由于排 Cl^- 量大

于排 Na^+ 量,故可引起低氯性碱血症。此外,呋塞米还可抑制血管内 PG 分解酶,使 PGE_2 含量增加,能扩张小动脉,降低肾血管阻力,增加肾血流量,改善肾皮质内血流分布。

(3)临床用途。①严重水肿:可用于心、肝、肾性水肿的治疗,主要用于对其他利尿药无效的严重水肿。②肺水肿和脑水肿:对于肺水肿患者,可通过强大的利尿作用,迅速降低血容量,使回心血量减少,左心室充盈压降低,同时扩张小动脉,降低外周阻力,减轻左心室后负荷,迅速消除由左心力衰竭竭所引起的肺水肿。对于脑水肿,由于排出大量低渗尿液,血液浓缩,血浆渗透压增高,也有助于消除脑水肿、降低颅内压。③肾衰竭:在急性肾衰竭的早期,本品产生强大的利尿作用,冲洗阻塞的肾小管,防止肾小管萎缩、坏死;同时能扩张肾血管,增加肾血流量。大剂量用于治疗慢性肾功能不全,可使尿量增加,水肿减轻。④加速毒物排泄:大量输液配合并使用呋塞米,产生强大利尿作用,加速毒物排泄,用于主要经肾排泄的药物、食物等中毒的抢救。⑤其他:高钙血症、高钾血症、心功能不全及高血压危象等的辅助治疗。

(4)不良反应与用药护理:①水与电解质紊乱,表现为低血容量、低血钠、低血钾、低氯性碱血症,长期使用还可发生低血镁。低血钾易诱发强心苷中毒,对肝硬化患者低血钾易诱发肝性脑病,所以应注意补充钾盐或与留钾利尿药合用以防低血钾。当低血钾、低血镁同时存在时,应注意纠正低血镁,否则单纯补钾不易纠正低血钾。②耳毒性:可引起与剂量有关的可逆性听力下降,表现为眩晕、耳鸣、听力下降或暂时性耳聋。肾功能不良及大剂量快速注射时更易发生。本品静脉注射要慢,并避免与氨基糖苷类抗生素合用。③胃肠道反应:表现为恶心、呕吐、腹痛、腹泻、胃肠道出血等,宜餐后服用。④高尿酸血症:由于可抑制尿酸的排泄,故长期应用可导致高尿酸血症而诱发痛风,痛风患者慎用。⑤变态反应:与磺胺类药物有交叉变态反应,可见皮疹、剥脱性皮炎、嗜酸性粒细胞增多等,偶可致间质性肾炎。长期应用可引起高血糖、高血脂。对磺胺类过敏者禁用,糖尿病、高脂血症、冠心病及孕妇慎用。

(5)药物相互作用:顺铂或氨基糖苷类抗生素与呋塞米合用,易引起耳聋;呋塞米与头孢菌素类(头孢噻啶、头孢噻吩、头孢乙腈)合用,降低头孢菌素的肾清除率,血浓度升高,加重头孢菌素对肾脏的损害;与吲哚美辛合用,可减弱呋塞米的排钠利尿和舒张血管平滑肌的作用;阿司匹林、丙磺舒可减弱呋塞米的利尿作用。

2.布美他尼与依他尼酸

布美他尼(bumetanide)又名丁苯氧酸,本品作用和应用与呋塞米相似,特点是起效快,作用强,不良反应少,耳毒性低,用于顽固性水肿和急性肺水肿,对急慢性肾衰竭尤为适宜,对用呋塞米无效的病例仍有效;依他尼酸(ethacrynicacid)又名利尿酸,化学结构与呋塞米不同,但利尿作用与机制与呋塞米相似,特点是利尿作用比呋塞米弱,不良反应较严重,耳毒性发生率高,临床应用受到限制。

(二)中效能利尿药

中效能利尿药主要作用于髓袢升支粗段皮质部和远曲小管近端,最大排钠能力为肾小球滤过 Na^+ 量的 5%~10%。

噻嗪类(thiazides)是临床广泛应用的一类口服利尿药和降压药,本类药物结构相似,在肾小管的作用部位及作用机制相同,主要区别是作用强度、起效快慢及维持时间各不相同,包括氢氯噻嗪(hydrochlorothiazide,双氢克尿塞)、氢氟噻嗪(hydroflumethiazide)和环戊噻嗪(cyclopenthiazide)等。氯噻酮(chlortalidone,氯肽酮)为非噻嗪类结构药物,但药理作用与噻嗪类相似。

氢氯噻嗪的用途、不良反应及用药护理如下。

(1)作用与用途:①利尿作用,作用部位在髓袢升支粗段皮质部和远曲小管近端。抑制该段Na^+-K^+-$2Cl^-$共同转运系统,从而抑制氯化钠的重吸收,降低肾脏对尿液的稀释功能而不影响浓缩功能,故利尿效能较呋塞米弱。尿中除含有较多的Cl^-、Na^+外,K^+的排出也增加。本品利尿作用温和,可用于消除各型水肿,其中对轻、中度心性水肿疗效较好。②抗利尿作用:氢氯噻嗪可明显减少尿崩症患者的口渴感和尿量。其作用机制尚未阐明,临床上主要用于肾性尿崩症及用加压素无效的垂体性尿崩症。③降血压:为治疗高血压病的基础药物之一,多与其他降压药物合用。

(2)不良反应与用药护理:①电解质紊乱,长期应用可致低血钾、低血钠、低血镁、低氯性碱中毒等。其中低血钾症最常见,表现为恶心、呕吐、腹泻、肌无力等。为避免发生低钾血症应注意:给药宜从小剂量开始,视情况逐渐增加剂量,宜间歇给药,以减少电解质紊乱的发生;长期应用要适当补充钾盐或合用留钾利尿药,与强心苷类药物合用时要特别注意补钾,以免诱发强心苷的心脏毒性;用药期间让患者多食含钾丰富的食物。低血钠多见于低钠饮食、大量饮水、心功能不全、肝硬化及肾病综合征伴有严重水肿者服用噻嗪类利尿药时易发生。②代谢障碍与剂量有关,长期应用可引起高尿酸血症、高血糖、高血脂,肾功能减退患者血尿素氮升高,痛风患者、糖尿病、高脂血症慎用,肾功能不全的患者禁用。③变态反应可见皮疹、血小板减少、溶血性贫血、急性胰腺炎、光敏性皮炎等。与磺胺类药有交叉变态反应。

(三)低效能利尿药

低效能利尿药主要作用于远曲小管和集合管,最大排钠能力为肾小球滤过Na^+量的5%以下。

本类药物抑制该段Na^+的重吸收、减少K^+的分泌,具有留钾排钠的作用。但利尿作用弱,单用效果差,常与排钾利尿合用,以增强疗效,减少K^+、Mg^{2+}的排出。

1.螺内酯

螺内酯(spironolactone)又名安体舒通,是人工合成的甾体化合物,化学结构与醛固酮相似。口服易吸收,服药1d起效,2~3d作用达高峰,停药2~3d后仍有利尿作用。

(1)作用与用途:螺内酯化学结构与醛固酮相似,在远曲小管末端和集合管与醛固酮竞争醛固酮受体,拮抗醛固酮而发挥排Na^+留K^+利尿作用。特点是利尿作用弱、起效慢,维持时间久。用于与醛固酮升高有关的顽固性水肿,如肝硬化腹水或肾病综合征患者。由于利尿作用弱,常与噻嗪类或高效利尿药合用,以提高疗效,减少血钾紊乱。

(2)不良反应与用药护理。①高钾血症:久用可引起高血钾,尤其在肾衰竭时更易发生。严重肝肾功能不全及高血钾者禁用。②性激素样作用:久用可致男性乳房发育、女性多毛症、月经周期紊乱、性功能障碍等,停药后可自行消失。③中枢神经系统反应:少数人出现头痛、嗜睡、步态不稳及精神错乱等。④胃肠道反应:恶心、呕吐、腹痛、腹泻及胃溃疡出血等。口服给药,以餐后服用为宜。胃溃疡患者禁用。

2.氨苯蝶啶和阿米洛利

氨苯蝶啶(triamterene)和阿米洛利(amiloride)两者化学结构不同,但作用机制相同,均为远曲小管和集合管 Na^+ 通道阻滞药。

(1)作用与用途:两者作用于远曲小管和集合管,阻断 Na^+ 的再吸收和 K^+ 的分泌,使 Na^+-K^+ 交换减少,从而产生留 K^+ 排 Na^+ 的利尿作用。该作用与醛固酮无关。常与中效或强效利尿药合用治疗各种顽固性水肿,如心力衰竭、肝硬化和肾炎等引起的水肿。

(2)不良反应与用药护理:不良反应较少,长期服用可致高钾血症,严重肝、肾功能不全及高钾血症倾向者禁用。此外,氨苯蝶啶还可抑制二氢叶酸还原酶,干扰叶酸代谢,肝硬化患者服用此药引起巨幼红细胞性贫血。偶可引起变态反应,应予注意。

第二节 脱水药

脱水药是指能迅速提高血浆渗透压而使组织脱水的药物,由于具有渗透性利尿作用,又称渗透性利尿药。多数脱水药的特点是:在体内不被代谢或代谢较慢。静脉注射后不易透过血管壁进入组织。易经肾小球滤过。不易被肾小管重吸收。在血浆、肾小球滤过液和肾小管腔液中形成高渗透压,吸收组织水分,产生脱水和利尿作用。临床常用的药物有甘露醇、山梨醇、高渗葡萄糖。

一、甘露醇

甘露醇为己六醇,临床用其 20% 的高渗水溶液。

(一)作用

1.脱水作用

静脉滴注 20% 的高渗水溶液,甘露醇不易从毛细血管渗入组织,能迅速提高血浆渗透压,使组织间液水分向血浆转移,产生组织脱水作用;甘露醇不易进入脑或眼前房角等有屏障的特殊组织,故静脉滴注甘露醇高渗溶液,使这些组织特别容易脱水,有效降低颅内压和眼内压。

2.利尿作用

静脉滴注后,一方面因增加血容量,使肾血流量和肾小球滤过增加;另一方面,甘露醇从肾小球滤过后使肾小管腔内维持高渗透压,阻止水和电解质的重吸收,故能利尿。静脉滴注甘露醇高渗溶液后约 10min 起效,2~3h 达高峰,持续 6~8h,其最大排 Na^+ 能力为滤过 Na^+ 量的 15% 左右,明显增加尿量,同时也增加 K^+、Cl^-、HCO_3^-、Mg^{2+} 等电解质的排出。

3.导泻作用

口服不吸收,刺激肠壁,使肠蠕动加快,可清洁肠道,排除体内废物。

(二)临床应用

(1)治疗脑水肿:临床多用甘露醇作为治疗急性脑水肿的首选脱水药物。

(2)青光眼:静脉滴注甘露醇可降低青光眼患者的眼内压。青光眼术前使用以降低眼内压,也可作为急性青光眼的应急治疗。

(3)防治急性肾衰竭:甘露醇可增加肾血流量,提高肾小球的滤过率;同时,通过渗透性利尿可维持足够尿流量,使肾小管充盈,稀释肾小管内有害物质,有效防止肾小管萎缩坏死。用于休克、创伤、严重感染、溶血和药物中毒等各种原因引起的急性少尿,以防治急性肾衰竭。

(4)用于肠道外科手术、纤维结肠镜检查、下消化道钡剂灌肠造影前的肠道清洁准备。

(5)其他:治疗大面积烧伤引起的水肿及促进体内毒物的排泄等。

(三)不良反应和用药监护

(1)静脉注射过快可引起头痛、头晕、视力模糊。静脉注射切勿漏出血管外,否则可引起局部组织肿胀,严重则可导致组织坏死。护士应注意观察,一旦发生,应及时更换输液部位,并进行热敷。

(2)因血容量突然增加,加重心脏负荷,心功能减退或心力衰竭者禁用。

(3)颅内有活动性出血者禁用,以免因颅内压迅速下降而加重出血。

(4)气温较低时,易析出结晶,可用热水浴(80 ℃)加温,振摇溶解后使用。

二、山梨醇

山梨醇是甘露醇的同分异构体,其作用、临床应用、不良反应与甘露醇相似。山梨醇进入体内后,部分经肝脏转化为果糖而失去高渗作用,故作用弱于甘露醇。常用25%水溶液,治疗脑水肿、青光眼以及心肾功能正常的水肿、少尿患者。局部刺激性较大,可能导致高乳酸血症。

三、高渗葡萄糖

临床常用其50%的高渗溶液,静脉注射时也可产生高渗性利尿和脱水作用。但因葡萄糖在体内易被代谢,作用弱且持续时间较短。单独用于脑水肿时可有反跳现象,一般与甘露醇交替使用。

四、利尿药与脱水药常用剂量

(一)呋塞米(Furosemide)

片剂:20 mg。口服,每次20 mg,1d1～2次。从小剂量开始,可增加到1d120 mg。间歇给药,服药1～3d,停药2～4d。注射剂:20 mg:2 mL。每次20 mg,每日1次或隔日1次,肌内注射或稀释后缓慢静脉滴注。

(二)布美他尼(Bumetanide)

片剂:1 mg。口服,每次1 mg,每日1～3次,可逐渐增加剂量到每日10 mg。注射剂:0.5 mg,剂量同口服。

(三)依他尼酸(Ethacrynic Acid)

片剂:25 mg。口服,每次25 mg,每日1～3次。

(四)氢氯噻嗪(Hydrochlorothiazide)

片剂:10 mg、25 mg。口服,成人每次25～50 mg,每日1～3次,可增加到每日100 mg。小儿按每日1～2 mg/kg(体重),每日2次。

(五)苄氟噻嗪(Bendroflumethiazide)

片剂:2.5 mg、5 mg、10 mg。口服,每次2.5～10 mg,每日1～2次,酌情调整剂量。

(六)环戊噻嗪(Cyclopenthiazide)

片剂:0.25 mg、0.5 mg。口服,每次0.25～0.5 mg,每日2次。

（七）氯噻酮（Chlortalidone）

片剂：25 mg、50 mg、100 mg。口服，从小剂量开始，每次 25～100 mg，每日 1 次，酌情调整剂量。

（八）美托拉宗（Metolazone）

片剂：2.5 mg、5 mg、10 mg。口服，每次 5～10 mg，每日 1 次，可酌情增加剂量。

（九）螺内酯（Spironolactone）

片剂：20 mg。口服，每次 20～40 mg，每日 2～3 次。

（十）氨苯蝶啶（Triamterene）

片剂：50 mg。口服，每次 25～50 mg，每日 2～3 次，最大剂量不超过每日 300 mg，小儿每日不超过 6 mg/kg。

（十一）阿米洛利（Amiloride）

片剂：5 mg。口服，从小剂量开始，每次 2.5～5 mg，每日 1 次。可增加到每日 20 mg。

（十二）甘露醇（Mannitol）

注射剂：10 g：50 mL；20 g：100 mL；50 g：250 mL。每次 1～2 g/kg（体重），快速静脉滴注，必要时 4～6 小时重复使用。

（十三）山梨醇（Sorbitol）

注射剂：25 g：100 mL；62.5 g：250 mL。每次 1～2 g/kg（体重），快速静脉滴注，必要时 6～12h 重复注射。

（十四）葡萄糖（Glucose）

注射剂：10 g：20 mL；25 g：50 mL；50 g：100 mL。每次 40～60 mL（20～30 g），静脉注射。

第三节　其他泌尿系统药

一、加压素（vasopressin）

（一）剂型规格

鞣酸盐注射剂：5 mL：0.1 g；1 mL：20 U。

（二）用法用量

深部肌内注射。①尿崩症：开始一次 0.1～0.2 mL，以后逐渐增加至一次 0.3～1 mL，隔 1～3d 注射 1 次；儿童视病情而定。②腹胀：一次 5～10 U，间隔 3～4h 可重复。③腹部 X 线摄影：一次 5 U，摄影前 2 小时和 30min 各注射 1 次。④肺或食管静脉破裂出血：一次 10 U，加入 5％葡萄糖注射液中缓慢静脉注射，约 15min 注完。对持续或反复呕血或咯血者，可用 10～400 U，加入 5％葡萄糖注射液 500 mL 中连续 24h 缓慢静脉滴注。

（三）作用用途

加压素为神经垂体所分泌的激素，是由 9 个氨基酸组成的多肽。其氨基酸的组成种属间略有差别，人和牛的加压素第 8 位是精氨酸，称为精氨酸加压素。而猪的加压素第 8 位是赖氨酸,称为赖氨酸加压素。本品直接作用肾脏,促进远端肾小管和集合管对水的重吸收,起抗利尿作用,并可使周围血管收缩,导致血压升高、心律减慢,还可引起小肠、胆囊和膀胱平滑肌收缩。本品几乎无催产作用。口服后其有效成分易被胰淀粉酶破坏,故本品一般不口服。肌内注射后吸收良好,3～5min后开始生效,能维持20～30min。静脉注射作用更快,但维持时间更短。需要时可用静脉注射,为了延长作用时间,制成鞣酸加压素油制注射液,做深部肌内注射,其作用特点是吸收慢,维持时间长,可减少患者频繁注射的麻烦。一次注射0.3 mL,可维持2～6d,注射1 mL可维持10d左右。或以粉剂制成鼻吸入剂,作用同垂体后叶粉鼻吸入剂,但作用时间较长,可持续6～12h。本品进入人体的有效成分大部分经肝、肾迅速破坏失活,以代谢物及原形药物从尿排出。在血浆中的半衰期很短,文献报道不一,为5～15min。加压素对尿崩症有良好疗效,可使尿量迅速减少和口渴减轻。用于诊断和治疗由于缺乏抗利尿激素而引起的尿崩症,肺或食管静脉破裂出血、手术后腹部膨胀及排除腹部气影,也用于其他药物效果不佳的腹部肌肉松弛。

(四)不良反应

本品大剂量可引起明显的不良反应,如脸色苍白、恶心、皮疹、痉挛、盗汗、胸闷、腹泻、肠绞痛、嗳气等。对于妇女可引起子宫痉挛。此外还可引起高钠血症、水潴留,以及变态反应,如荨麻疹、发热、支气管痉挛、神经性皮炎及休克。严重时可引起冠脉收缩、高血压、胸痛、心肌缺血或梗死等。

(五)注意事项

(1)注射前须将安瓿握于手中片刻传温,并充分摇匀,做深部肌内注射。

(2)剂量应随病情和患者耐受量高低酌情给予,耐受量低的患者不可多用,以免产生不良反应;耐受量高者,可注射一次1 mL。

(3)高血压、冠心病、心力衰竭及孕妇禁用。

(4)有血管病变者应避免使用本药。

(5)有哮喘或其他过敏性疾病、癫痫、偏头痛等患者慎用。

(6)本品对注射局部有刺激,易出现血栓,故应注意更换注射部位。

(7)食管静脉破裂出血开始静脉滴注时,须同时每间隔30min舌下含硝酸甘油片,连续6h,以防冠状动脉不良反应发生。

(8)注射时喝1～2杯水可减轻不良反应。

(9)避光保存于阴凉处。

二、去氨加压素(desmopressin)

(一)剂型规格、用法用量

片剂(醋酸盐)0.1 mg、0.2 mg,口服。中枢性尿崩症:开始一次0.1～0.2 mg,每日3次,再根据疗效调整剂量,每日总量0.2～1.2 mg;儿童一次0.1 mg,每日3次。夜间遗尿症:首剂0.2 mg,睡前服用,如疗效不显著可增至0.4 mg,连续用药3个月后停药至少1周,以便评估是否需要继续治疗。

注射剂1 mL:4 μg,静脉注射。中枢性尿崩症:一次1～4 μg(0.25～1 mL),每日1～2次;儿童:1岁以上一次0.4～1 μg(0.1～0.25 mL),1岁以下每日0.2～0.4 μg(0.05～0.1 mL),

每日 1～2 次。肌内注射或皮下：肾尿液浓缩功能测验：一次4 μg；儿童：1 岁以上一次 1～2 μg（0.25～0.5 mL），1 岁以下一次0.4 μg（0.1 mL），婴儿可鼻腔给药。上述两种给药途径均在 1h 内，尽量排空尿液。用药后 8h 应收集2 次尿样，分析尿渗透压。出血及手术前预防出血：一次0.3 $\mu g/kg$，用 0.9％氯化钠注射液稀释至50～100 mL，在 15～30min 内做静脉输液，必要时可按起始剂量间隔 6～12h 重复给药 1～2 次；若再多次重复此剂量，效果将会降低。鼻喷雾剂 2.5 mL：0.1 mg（10 μg/喷）；滴鼻剂 2.5 mL：0.25 mg。中枢性尿崩症：鼻腔给药，每日 20～40 μg，儿童 10～20 μg，分 1～3 次用。夜间遗尿症：鼻腔给药，有效剂量10～40 μg，先从20 μg开始，睡前给药，治疗期间限制饮水并注意观察。肾尿液浓缩功能试验：鼻腔给药，一次 40 μg，1 岁以上儿童一次 10～20 μg。

（二）作用用途

去氨加压素是在加压素 V2 受体高亲和力同系物的研究中开发出来的，其化学结构与人体自然产生的激素精氨酸加压素相类似，但因有两处改变，故显著增强了抗利尿作用，而对平滑肌的作用却很弱，因此避免了引起升高血压的不良反应。另外，使用本品高剂量，即按0.3 $\mu g/kg$静脉或皮下注射，可增加血浆内促凝血因子Ⅷ的活性 2～4 倍，也可增加血中血管性血友病抗原因子（vWF:Ag），与此同时释放出纤维蛋白溶酶原激活质（t-PA），故可用于控制或预防某些疾病在小手术时的出血或药物诱发的出血。本品按0.3 $\mu g/kg$剂量注射后，平均值约为 600 pg/mL 的最高血浆浓度约在 1h 出现。半衰期为 3～4h。对多数患者口服或注射本品，其抗利尿作用可维持 8～12h，凝血效应大约亦维持 8～12h。临床用于：①中枢性尿崩症及颅外伤或手术所致的暂时性尿崩症：用本品后可减少尿排出，增加尿渗透性，减低血浆渗透压，减少尿频和夜尿。本品一般对肾原性尿崩症无效。②治疗 5 岁以上患有夜间遗尿症的患者。③肾尿液浓缩功能试验：有助于对肾功能的鉴别，对于诊断不同部位的尿道感染尤其有效。④对于轻度血友病及Ⅰ型血管性血友病患者，在进行小型外科手术时可控制出血或预防出血。⑤对于因尿毒症、肝硬化以及先天的或用药物诱发的血小板功能障碍而引起的出血时间过长和不明原因的出血，用本品可使出血时间缩短或恢复正常。

（三）不良反应

（1）少部分患者出现头痛、恶心、胃痛、变态反应、水潴留及低钠血症。

（2）高剂量时可引起短暂的血压降低、反射性心跳快速及面部潮红、眩晕、疲乏等。

（3）注射给药时，可致注射部位疼痛、肿胀。

（四）注意事项

（1）习惯性或精神性烦渴症、不稳定性心绞痛、心功能不全、ⅡB 型血管性血友病、对防腐剂过敏患者等禁用。

（2）对婴幼儿及老年人、体液或电解质平衡紊乱、易产生颅内压增高的患者以及孕妇应谨慎使用本品，防止体液蓄积。

（3）1 岁以下婴儿必须在医院监护下实行肾浓缩功能试验。

（4）用药期间需要监测患者的尿量、渗透压和体重，对有些病例还需测试血浆渗透压。

（5）用于止血，对需要服用利尿药的患者，必须采取适当的措施，防止体液积蓄过多。

（6）在治疗遗尿症时，用药前 1h 至用药后 8h 内需限制饮水量。当用于诊断检查时，用药前 1h 至用药后 8h 内饮水量不得超过 500 mL。

(7)超量给药会增加水潴留和低钠血症的危险,治疗低钠血症时的用药应视具体病情而定。对无症状的低钠血症患者,除停用去氨加压素外,还应限制饮水量。对有症状的患者,可根据症状输入等渗或高渗氯化钠液,当体液潴留症状严重时(抽搐或神志不清),需加服呋塞米。

(8)鼻腔用药后,鼻黏膜若出现瘢痕,水肿或其他病变时,应停用鼻腔给药法。

(9)吲哚美辛会加重患者对本品的反应,但不会影响其反应持续时间。

(10)一些可释放抗力尿激素的药物,如三环类抗抑郁药、氯丙嗪、卡马西平等,可增加抗利尿作用并有引起体液潴留的危险。

三、奥昔布宁(oxybutynin)

(一)剂型规格、用法用量

片剂(盐酸盐):5 mg,口服,一次 2.5～5 mg,每日 2～4 次;儿童:5 岁以上一次 2.5 mg,每日 2 次。

(二)作用用途

本品为解痉药,具有较强的抗胆碱能作用和平滑肌解痉作用。本品直接作用于平滑肌,能选择性作用于膀胱逼尿肌,恢复逼尿肌正常功能,减少膀胱不自主收缩,减轻尿急、尿频的痛苦。同时也可增加膀胱的容量,延长两次排尿间隔时间,减少排尿次数。本品抗痉挛作用为阿托品的 4～6 倍,而不良反应只为阿托品的 1/5。本品用药后 30min 起效,作用持续约 6h。药物由尿排泄。用于各种尿急、尿频、尿失禁、遗尿等,对膀胱炎、尿道炎、尿路感染引起的尿频症状最为适用。

(三)不良反应

可出现抗胆碱类药物的不良反应,但程度较轻。偶见口干、脸面潮红、少汗、视力模糊、心悸、嗜睡、头晕、恶心、呕吐、便秘等,但服药后 2～3 周后可望减轻或自行消失。

(四)注意事项

(1)心、肾功能不全,青光眼,胃、十二指肠梗阻,胃肠道出血,肠张力减弱,溃疡性结肠炎,重症肌无力,阻塞性尿道疾病等患者禁用。

(2)孕妇及 5 岁以下小儿慎用。

四、依立雄胺(epristeride)

(一)剂型规格、用法用量

片剂:5 mg。口服,一次 5 mg,每日 2 次,早晚各 1 次(饭前饭后均可),疗程 4 个月,或遵医嘱。

(二)作用用途

本品为甾体-5α-还原酶Ⅱ型的选择性抑制药,其作用机制是通过抑制睾酮转化为双氢睾酮而降低前列腺体内双氢睾酮的含量,导致增生的前列腺体萎缩。口服后吸收迅速,15min 即可自血清中检出,3～4h 达峰值,平均蛋白结合率 97%,分布容积约为 0.5 L/kg。连续给药(每日 2 次)至第 6 日血药浓度达稳态,主要通过消化道排泄,半衰期为 7.5h。适用于治疗良性前列腺增生症,改善因腺体良性增生的有关症状。

（三）不良反应

不良反应可见轻微恶心、食欲减退、头昏、失眠、性欲下降、射精量下降等,其发生率约为3.7%。

（四）注意事项

(1)服用本品可导致血清 PSA 值下降,而干扰对前列腺癌的诊断。在使用血清 PSA 指标检测前列腺癌时,医生应充分考虑此影响因素。

(2)妇女、儿童及对本品过敏者禁用。

第五章　神经系统常见病药物治疗

第一节　脑血管病

一、缺血性脑血管病及其用药

脑血管病具有高发病率、高致残率和高死亡率等特点,对缺血性脑血管病的治疗不仅要追求急性期的安全、有效、及时,同时还要重视危险因素的干预,做好一级预防和二级预防工作。现重点介绍短暂性脑缺血发作(TIA)和脑血栓形成的药物治疗。

(一)短暂性脑缺血发作的药物治疗

1.抗血小板药

对 TIA 尤其是反复发生 TIA 的患者应首先考虑选用抗血小板药。

①环氧酶抑制药:阿司匹林(75～150mg)或氯吡格雷(75mg/d)单药治疗均可以作为首选抗血小板药物。②磷酸二酯酶抑制药:磷酸二酯酶抑制药的缓释制剂双嘧达莫,阿司匹林(25mg)＋缓释型双嘧达莫(200mg)2 次/d 或西洛他唑(100mg)2 次/d,均可作为阿司匹林和氯吡格雷的替代治疗药物。③频繁发作 TIA 时,也可考虑选用血栓素 A_2(TXA$_2$)合成酶抑制药奥扎格雷。

2.抗凝药

对伴有心房颤动(包括阵发性)的 TIA 患者,推荐使用适当剂量的华法林口服抗凝治疗,预防再发的血栓栓塞事件。新型口服抗凝剂可作为华法林的替代治疗药物,包括达比加群、利伐沙班等,选择何种药物应考虑个体化因素。

3.降纤药

对存在血液成分的改变(如纤维蛋白原含量明显增高的患者)或频繁发作但以其他治疗无效的患者可考虑选用降纤酶和巴曲酶。

4.扩容药

心功能不全者禁用。可选用低分子右旋糖酐或羟乙基淀粉。

5.钙通道阻滞药

血压低者慎用,可扩张脑血管,防止脑动脉痉挛。可选用尼莫地平、氟桂利嗪等。

(二)脑梗死的药物治疗

脑梗死的治疗应根据不同的病因、发病机制、临床类型、发病时间等确定针对性强的治疗方案,实施以分型、分期为核心的个体化治疗。在一般内科支持治疗(特别注意血压的调控)的基础上,可酌情选用改善脑循环、脑保护、抗脑水肿降颅压等措施。

通常按病程可分为急性期(1 个月),恢复期(2～6 个月)和后遗症期(6 个月以后)。重点是急性期的分型治疗,腔隙性脑梗死不宜脱水,主要是改善循环;大、中梗死应积极抗脑水肿降颅压,防止脑疝形成。在<6h 的时间窗内有适应证者可行溶栓等治疗。

1.溶栓治疗

缺血性脑卒中发病 4.5h 内应用阿替普酶(t-PA)或重组组织型纤溶酶原激活物(rt-PA)的静脉溶栓疗法。对脑 CT 无明显低密度改变、意识清楚的急性缺血性脑卒中患者,在发病 6h 之内,采用尿激酶静脉溶栓治疗比较安全、有效。基底动脉血栓溶栓治疗的时间窗和适应证可以适当放宽。对发病 6 小时以内的急性缺血性脑卒中患者,在有经验和有条件的单位,可以考虑进行动脉内溶栓治疗。

适应证:①缺血性卒中导致的神经功能缺损症状。②症状出现<6h。③年龄 18~80 岁。④意识清楚或嗜睡。⑤脑 CT 无早期脑梗死低密度改变。⑥患者或家属签署知情同意书。

禁忌:①近 3 个月有严重头颅外伤史或卒中史。②可疑蛛网膜下腔出血。③近 1 周内有在不易压迫止血部位的动脉穿刺。④既往有颅内出血。⑤颅内肿瘤,动静脉畸形,动脉瘤。⑥近期有颅内或椎管内手术。⑦血压升高,收缩压≥180mmHg,或舒张压>100mmHg。⑧活动性内出血。⑨急性出血倾向,包括血小板计数低于 $100×10^9$/L 或其他情况。⑩48h 内接受过肝素治疗(APTT 超出正常范围上限)。⑪已口服抗凝剂者 INR>1.7 或 PT>15 秒。⑫目前正在使用凝血酶抑制剂或 Ⅹa 因子抑制剂,各种敏感的实验室检查异常(如 APTT,INR,血小板计数、ECT;TT 或恰当的 Ⅹa 因子活性测定等)。⑬血糖<2.7mmol/L。 CT 提示多脑叶梗死(低密度影>1/3 大脑半球范围)。

溶栓药物治疗方法:①阿替普酶(rtPA):剂量为 0.9mg/kg(最大剂量 90mg),先静脉推注 10%(1min 内),其余持续滴注 1h。用药期间及用药 24h 内应严密监护患者。②尿激酶:100~150 万 IU,溶于生理盐水 100~200mL,持续静脉滴注 30min。用药期间应严密监护患者。

溶栓治疗时的注意事项:①患者出现严重的头痛、急性血压增高、恶心或呕吐,应立即停用溶栓药物,紧急进行头颅 CT 检查。②血压的监测:溶栓的最初 2h 内每 15min 测定一次,随后 6h 内为每半小时测定一次,此后,每 1h 一次,直至 24h。如果收缩压≥180mmHg 或者舒张压≥100mmHg,应增加血压监测次数,并给予降压药物。③溶栓治疗后 24h 后,给予抗凝药或抗血小板药物前应复查颅脑 CT 或 MRI。

2.抗血小板药

不符合溶栓适应证且无禁忌的缺血性脑卒中患者应在发病后尽早给予口服阿司匹林 150~300mg/d。急性期后可改为预防剂量(50~300mg/d)。

3.抗凝治疗

对大多数急性缺血性脑卒中患者,不推荐无选择地早期进行抗凝治疗。关于少数特殊患者的抗凝治疗,可在谨慎评估风险/效益比后慎重选择。特殊情况下溶栓后还需抗凝治疗的患者,应在 24h 后使用抗凝剂。

4.降纤治疗

对不适合溶栓并经过严格筛选的脑梗死患者,特别是高纤维蛋白血症者可选用降纤治疗,目前国内使用的药物有降纤酶和巴曲酶。

5.扩容治疗

对一般缺血性脑卒中患者,不推荐扩容;对于低血压或者脑血流低灌注所致的急性脑梗死如分水岭梗死可考虑扩容治疗,但应注意可能加重脑水肿、心力衰竭等并发症。

6.其他药物

常用的还有胞磷胆碱、尼麦角林、双氢麦角碱、吡拉西坦、茴拉西坦、奥拉西坦、尼莫地平等,曲克芦丁、己酮可可碱等有时也可选用。

7.二级预防

①高血压:应用抗高血压药的原则是既要有效和持久地降低血压,又不至于影响重要器官的血流量。各类型的抗高血压药均可选择。②高血脂:羟甲戊二酰辅酶 A 还原酶抑制剂(他汀类)降脂药不仅能有效降低 TC、CH 及 LDL-ch 水平,还能稳定斑块,从而减少卒中的发生。③高同型半胱氨酸血症:高同型半胱氨酸血症与脑卒中发病有相关关系。叶酸与维生素 B_6 和 B_{12} 联合应用,可降低血浆半胱氨酸水平。一般人群应以饮食调节为主,对高半胱氨酸血症患者,可考虑应用叶酸 2mg 和维生素 B_6 30mg、B_{12} 500μg 予以治疗。

(三)脑栓塞的药物治疗

脑栓塞强调不同病因不同治疗,最好能去除栓子来源。非感染性心源性栓塞主张抗凝治疗。对已明确诊断为非瓣膜病变性房颤诱发的心源性栓塞患者二级预防可使用华法林抗凝治疗,剂量为每日 2～4mg,国际标准化比值(INR)应控制在 2.0～3.0 之间。其余药物治疗见(二)。

(四)腔隙性脑梗死的药物治疗

腔隙性脑梗死以预防为主,服小剂量阿司匹林,一次 75～150mg,每日 1 次。积极控制血压、血糖、血脂。急性期治疗以改善血液循环为主,其余药物治疗(二)。

1.巴曲酶

【适应证】

(1)急性脑梗死。

(2)改善各种闭塞性血管病(如血栓闭塞性脉管炎、深部静脉炎、肺栓塞等)引起的缺血性症状。

(3)改善末梢及微循环障碍(如:突发性耳聋、振动病)。

【用法与用量】

急性脑梗死患者,首次剂量为 10BU,另二次各为 5BU,隔日 1 次,共 3 次。使用前用 250mL 生理盐水稀释,静滴 1 小时以上。此后应有其他治疗脑梗死药物继续治疗。通常疗程为一周,必要时可增至 3 周;慢性治疗可增至 6 周,但在延长期间内每次用量减至 5BU 隔日点滴。下列情况首次使用量应为 20BU,以后维持量可减为 5BU:

(1)给药前血纤维蛋白原浓度达 400mg/dl 以上时。

(2)突发性耳聋的重症患者。

【不良反应】

(1)血液:有时会出现嗜酸性粒细胞增高,白细胞增高或减少,红细胞减少等。

(2)肝脏:GOT、GPT 升高,时有碱性磷酸酶升高。

(3)肾脏:时有 BUN 升高,血清肌酐升高,出现尿蛋白等。

(4)消化系统:时有恶心、呕吐、胃痛等。

(5)其他包括精神系统、感官异常、代谢异常、过敏症等。

【禁忌】

下列患者禁用:

(1)有出血患者(出凝血障碍性疾病、血管障碍所致出血倾向,活动性消化道溃疡,疑有颅内出血者等)。

(2)新近手术患者。

(3)有出血可能的患者(内脏肿瘤、消化道憩室炎、亚急性细菌性心内膜炎、重症高血压、重症糖尿病者等)。

(4)正在使用具有抗凝作用及抑制血小板机能药物(如阿司匹林)者和正在使用抗纤溶性制剂者。

(5)用药前血纤维蛋白原浓度低于 100mg/dl 者。

(6)重度肝或肾功能障碍及其他如乳头肌断裂、心室中隔穿孔、心源性休克、多脏器功能衰竭症者。

(7)对本制剂有过敏史者。

(8)在妊娠妇女中的使用安全性尚未确定,哺乳期避免使用。

(9)儿童用药尚不明确。

【注意事项】

(1)本制剂具有降低纤维蛋白原的作用,用药后可能有出血或止血延缓现象。因此,治疗前及治疗期间应对患者进行血纤维蛋白原和血小板凝集情况的检查,并密切注意临床症状。首次用药后第一次血纤维蛋白原低于 100mg/dl 者,给药治疗期间出现出血或可疑出血时,应终止给药,并采取输血或其他措施。

(2)如患者有动脉或深部静脉损伤时,该药有可能引起血肿。因此,使用本制剂后,临床上应避免进行星状神经节封闭、动脉或深部静脉等的穿刺检查或治疗。对于浅表静脉穿刺部位有止血延缓现象发生时,应采用压迫止血法。

(3)为使患者理解使用本制剂后发生出血的可能,因此必须将以下事项告知患者注意:手术、拔牙或到其他部门就诊时,应将使用本制剂的情况告知医生。

(4)用药期间应避免从事可能造成创伤的工作。

(5)有药物过敏史者、有消化道溃疡史者、有脑血管病后遗症者、70 岁以上高龄患者慎用。

【制剂】

巴曲酶注射液:0.5mL:5BU/支。

2.奥扎格雷钠

【适应证】

用于治疗急性血栓性脑梗死和脑梗死所伴随的运动障碍,及改善蛛网膜下腔出血手术后的脑血管痉挛收缩和并发脑缺血症状。

【用法与用量】

静滴:治疗急性血栓性脑梗死及其所伴随的运动障碍 80mg/次,溶于 250mL 电解质溶液中,每日 1~2 次,缓慢滴注,2 周一疗程。改善蛛网膜下腔出血手术后的脑血管痉挛收缩和并发脑缺血症状,每次 80mg,溶于 250mL 电解质溶液中,每日 1 次,可 24h 连续进行静脉滴注,最好在蛛网膜下腔出血手术后尽早开始用药,2 周一疗程。

【不良反应】

常见出血。偶有 GOT、GPT、BUN 升高,恶心、呕吐、腹泻、食欲不振、胀满感,荨麻疹、皮疹等过敏反应,室上心律不齐、血压下降、头痛、发烧、注射部位疼痛、休克及血小板减少等。严重不良反应可出现出血性脑梗死、硬膜外血肿、脑内出血、消化道出血、皮下出血等。

【禁忌】

禁用于脑出血或脑梗死并出血者,严重心、肺、肝、肾功能不全,血液病或出血倾向,严重高血压,以及对本品过敏者。

【注意事项】

本品与抑制血小板功能的药物并用有协同作用,必须适当减量。本品避免与含钙输液(格林氏溶液等)混合使用,以免出现白色混浊。孕妇或有可能妊娠妇女、儿童慎用。

【制剂】

奥扎格雷钠注射液:2mL:40mg/支。

3.尼莫地平

【适应证】

缺血性脑血管病、偏头疼、蛛网膜下腔出血所致脑血管痉挛,急性脑血管病恢复期的血液循环改善,突发性耳聋,轻中度高血压。

【用法与用量】

口服:

(1)急性脑血管病恢复期,一次 30～40mg,每日 4 次。

(2)缺血性脑血管病,普通制剂每日 30～120mg,分 3 次服用,连续 1 个月。

(3)偏头痛,一次 40mg,每日 3 次,12 周为 1 个疗程。

(4)蛛网膜下腔出血所致脑血管痉挛,一次 40～60mg,每日 3～4 次。

(5)突发性耳聋,每日 40～60mg,分 3 次服用。

(6)轻中度高血压,一次 40mg,每日 3 次,5d 为 1 个疗程。静脉注射:用于动脉瘤性蛛网膜下腔出血后脑血管痉挛引起的缺血性神经损伤。体重低于 70kg 或血压不稳定,开始 2h 0.5mg/h,耐受良好,2h 后可增至 1mg/h;体重＞70kg,开始 1mg/h,耐受良好,2h 后可增至 2mg/h。

【不良反应】

常见的不良反应有:血压下降;肝炎;皮肤刺痛;胃肠道出血;血小板减少;偶见一过性头晕、头痛、面潮红、呕吐、胃肠不适等。此外,个别病人可发生碱性磷酸酶(ALP)、乳酸脱氢酶(LDH)的升高,血糖升高,血小板数升高。

【禁忌】

(1)对本品或本品中任何成分过敏者禁用。

(2)禁止与利福平、抗癫痫药苯巴比妥、苯妥英或卡马西平联合应用。

(3)肝功能严重不良的患者禁用(例如肝硬化)。

【注意事项】

(1)脑水肿及颅内压增高患者、肝功能损害者须慎用。

(2)本品可引起血压的降低。在高血压合并蛛网膜下隙出血或脑卒中患者中,应注意减少或暂时停用降血压药物,或减少本品的用药剂量。

(3)可产生假性肠梗阻,表现为腹胀、肠鸣音减弱。

(4)避免与β-阻滞剂或其他钙拮抗剂合用。

(5)应尽可能使用含聚乙烯管的双通道输液器,不宜采用可吸附尼莫地平的聚氯乙烯材料。

(6)对于孕妇尚无足够的研究,建议哺乳期妇女应用本品时避免喂哺婴儿。

(7)尚无儿童用药的安全性和有效性资料。

【制剂】

尼莫地平片:30mg×100 片/瓶;尼莫地平片:30mg×20 片/盒;尼莫地平缓释片:60mg×24 片/盒;尼莫地平注射液:50mL:10mg/瓶。

4.氟桂利嗪

【适应证】

典型(有先兆)或非典型(无先兆)偏头痛的预防性治疗。由前庭功能紊乱引起的眩晕的对症治疗。

【用法与用量】

口服。

(1)偏头痛的预防性治疗,起始剂量:对于 65 岁以下患者开始治疗时可给予每晚 2 粒,65 岁以上患者每晚 1 粒。维持治疗:如果疗效满意,患者需维持治疗时,应减至每 7d 连续给药 5d(剂量同上)、停药 2d。

(2)眩晕,每日剂量应与上相同,但应在控制症状后及时停药,初次疗程通常少于 2 个月。

【不良反应】

(1)在药物临床试验中,报告率大于 1%的不良反应:鼻炎、食欲增加、抑郁、嗜睡、全身无力、胃部不适等。

(2)依据自发报告频率,非常罕见发生的不良反应:失眠、焦虑、锥体外系反应、帕金森氏综合征、低血压、恶心、肌肉强直等。

【禁忌】

本品禁用于有抑郁症病史、帕金森病或其他锥体外系疾病症状的患者。

【注意事项】

(1)本品可能会引发锥体外系症状、抑郁症和帕金森病,尤其是有此类病症发病倾向的患者应慎用。

(2)由于患者可能发生困倦、嗜睡的不良反应,所以患者在进行如驾驶或者操作危险性机器的活动时应谨慎。

(3)尚无人体妊娠期间使用本品的安全性资料。

(4)动物试验表明氟桂利嗪可随乳汁分泌,故服用本品的妇女不应哺乳。

（5）尚缺乏儿童用药方面的资料。

（6）老年患者慎用。

【制剂】

盐酸氟桂利嗪胶囊：5mg×20 粒/盒。

5.桂哌齐特

【适应证】

（1）脑血管疾病：脑动脉硬化，一过性脑缺血发作，脑血栓形成，脑栓塞、脑出血后遗症和脑外伤后遗症。

（2）心血管疾病：冠心病、心绞痛，如用于治疗心肌梗死，应配合有关药物综合治疗。

（3）外周血管疾病：下肢动脉粥样硬化病，血栓闭塞性脉管炎，动脉炎、雷诺氏病等。

【用法与用量】

一次 4 支，稀释于 10％葡萄糖注射液或生理盐水 500mL 中，静脉滴注，速度为 100mL/h；每日 1 次。

【不良反应】

（1）血液系统：①粒细胞缺乏：偶尔发生粒细胞缺乏，如有发烧、头痛、无力等症状出现时，应立即停止用药，并进行血液检查。②有时会发生白细胞减少，偶尔发生血小板减少，应仔细观察症状并立即停药。

（2）消化系统：有时有腹泻、腹痛、便秘、胃痛、胃胀等胃肠道功能紊乱等。

（3）神经系统：有时会出现头痛、头晕、失眠、神经衰弱等症状，偶尔有瞌睡症状。

（4）皮肤：有时会出现皮疹、瘙痒症状。

（5）肝脏：有时会出现 AST、ALT 升高，偶有 AL-P 升高。

（6）肾脏：有时会出现 BUN 升高。

【禁忌】

（1）脑内出血后止血不完全者（止血困难的人）。

（2）白细胞减少者。

（3）有服用本品造成白细胞减少史的患者。

（4）对本品过敏的患者。

【注意事项】

（1）由于本品存在引发粒细胞缺乏症的可能，建议：使用过程中注意观察是否有炎症、发热、溃疡和其他可能由于治疗引发的症状，服本药过程中要定期进行血液学检查，避免与可能引起白细胞减少的其他药物合用。

（2）孕妇及哺乳期妇女慎用。

（3）不推荐儿童使用。

（4）老年患者应适当减低用药剂量。

【制剂】

马来酸桂哌齐特注射液：2mL：80mg/支

6.倍他司汀

【适应证】

主要用于梅尼埃病、梅尼埃综合征、眩晕症、血管性头痛及脑动脉硬化,并可用于治疗急性缺血性脑血管疾病,如脑血栓、脑栓塞、一过性脑供血不足等;高血压所致直立性眩晕、耳鸣等亦有效。

【用法与用量】

口服:通常成人一次 1～2 片(甲磺酸倍他司汀一次量 6～12mg),每日 2～4 次饭后口服(甲磺酸倍他司汀每日 3 次饭后口服),可视年龄、症状酌情增减。静脉滴注:每日 500mL(含盐酸倍他司汀 0.02g,氯化钠 4.5g)或遵医嘱。

【不良反应】

(1)口干、食欲不振、胃部不适、心悸、皮肤瘙痒、加重消化性溃疡等。

(2)个别病例有头晕、头痛、头胀、出汗等。

(3)偶见出血性膀胱炎、发热。

【禁忌】

(1)禁用于对本品或处方中任何辅料有过敏史的患者。

(2)儿童忌用。

【注意事项】

对下列患者需慎重给药:

(1)有消化道溃疡史者或活动期消化道溃疡的患者。

(2)支气管哮喘的患者。

(3)肾上腺髓质瘤患者。

(4)注意出现发热情况,防止不良后果。

(5)老年人需注意减量服用。

(6)对孕妇及哺乳期妇女,未进行该项实验且无可靠参考文献。

【制剂】

盐酸倍他司汀片:4mg×100 片/瓶;盐酸倍他司汀氯化钠注射液:500mL:20mg/瓶。

7.长春西丁

【适应证】

用于改善脑梗死后遗症、脑出血后遗症、脑动脉硬化症等诱发的各种症状。

【用法与用量】

静脉滴注:开始剂量每日 20mg,将本品加入 500mL 5％葡萄糖注射液或氯化钠注射液内,缓慢滴注。以后根据病情可增至每日 30mg 或遵医嘱。

【不良反应】

(1)过敏症:有时可出现皮疹、偶有荨麻疹、瘙痒等过敏症状,若出现此症状应停药。

(2)精神神经系统:有时头痛、头重、眩晕,偶尔出现困倦感,侧肢的麻木感。

(3)消化道:有时恶心、呕吐,也偶然出现食欲不振、腹痛、腹泻等症状。

(4)循环器官:有时可出现颜面潮红、头晕等症状,偶可见低血压、心动过速等症状。

(5)血液:有时可出现白细胞减少。

(6)肝脏:有时可出现转氨酶升高,偶尔也可见碱性磷酸酶升高和黄疸出现等。

(7)肾脏:偶尔可出现血尿素氮升高。

【禁忌】

(1)对本品过敏者禁用。

(2)颅内出血后尚未完全止血者禁用。

(3)严重缺血性心脏病、严重心律失常者禁用。

(4)孕妇或已有妊娠可能的妇女禁用。

【注意事项】

(1)长期使用应注意血象变化。

(2)本品不可静脉或肌肉推注。

(3)尚缺乏本品儿童用药的安全性和有效性研究资料。

【制剂】

注射用长春西丁:10mg/支。

8.法舒地尔

【适应证】

改善和预防蛛网膜下腔出血术后的脑血管痉挛及引起的脑缺血症状。

【用法与用量】

成人每日 2～3 次,每次 30mg,以 50～100mL 的生理盐水或葡萄糖注射液稀释后静脉点滴,每次静滴时间为 30min。本品给药应在蛛网膜下腔出血术后早期开始,连用 2 周。

【不良反应】

(1)有时会出现颅内出血(1.63%)。

(2)有时会出现消化道出血、肺出血、鼻出血、皮下出血等出血,注意观察,若出现异常,应停药并予以适当处置。

(3)循环系统:偶见低血压、颜面潮红。

(4)血液系统:偶见贫血、白细胞减少、血小板减少。

(5)有时会出现肝功能异常。AST(GOT)、ALT(GPT)、ALP、LDH 升高等。

(6)泌尿系统:偶见肾功能异常(BUN、肌酐升高等)、多尿。

(7)消化系统:腹胀、恶心、呕吐等较少见。

(8)过敏症:偶见皮疹等过敏症状。

(9)其他:发热(偶见)、头痛、意识水平低、呼吸抑制(少见)。

【禁忌】

下述患者禁用本品:

(1)出血患者:颅内出血。

(2)可能发生颅内出血的患者:术中对出血的动脉瘤未能进行充分止血处置的患者。

(3)低血压患者。

【注意事项】

(1)本品只可静脉点滴使用,不可采用其他途径给药;

(2)肾功能障碍的患者、肝功能障碍的患者、严重意识障碍的患者、70岁以上的高龄患者、蛛网膜下腔出血合并重症脑血管障碍(烟雾病、巨大脑动脉瘤等)的患者等慎用。

(3)本品使用时,应密切注意临床症状及CT改变、若发现颅内出血,应立即停药并进行适当处理。

(4)本品可引起低血压,因此在用药过程中应注意血压变化及给药速度。

(5)本品的用药时间为2周,不可长期使用。

(6)妊娠或可能妊娠妇女及哺乳期妇女应避免使用。

(7)儿童用药尚不明确。

【制剂】

盐酸法舒地尔注射液:2mL:30mg/支。

9.川芎嗪

【适应证】

用于缺血性脑血管病,如:脑供血不足、脑血栓形成、脑栓塞及其他缺血性血管疾病如冠心病,脉管炎等。

【用法与用量】

用5%葡萄糖注射液或0.9%氯化钠注射液250～500mL稀释后缓慢静脉滴注,每次80～120mg,每日一次至两次,10～15d为1疗程。

【不良反应】

无明显不良反应,个别病例偶有口干、嗜睡等。

【禁忌】

以下患者禁用:

(1)对本品过敏者。

(2)脑出血及有出血倾向者。

【注意事项】

(1)脑水肿者应慎用。

(2)不得与碱性药物配伍静注使用。

(3)本品静脉滴注速度不宜过快。

(4)妊娠及哺乳期妇女慎用。

(5)明显心、肝、肾功能减退者酌减量。

【制剂】

注射用盐酸川芎嗪:80mg/支。

10.葛根素

【适应证】

可用于辅助治疗冠心病、心绞痛、心肌梗死、视网膜动静脉阻塞、突发性耳聋及缺血性脑血管病、小儿病毒性心肌炎、糖尿病等。

【用法与用量】

静脉滴注：一次 0.4～0.6g，每日 1 次，15d 为一疗程。

【不良反应】

(1)少数病人在用药开始时出现暂时性腹胀、恶心等反应，继续用药可自行消失。

(2)极少数病人用药后有皮疹、发热等过敏现象，立即停药或对症治疗后，可恢复正常。

(3)偶见急性血管内溶血寒战、发热、黄疸、腰痛、尿色加深等。

【禁忌】

(1)严重肝、肾损害、心衰及其他严重器质性疾病患者禁用。

(2)有出血倾向者慎用。

(3)对本药过敏或过敏体质者禁用。

【注意事项】

(1)使用本品者应定期监测胆红素、网织红细胞、血红蛋白及尿常规。

(2)出现寒战、发热、黄疸、腰痛、尿色加深等症状者，需立即停药，及时治疗。

(3)血容量不足者应补足血容量后用本品。

(4)葛根素在低温下易析出，使用前仔细检查，如有析出物，室温 25℃ 左右溶解澄清后使用。

(5)孕妇及哺乳期妇女、儿童、老年患者尚未进行该项实验且无可靠参考文献。

【制剂】

葛根素葡萄糖注射液：250mL：0.5g/袋。

11.银杏叶提取物

【适应证】

主要用于脑部、周围血流循环障碍。

(1)急慢性脑功能不全及其后遗症：脑卒中、注意力不集中、记忆力衰退、痴呆。

(2)耳部血流及神经障碍：耳鸣、眩晕、听力减退、耳迷路综合征。

(3)眼部血流及神经障碍：糖尿病引起的视网膜病变及神经障碍、老年黄斑变性、视力模糊、慢性青光眼。

(4)周围循环障碍：各种周围动脉闭塞症、间歇性跛行症、手脚麻痹冰冷、四肢酸痛。

【用法与用量】

注射治疗：每天或每隔一天深部肌肉注射或缓慢静脉推注 5mL。输液治疗：根据病情，通常每日 1～2 次，一次 2～4 支。若必要时可调整剂量至一次 5 支，每日 2 次。给药时可将本品溶于生理盐水、葡萄糖输液或低分子右旋糖酐或羟乙基淀粉中，混合比例为 1：10。若输液为 500mL，则静滴速度应控制在 2～3h。

【不良反应】

(1)过敏反应：潮红、皮疹、瘙痒、水肿、喉头水肿、呼吸困难、憋气、心悸、血压下降、过敏性休克等。

(2)全身性损害：寒战、高热、发热、疼痛、多汗等。

(3)呼吸系统损害:呼吸急促等。

(4)心脑血管系统损害:心悸、胸闷、血压升高等。

(5)消化系统损害:恶心、呕吐、腹痛、腹泻、腹胀、胃肠道不适等。

(6)精神及神经系统损害:头晕、头痛等。

(7)其他:静脉炎等。

【禁忌】

(1)对本品或含有银杏叶(银杏叶提取物)制剂及成分中所列辅料过敏或有严重不良反应病史者禁用。

(2)新生儿、婴幼儿禁用。

【注意事项】

(1)本品可能引起过敏性休克,应在有抢救条件的医疗机构使用。

(2)到目前为止,已确认本品不能与氨茶碱、阿昔洛韦、注射用奥美拉唑钠配伍使用。

(3)对妊娠期的使用报告不多,基于安全性考虑,妊娠期不建议使用此药。

(4)目前尚无儿童应用本品的系统研究资料,不建议儿童使用。老人、哺乳期妇女应慎重使用,如确需使用,应减量或遵医嘱。特殊人群用药应加强监测。

(5)用药前应仔细询问患者情况、用药史和过敏史。过敏体质者、心力衰竭者、严重心脏疾患者、肝肾功能异常患者、凝血机制或血小板功能障碍者、有出血倾向者、初次使用本品的患者应慎重使用,如确需使用,应减量或遵医嘱,并加强监测。

(6)即配即用,不宜长时间放置。严格控制滴注速度和用药剂量。建议滴速小于 40 滴/min,一般控制在 15~30 滴/min。

【制剂】

银杏叶提取物注射液:5mL:17.5mg×1/支。

12.阿魏酸钠

【适应证】

用于缺血性心脑血管病的辅助治疗。

【用法与用量】

静脉滴注:一次 0.1~0.3g,每日 1 次,溶解后加入葡萄糖注射液、生理盐水或葡萄糖氯化钠注射液 100~500mL 静滴。肌内注射:一次 0.1g,每日 1~2 次,临用前以生理盐水 2~4mL溶解。建议一个疗程为 10d。

【不良反应】

偶有过敏性皮疹反应,停药后即消失。

【禁忌】

对本品过敏者禁用。

【注意事项】

(1)生理盐水溶解时少许沉淀不影响使用,摇匀后即可。

(2)孕妇不宜使用,哺乳期妇女慎用。

(3)儿童及老年用药的安全有效性尚不明确。

【制剂】

注射用阿魏酸钠:0.15g/支。

13.胞磷胆碱钠

【适应证】

用于治疗颅脑损伤或脑血管意外所引起的神经系统的后遗症。

【用法与用量】

静脉滴注:每次 0.25～0.5g,每日 1 次,用 5％或 10％葡萄糖注射液稀释后缓慢滴注。5～10d 为一疗程。静脉注射:每次 0.1～0.2g。肌肉注射:每日 0.1～0.3g,分 1～2 次注射。口服:一次 0.2g,每日 3 次,温开水送服。

【不良反应】

(1)全身:偶见发热、倦怠、过敏样反应,严重者有过敏性休克的报告。

(2)心血管系统:偶见暂时性血压下降、心动过缓和心动过速。

(3)消化系统:偶见恶心、呕吐、食欲不振、胃痛、胃烧灼感、腹泻和肝功能异常。

(4)呼吸系统:有发生过敏性哮喘的报告,严重者可出现呼吸困难和喉水肿。

(5)神经系统:偶见眩晕、震颤、头痛、失眠、兴奋、烦躁不安和痉挛。

(6)皮肤五官:偶见皮疹及一过性复视。

【禁忌】

对本品中任何成分过敏者禁用。

【注意事项】

(1)有药物过敏史的患者慎用。

(2)对伴有脑出血、脑水肿和颅压增高的严重急性颅脑损伤患者慎用。

(3)癫痫及低血压患者慎用。

(4)静脉注射时应缓慢给药。

(5)肌注一般不采用,若用时应经常更换注射部位。

(6)孕妇及哺乳期妇女慎用。

(7)儿童及老年用药根据病情和年龄适当调整剂量。

【制剂】

胞磷胆碱钠注射液:2mL:0.25g/支;胞磷胆碱钠片:0.1g×24 片/盒。

14.三磷酸胞苷二钠

【适应证】

用于颅脑外伤后综合征及其后遗症的辅助治疗。

【用法与用量】

肌内注射:一次 20mg,每日 1～2 次(20～40mg);静脉滴注:20mg 加入 5％葡萄糖注射液或生理盐水 250mL 中,或者 40mg 加入 5％葡萄糖注射液或生理盐水 500mL 中缓慢静脉滴注。

【不良反应】

偶有发热、皮疹,停药后症状消失。极少数病人出现一过性轻度谷丙转氨酶升高,停药后恢复正常。本药对窦房结有明显抑制作用。

【禁忌】

(1)病窦综合征、窦房结功能不全者、缓慢性心律失常者禁用。

(2)孕妇禁用。

【注意事项】

(1)严禁静脉推注。

(2)静脉滴注时,滴速不可过快,否则会引起兴奋、呼吸加快、头晕、头胀、胸闷及低血压等。

(3)严重肝肾功能不全者、癫痫患者、心肌梗死、脑出血急性期及老年人肝肾功能下降慎用。

(4)哺乳期妇女慎用。

(5)儿童用药尚不明确。

【制剂】

注射用三磷酸胞苷二钠:40mg/支;20mg/支。

15.罂粟碱

【适应证】

用于治疗脑、心及外周血管痉挛所致的缺血,肾、胆或胃肠道等内脏痉挛。

【用法与用量】

成人常用量:

(1)肌内注射,一次30mg(1支),每日90～120mg(3～4支)。

(2)静脉注射,一次30～120mg(1～4支),每3h1次,应缓慢注射,不少于1～2min,以免发生心律失常以及足以致命的窒息等。用于心搏停止时,两次给药要相隔10min。

儿童用药:肌内或静脉注射,一次按体重1.5mg/kg,每日4次。

【不良反应】

(1)用药后出现黄疸,眼及皮肤明显黄染,提示肝功能受损。

(2)胃肠道外给药可引起注射部位发红、肿胀或疼痛。快速胃肠道外给药可使呼吸加深、面色潮红、心跳加速、低血压伴眩晕。

(3)过量时可有视力模糊、复视、嗜睡或(和)软弱。

【禁忌】

完全性房室传导阻滞时禁用。震颤麻痹(帕金森病)时一般禁用。出现肝功能不全时应停药。

【注意事项】

(1)对诊断的干扰:服药时血嗜酸性细胞、丙氨酸氨基转移酶、碱性磷酸酶、门冬氨酸氨基转移酶及胆红素可增高,提示肝功能受损。

(2)由于对脑及冠状血管的作用不及对周围血管,可使中枢神经缺血区的血流进一步减少,出现"窃流现象",用于心绞痛、新近心肌梗死或卒中时须谨慎。

(3)心肌抑制时忌大量,以免引起进一步抑制。

(4)青光眼患者要定期检查眼压。

(5)静脉注射大量能抑制房室和室内传导,并产生严重心律失常。

(6)需注意定期检查肝功能。

(7)孕妇及哺乳期妇女、老年用药,未进行该项实验且无可靠参考文献。

【制剂】

盐酸罂粟碱注射液:10mL:30mg/支。

16.吡拉西坦

【适应证】

适用于急、慢性脑血管病、脑外伤、各种中毒性脑病等多种原因所致的记忆减退及轻、中度脑功能障碍。也可用于儿童智能发育迟缓。

【用法与用量】

口服:一次 0.8～1.6g,每日 3 次,4～8 周为 1 个疗程。儿童用量减半。

【不良反应】

消化道不良反应常见有恶心、腹部不适、食欲缺乏、腹胀、腹痛等,症状的轻重与服药剂量直接相关;中枢神经系统不良反应包括兴奋、易激动、头晕、头痛和失眠等。停药后以上症状消失。偶见轻度肝功能损害,表现为轻度转氨酶升高。

【禁忌】

锥体外系疾病,Huntington 舞蹈症者禁用;孕妇及新生儿禁用。

【注意事项】

肝肾功能障碍者慎用并应适当减少剂量。哺乳期用药尚不明确。老年用药未进行该项试验且无可靠参考文献。

【制剂】

吡拉西坦片:0.4g×100 片/盒。

17.奥拉西坦

【适应证】

用于轻中度血管性痴呆、老年性痴呆以及脑外伤等症引起的神经功能缺失、记忆与智能障碍的治疗。

【用法与用量】

(1)口服,每次 2 粒(800mg),每日 2～3 次,或遵医嘱。

(2)静脉滴注,每日一次,每次 4～6g,用前溶入 5%葡萄糖注射液或 0.9%氯化钠注射液 100～250mL 中,摇匀后静脉滴注。可酌情增减用量。用药疗程为 2～3 周。

【不良反应】

偶见皮肤瘙痒、恶心、精神兴奋、睡眠紊乱,但症状较轻,停药后可自行恢复。少数患者出现精神兴奋和睡眠异常。本品在 327 例Ⅱ期临床研究中,仅个别患者出现恶心和胃部不适。

【禁忌】

(1)对本品过敏者、严重肾功能损害者禁用。

(2)孕妇和哺乳期妇女不应使用。

【注意事项】

(1)肾功能不全者应慎用,必须使用时,应降低剂量。

(2)患者出现精神兴奋和睡眠异常表现时,应减量。

(3)儿童、老年患者用药的安全有效性尚未确立。

【制剂】

奥拉西坦胶囊:0.4g×12粒/盒;注射用奥拉西坦:1g/支。

18.脑蛋白水解物

【适应证】

用于颅脑外伤、脑血管病后遗症伴有记忆减退及注意力集中障碍的症状改善。

【用法与用量】

每一疗程最好连续注射,参考病人年龄、病情以决定疗程长短及剂量。肌肉注射:每日一次,每次不超过 30mg(以总氮计,1 支)。静脉滴注:一般使用 60～180mg(以总氮计,2～6 支)稀释于 250mL 生理盐水中缓慢滴注,每日一次,60～120min 滴完,可连续使用 10～14d 为一疗程。或遵医嘱。

【不良反应】

偶可引起过敏反应(如寒战、高热、皮疹等)、诱发癫痫发作、引起血尿素氮升高、过敏性休克样反应,还可见呕吐、腹泻,且多与病人体质有关。大剂量使用时,注射过快少数病例会引起发热,注射部位疼痛。

【禁忌】

(1)对本药任一成分过敏者、癫痫持续状态、癫痫大发作、严重肾功能不良者禁用。

(2)孕妇、哺乳期妇女禁用。

【注意事项】

(1)过敏体质者慎用。

(2)老年患者在使用本品期间如出现尿量过多,且 2～3d 内不能自行缓解者应停药。

【制剂】

注射用脑蛋白水解物:60mg/支;30mg/支。

19.小牛血清去蛋白

【适应证】

(1)改善脑部血液循环和营养障碍性疾病(缺血性损害、颅脑外伤)所引起的神经功能缺损。

(2)末梢动脉、静脉循环障碍及其引起的动脉血管病,腿部溃疡。

(3)皮肤移植术;皮肤烧伤、烫伤、糜烂;愈合伤口(创伤、褥疮);放射所致的皮肤、黏膜损伤。

【用法与用量】

本品可以用于静脉注射、动脉注射、肌肉注射,也可加入输液中滴注或加入 200～300mL 5%葡萄糖或 0.9%氯化钠注射液中静脉滴注,滴注速度约 2mL/min。

(1)静脉给药:①脑部缺血性损害,一次 20～30mL 静脉滴注,每日一次,连续 2～3 周。

②动脉血管病,一次 20～50mL 静脉滴注,每日一次,或一次 20～50mL 动脉或静脉注射,每周数次,四周一个疗程。③腿部或其他慢性溃疡、烧伤,每次 10mL 静注(或 5mL 肌注),每日一次或每周数次,按愈合情况可加用本品局部治疗。④放射引起的皮肤、黏膜损伤的预防和治疗,在放疗期间,平均每日 5mL 静注。

(2)尿道给药:放射性膀胱炎,每日 10mL 联合抗生素治疗经尿道给药。

【不良反应】

过敏反应极为罕见(例如荨麻疹,皮肤潮红,药物热,休克等)。如发生过敏反应立即停药,并给予抗过敏处理。

【禁忌】

(1)对本品或同类药品过敏者禁用。

(2)本品不宜与其他药物混合输注。

【注意事项】

(1)本品为高渗溶液,肌肉注射时要缓慢,注射量不超过 5mL。

(2)本品如果发生沉淀或混浊,禁止使用。

(3)本品对母婴无不良影响,但使用时要注意对婴儿可能产生的潜在危险。

(4)儿童及老年用药缺乏相关临床研究资料。

【制剂】

小牛血清去蛋白注射液:10mL/支。

20.单唾液酸四己糖神经节苷脂

【适应证】

用于治疗血管性或外伤性中枢神经系统损伤;帕金森病。

【用法与用量】

每日 20～40mg,遵医嘱一次或分次肌注或缓慢静脉滴注。在病变急性期(尤急性创伤):每日 100mg,静脉滴注;2～3 周后改为维持量,每日 20～40mg,一般 6 周。对帕金森病,首剂量 500～1000mg,静脉滴注;第 2 日起每日 200mg,皮下、肌注或静脉滴注,一般用至 18 周。

【不良反应】

少数病人用本品后出现皮疹反应,应建议停用。已有注射用单唾液酸四己糖神经节苷脂钠导致严重过敏反应的报道,患者在输液过程中出现寒战、心悸、血压降低等,可能伴有体温升高。如发生过敏反应,应立即停用本品,并予以治疗。

【禁忌】

以下情况禁用本品:

(1)已证实对本品过敏。

(2)遗传性糖脂代谢异常(神经节苷脂累积病,如:家族性黑蒙性痴呆、视网膜变性病)。

【注意事项】

(1)国内外药品上市后监测中发现可能与使用神经节苷脂钠产品相关的吉兰-巴雷综合征病例。

(2)使用本品可能出现寒战、发热症状,并可能伴有皮疹、呼吸困难、心悸、呕吐等。

（3）在已进行的实验的动物中，在妊娠期和哺乳期使用单唾液酸四己糖神经节苷脂未见不良反应的报告。

（4）儿童及老年人用药尚不明确。

【制剂】

单唾液酸四己糖神经节苷脂钠注射液：2mL：20mg/支。

21.艾地苯醌

【适应证】

慢性脑血管病及脑外伤等所引起的脑功能损害。能改善主观症状、语言、焦虑、抑郁、记忆减退、智能下降等精神行为障碍。

【用法与用量】

口服：成人，一次 30mg，每日 3 次，饭后服用。

【不良反应】

不良反应发生率 3％左右，主要有过敏反应、皮疹、恶心、食欲不振、腹泻、兴奋、失眠、头晕等。偶见白细胞减少、肝功能损害。

【禁忌】

（1）对本药成分过敏者禁服。

（2）妊娠妇女禁用。

【注意事项】

（1）长期服用，要注意检查 GOT、GPT 等肝功能。

（2）哺乳期妇女慎用。

（3）儿童及老年用药未进行该项实验且无可靠参考资料。

【制剂】

艾地苯醌片：30mg×12 片/盒。

22.依达拉奉

【适应证】

用于改善急性脑梗死所致的神经症状、日常生活活动能力和功能障碍。

【用法与用量】

静脉滴注。一次 30mg（2 支），临用前加入适量生理盐水中稀释后静脉滴注，30min 内滴完。每日 2 次，14d 为一个疗程。尽可能在发病后 24h 内开始给药。

【不良反应】

主要表现为肝功异常，皮疹，AST 上升，ALT 上升等肝功能检测值异常。严重不良反应有：

（1）急性肾功能衰竭；

（2）肝功能异常、黄疸伴有 AST、ALT、ALP、γ-GTP、LDH 上升等肝功能异常和黄疸；

（3）血小板减少；

（4）弥漫性血管内凝血（DIC）。

其他不良反应主要表现为：

(1)过敏症：主要表现为皮疹、潮红、肿胀、疱疹、瘙痒感；

(2)血细胞系统：主要表现为红细胞减少，白细胞增多/减少，血小板/减少等；

(3)注射部位：主要表现为注射部位皮疹，红肿；

(4)肝脏：主要表现为 AST、ALT、LDH、ALP、γ-GTP 升高；

(5)肾脏：主要表现为 BUN 升高，血清尿酸升高，血清尿酸下降，蛋白尿、血尿、肌酐升高；

(6)消化系统：嗳气；

(7)其他：发热，热感，血压升高，血脂异常等。

【禁忌】

(1)重度肾功能衰竭的患者(有致肾功能衰竭加重的可能)禁用。

(2)既往对本品有过敏史的患者禁用。

(3)孕妇或有妊娠可能的妇女及哺乳期妇女禁用。

【注意事项】

(1)高龄患者、心脏病患者、肝功能损害患者及轻、中度肾功能损害的患者慎用。

(2)儿童不应使用本品(尚不能确定儿童用药的安全性)。

【制剂】

依达拉奉注射液：10mL：15mg/支。

23.丁苯酞

【适应证】

用于治疗轻、中度急性缺血性脑卒中,急性缺血性脑卒中患者神经功能缺损的改善。

【用法与用量】

空腹口服。一次 2 粒(0.2g),每日 3 次,20d 为一疗程,或遵医嘱。本品应在发病后 48h 内开始给药。静脉滴注,每日 2 次,每次 25mg(100mL),每次滴注时间不少于 50min,两次用药时间间隔不少于 6h,疗程 14 天。PVC 输液器对丁苯酞有明显的吸附作用,故输注本品时仅允许使用 PE 输液器。

【不良反应】

转氨酶轻度升高,偶见恶心、腹部不适及精神症状等。

【禁忌】

(1)对本品过敏者。

(2)有严重出血倾向者。

【注意事项】

(1)餐后服用影响药物吸收,故应餐前服用。

(2)心动过缓、病窦综合征患者、肝功能损害者慎用。

(3)本品暂不推荐出血性脑卒中患者使用。

(4)肌酐清除率＜30mL/min 的患者慎用本品。

(5)本品用于妊娠期、哺乳期妇女及儿童的疗效、安全性尚未建立。

【制剂】

丁苯酞软胶囊：0.1g×24 片/盒；丁苯酞氯化钠注射液：25mg×1/瓶。

24.脑苷肌肽

【适应证】

用于治疗脑卒中、老年性痴呆、新生儿缺氧缺血性脑病、颅脑损伤、脊髓损伤及其他原因引起的中枢神经损伤。用于治疗创伤性周围神经损伤、糖尿病周围神经病变、压迫性神经病变等周围神经损伤。

【用法与用量】

(1)成人患者:肌肉注射,一次 2~4mL,每日 2 次或遵医嘱;静脉滴注,一次 10~20mL,加入 300mL 氯化钠注射液中或 5％葡萄糖注射液中,缓慢滴注(每分钟 2mL)每日 1 次,两周为一疗程。

(2)儿童患者:肌肉注射,儿童按体重一次 0.04~0.08mL/kg,每日 2 次,或遵医嘱。静脉滴注,儿童按体重一次 0.1~0.4mL/kg,加入 0.9％氯化钠注射液或 5％葡萄糖注射液 250mL 中,缓慢静滴,每日 1 次,两周为一疗程。或遵医嘱。

【不良反应】

有个别患者静滴 3~4h 出现发冷、体温略有升高、头晕、烦躁;个别病例可引起过敏性皮疹,调慢滴速或停药后有症状可自行消失。

【禁忌】

对本品过敏者、神经节苷脂累积病(如家族性黑蒙性痴呆)患者禁用。

【注意事项】

(1)肾功能不全者慎用。

(2)目前尚无孕妇及哺乳期妇女使用本品的临床资料。

【制剂】

脑苷肌肽注射液:2mL/支。

25.长春胺

【适应证】

(1)本品用于治疗衰老期心理行为障碍(如警觉性和记忆力丧失、头晕、耳鸣、时间与空间定向力障碍、失眠)。也可用于急性脑血管病及脑外伤综合征。

(2)眼科方面:也可用于治疗缺血性视网膜疾病。耳、鼻、喉科治疗方面,可用于治疗耳蜗前庭疾病。

【用法与用量】

口服,一次 1 粒,每日 2 次,早晚各服一粒,最好饭后服用。

【不良反应】

尚未见有关不良反应报道。

【禁忌】

颅内高压患者禁用。孕妇或哺乳期妇女禁用。

【注意事项】

(1)本品不具有长期抗高血压作用,因此不能代替抗高血压治疗。

(2)心律失常或低血钾患者慎用。

(3)儿童及老年患者未进行该项实验且无可靠参考文献。

【制剂】

长春胺缓释胶囊:30mg×10片/盒。

（五)部分中枢兴奋药

1.醒脑静

【适应证】

清热解毒,凉血活血,开窍醒脑。用于气血逆乱,脑脉瘀阻所致中风昏迷,偏瘫口喎;外伤头痛,神志昏迷;酒毒攻心,头痛呕恶,昏迷抽搐。脑栓塞、脑出血急性期、颅脑外伤,急性酒精中毒见上述症候者。

【用法与用量】

肌内注射,一次 2～4mL,每日 1～2 次,静脉滴注一次 10～20mL,用 5%～10%葡萄糖注射液或 0.9%氯化钠注射液 250～500mL 稀释后滴注,或遵医嘱。

【不良反应】

(1)过敏反应:潮红、皮疹、瘙痒、呼吸困难、憋气、心悸、发绀、血压下降、过敏性休克等。

(2)全身性损害:畏寒、寒战、发热、乏力、疼痛、面色苍白、多汗等。

(3)呼吸系统:咳嗽、呼吸急促等。

(4)心血管系统:心悸、胸闷、血压升高等。

(5)神经精神系统:头晕、头痛、抽搐、昏迷、肢体麻木、烦躁等。

(6)皮肤及其附件:风团样皮疹、丘疹、红斑等。

(7)胃肠道系统:恶心、呕吐、腹痛、腹泻等。

(8)用药部位:注射部位的疼痛、红肿、麻木、皮疹、静脉炎等。

【禁忌】

(1)对本品或含有人工麝香(或麝香)、栀子、郁金、冰片制剂及成分中所列辅料过敏或有严重不良反应病史者禁用。

(2)本品含芳香走窜药物,孕妇禁用。

【注意事项】

(1)本品不良反应包括过敏性休克。

(2)严禁混合配伍,谨慎联合用药。本品应单独使用,禁忌与其他药品混合配伍使用。

(3)用药前应仔细询问患者情况、用药史和过敏史。过敏体质者、运动员、肝肾功能异常患者、老人、哺乳期妇女、初次使用中药注射剂的患者应慎重使用,如确需使用请遵医嘱,并加强监测。

(4)不建议儿童使用。

【制剂】

醒脑静注射液:5mL/支。

2.复方麝香

【适应证】

豁痰开窍、醒脑安神。用于痰热内闭所致的中风昏迷。

【用法与用量】

肌内注射,一次 2～4mL,每日 1～2 次。静脉滴注,一次 10～20mL,用 5％、10％葡萄糖注射液或 0.9％氯化钠注射液 250～500mL 稀释后使用;或遵医嘱。

【不良反应】

未进行该项试验且无可靠参考文献。

【禁忌】

(1)孕妇禁用。

(2)对本品过敏者禁用。

【注意事项】

(1)本品如产生浑浊或沉淀不得使用。

(2)本品为芳香性药物,开启后立即使用,防止挥发。

【制剂】

复方麝香注射液:10mL/支。

二、出血性脑血管病及其用药

(一)脑出血的药物治疗

(1)对症支持治疗。

(2)控制血压:脑出血患者血压的控制尚无统一标准,应视患者的年龄、既往有无高血压、有无颅内压增高、出血原因、发病时间等情况而定。一般可遵循下列原则:

①对脑出血患者不要急于降血压,因为其血压升高是对颅内压升高的一种反射性自我调节;应先降颅内压后,再根据血压情况决定是否进行降血压治疗。②血压≥200/110mmHg 时,在降颅压的同时可慎重平稳降血压治疗,使血压维持在略高于发病前水平或 180/105mmHg 左右;收缩压在 170～200mmHg 或舒张压 100～110mmHg,暂时尚可不必使用抗高血压药,先行脱水降颅压,并严密观察血压情况,必要时再用抗高血压药。血压降低幅度不宜过大,否则可能造成脑低灌注。收缩压＜ 165mmHg 或舒张压＜95mmHg,不需降血压治疗。③血压过低者应升压治疗,以保持脑灌注压。

(3)降低颅内压:颅内压升高是脑出血患者死亡的主要原因,因此降低颅内压为治疗脑出血的重要任务。适当限制液体入量、防治低钠血症、过度换气等都有助于降低颅内压。药物降颅压治疗首先以高渗脱水药为主,如甘露醇或甘油果糖、甘油氯化钠等,注意尿量、血钾及心肾功能。可酌情选用呋塞米、白蛋白。

(4)止血药一般不用,若有凝血功能障碍,可应用,但时间不超过 1 周。

(5)手术治疗:手术目的主要是尽快清除血肿、降低颅内压、挽救生命,其次是尽可能早期减少血肿对周围脑组织的压迫,降低致残率。一般来说,出血量在 20～80mL 者可于超早期、早期或急性期行脑室内或血肿腔内穿刺,并以尿激酶灌注。

(二)蛛网膜下腔出血的药物治疗

(1)对症支持,保持生命体征稳定:烦躁者予镇静药,头痛予镇痛药,注意慎用阿司匹林等可能影响凝血功能的非甾体抗炎镇痛药或吗啡、哌替啶等可能影响呼吸功能的药物。痫性发作时可短期应用抗癫痫药如地西泮、卡马西平或丙戊酸钠。

(2)降低颅内压:同脑出血降颅压治疗。

(3)防止再出血:①绝对卧床4～6周,镇静、镇痛,避免用力和情绪刺激。②调控血压:去除疼痛等诱因后,如果平均动脉压>125mmHg或收缩压>180mmHg,可在血压监测下使用短效抗高血压药使血压下降,保持血压稳定在正常或者起病前水平。可选用钙通道阻滞药、β受体拮抗剂或ACEI类等。

(4)抗纤维蛋白溶解药:可防止动脉瘤周围的血块溶解引起再度出血,以抑制纤维蛋白溶解酶的形成。常用氨基己酸,初次剂量4～6g,溶于氯化钠注射液或5%葡萄糖注射液100mL中静脉滴注(15～30min)后一般维持静脉滴注一小时1g或每日2～24g,使用2～3周或到手术前;也可用氨甲苯酸或氨甲环酸。抗纤溶治疗可以降低再出血的发生率,但同时也增加脑血管痉挛和脑梗死的发生率,建议与钙通道阻滞药同时使用。

(5)防治脑动脉痉挛及脑缺血:①维持正常血压和血容量。血压偏高时可给予降压治疗;在动脉瘤处理后,血压偏低者,首先应去除诱因,如减少或停用脱水药和抗高血压药;给予胶体溶液(白蛋白、血浆等)扩容升压;必要时使用升压药如多巴胺静脉滴注。②早期使用尼莫地平:常用剂量每日10～20mg,静脉滴注每小时1mg,共10～14d,注意其低血压的不良反应。

(6)防治脑积水:轻度的急、慢性脑积水都应先行药物治疗,给予乙酰唑胺等药物减少CSF分泌,酌情选用甘露醇、甘油果糖、呋塞米等。必要时可考虑外科干预。呋塞米与其他药物合用治疗急性肺水肿和急性脑水肿等。口服:起始每日1次,一次20～40mg,以后根据需要可增至每日60～120mg,分3～4次。最大剂量可达每日600mg。静脉注射:开始一次20～40mg,每小时或每2h增加剂量。每日总剂量不超过1g。可将200～400mg加入0.9%氯化钠注射液100mL,每分钟不超过4mg。

1.甘露醇

【适应证】

5%冲洗专用:本品作为冲洗剂,用于经尿道腔内手术冲洗,使视野清晰。甘露醇注射液:

(1)组织脱水药。用于治疗各种原因引起的脑水肿,降低颅内压,防止脑疝。

(2)降低眼内压。可有效降低眼内压,应用于其他降眼内压药无效时或眼内手术前准备。

(3)渗透性利尿药。用于鉴别肾前性因素或急性肾功能衰竭引起的少尿。亦可应用于预防各种原因引起的急性肾小管坏死。

(4)作为辅助性利尿措施治疗肾病综合征、肝硬化腹水,尤其是当伴有低蛋白血症时。

(5)对某些药物逾量或毒物中毒(如巴比妥类药物、锂、水杨酸盐和溴化物等),本药可促进上述物质的排泄,并防止肾毒性。

【用法与用量】

5%冲洗专用:手术冲洗,用量可视手术需要而定。

甘露醇注射液:

(1)成人常用量:①利尿。常用量为按体重1～2g/kg,一般用20%溶液250mL静脉滴注,并调整剂量使尿量维持在每小时30～50mL。②治疗脑水肿,颅内高压和青光眼,按体重0.25～2g/kg,配制为15%～25%浓度于30～60min内静脉滴注。当病人衰弱时,剂量应减小至0.5g/kg。严密随访肾功能。③鉴别肾前性少尿和肾性少尿。按体重0.2g/kg,以20%浓度于 3～5min 内静脉滴注,如用药后 2～3h 以后每小时尿量仍低于 30～50mL,最多再试用一次,如仍无反应则应停药。已有心功能减退或心力衰竭者慎用或不宜使用。④预防急性肾小管坏死。先给予 12.5～25g,10min 内静脉滴注,若无特殊情况,再给 50g,1h 内静脉滴注,若尿量能维持在每小时 50mL 以上,则可继续应用 5％溶液静滴:若无效则立即停药。⑤治疗药物、毒物中毒。50g 以 20％溶液静滴,调整剂量使尿量维持在每小时 100～500mL。⑥肠道准备。术前 4～8h,10％溶液 1000mL 于 30min 内口服完毕。

(2)小儿常用量:①利尿。按体重 0.25～2g/kg 或按体表面积 60g/m² ,以 15％～20％溶液 2～6h 内静脉滴注。②治疗脑水肿、颅肉高压和青光眼。按体重 1～2g/kg 或按体表面积 30～60g/m²,以 15％～20％浓度溶液于 30～60min 内静脉滴注。病人衰弱时剂量减至0.5g/kg。③鉴别肾前性少尿和肾性少尿。按体重 0.2g/kg 或按体表面积 6g/m²,以 15％～25％浓度静脉滴注 3～5min,如用药后 2～3h 尿量无明显增多,可再用 1 次,如仍无反应则不再使用。④治疗药物、毒物中毒。按体重 2g/kg 或按体表面积 60g/m² 以 5％～10％溶液静脉滴注。

【不良反应】

5％冲洗专用:

(1)冲洗液通过被切开的静脉被人体吸收,可导致血液循环的负担过重,心脏衰竭或电解质紊乱,对有原发性肾或心、肺疾病患者进行较长时间的前列腺电切手术时,则尤为突出。

(2)器质性肾病患者超剂量使用时,将导致水中毒,可出现中枢神经系统过度兴奋,如精神紊乱、发冷、恶心,有时会出现神经末梢痉挛。

(3)超剂量使用,可引起血液稀释,导致电解质紊乱。

甘露醇注射液:

(1)水和电解质紊乱最为常见。

(2)寒战、发热。

(3)排尿困难。

(4)血栓性静脉炎。

(5)甘露醇外渗可致组织水肿、皮肤坏死。

(6)过敏引起皮疹、荨麻疹、呼吸困难、过敏性休克。

(7)头晕、视力模糊。

(8)高渗引起口渴。

(9)渗透性肾病(或称甘露醇肾病),渗透性肾病常见于老年肾血流量减少及低钠、脱水患者。

【禁忌】

(1)5％冲洗专用:本品禁用于静脉注射,也不可口服。

(2)甘露醇注射液:已确诊为急性肾小管坏死的无尿患者、严重失水者、颅内活动性出血者(颅内手术时除外)、急性肺水肿或严重肺瘀血患者禁用。

【注意事项】

5％冲洗专用:

(1)使用前应将本品连包装放置在低于 45℃的热水浴或烘箱内加热,不得使用微波加热药液。

(2)通过监控冲洗液的流速以及不断排空膀胱,保持膀胱内压力尽可能低,以及使用良好的手术技巧可使在经尿道前列腺切除手术期间,膀胱对冲洗液的吸收降到最低。

(3)本品应一次用完,剩余药液切勿再用。

(4)孕妇及哺乳期妇女、儿童、老年用药尚不明确。

甘露醇注射液:

(1)除作肠道准备用,均应静脉内给药。

(2)甘露醇遇冷易结晶,如有结晶,可置热水中或用力振荡待结晶完全溶解后再使用。当甘露醇浓度高于15％时,应使用有过滤器的输液器。

(3)用于治疗水杨酸盐或巴比妥类药物中毒时,应合用碳酸氢钠以碱化尿液。

(4)明显心肺功能损害者、高钾血症或低钠血症、低血容量、严重肾功能衰竭、对甘露醇不能耐受者等慎用。

(5)甘露醇能透过胎盘屏障,是否能经乳汁分泌尚不清楚,儿童用药尚不明确。

(6)老年患者慎用。

【制剂】

甘露醇注射液(5％冲洗专用):5％×2000mL/袋;甘露醇注射液:250mL:50g/袋

2.甘油果糖

【适应证】

用于脑血管病、脑外伤、脑肿瘤、颅内炎症及其他原因引起的急慢性颅内压增高,脑水肿等症。

【用法与用量】

静脉滴注,成人一般一次250～500mL,每日1～2次,每500mL需滴注2～3h,250mL需滴注1～1.5h。根据年龄、症状可适当增减。

【不良反应】

本品一般无不良反应,偶有瘙痒、皮疹、头痛、恶心、口渴、和溶血现象。

【禁忌】

(1)遗传性果糖不耐症的患者、高钠血症、无尿和严重脱水者禁用。

(2)孕妇及哺乳期妇女不推荐应用。

【注意事项】

(1)对严重循环系统机能障碍、尿崩症、糖尿病、溶血性贫血患者、严重活动性颅内出血患者无手术条件时慎用。

(2)本品含0.9％氯化钠,用药时须注意患者食盐摄入量。

(3)长期使用药注意防止水、电解质紊乱。

(4)本品仅通过静脉给药,使用时勿漏出血管。

(5)儿童用药未进行该项实验且无可靠参考文献。

(6)老年患者慎用。

【制剂】

甘油果糖注射液:250mL:12.5g/瓶。

3.七叶皂苷钠

【适应证】

用于脑水肿、创伤或手术所致肿胀,静脉回流障碍性疾病。片剂:各种原因所致的软组织肿胀、静脉性水肿。

【用法与用量】

静脉注射或静脉滴注:成人按体重每日 0.1~0.4mg/kg 或取本品 5~10mg 溶于 10％葡萄糖注射液或 0.9％氯化钠注射液 250mL 中供静脉滴注;也可取本品 5~10mg 溶于 10~20mL 10％葡萄糖注射液或 0.9％氯化钠注射液中供静脉推注。重症病人可多次给药,但每日总量不得超过 20mg。疗程 7~10d。口服:成人用量,每次 1~2 片,早、晚各一次,饭后口服,20d 为一疗程。

【不良反应】

(1)可见注射部位局部疼痛、肿胀,经热敷可使症状消失。

(2)偶有过敏反应,可按药物过敏处理原则治疗。

(3)个别情况下出现轻微胃肠道不适,不需要停药。

【禁忌】

(1)肾损伤、肾衰竭、肾功能不全患者禁用。

(2)孕妇禁用。

(3)对本品成分过敏者禁用。

【注意事项】

(1)推荐成人静脉使用七叶皂苷钠最大日剂量应为 20mg。

(2)本品只能用于静脉注射和滴注,禁用于动脉、肌肉或皮下注射。

(3)注射时宜选用较粗静脉,切勿漏出血管外,如出现红、肿,用 0.25％普鲁卡因封闭或热敷。

(4)用药前后须检查肾功能。

(5)哺乳期妇女慎用。

(6)不宜用本品治疗儿童心脏手术后肿胀。

(7)老年患者用药尚不明确。

【制剂】

七叶皂苷钠片:30mg×24 片/盒;注射用七叶皂苷钠:5mg/支。

4.复方甘露醇

【适应证】

(1)组织脱水药。用于治疗各种原因引起的脑水肿,降低颅内压,防止脑疝。

(2)降低眼内压。可有效降低眼内压,应用于其他降眼内压药无效的患者。

(3)渗透性利尿药。用于鉴别肾前性因素或急性肾功能衰竭引起的少尿。亦可用于预防各种原因引起的急性肾小管坏死。

(4)作为辅助性利尿措施治疗肾病综合征、肝硬化腹水,尤其是当伴有低蛋白血症时。

(5)对某些药物逾量或毒物中毒(如巴比妥类药物、锂、水杨酸盐和溴化物等),本药可促进上述物质的排泄,并防止肾毒性。

【用法与用量】

静脉滴注,每次 100～250mL,每日 1～4 次。可根据病情酌情使用。

【不良反应】

(1)水和电解质紊乱最为常见。

(2)寒战、发热、过敏、口渴。

(3)排尿困难。

(4)血栓性静脉炎。

(5)外渗可致组织水肿、皮肤坏死。

(6)头晕、视力模糊。

(7)渗透性肾病。

【禁忌】

(1)已确诊为急性肾小管坏死的无尿患者。

(2)严重失水者。

(3)活动性颅内出血者(颅内手术除外)。

(4)急性肺水肿或严重脑充血。

(5)糖尿病患者。

(6)过敏体质者。

(7)肾病患者、肌酐值大于正常者。

【注意事项】

(1)滴注速度不宜过快,滴速为 5～10mL/min,以免出现局部坏死。

(2)若出现少尿、无尿等肾功能损伤的表现,应复查 K^+、Na^+、Cl^-、BUN、Cr^+等。

(3)使用 12h 后无尿者,应停用。

(4)心功能不全者慎用。

(5)用药期间应监测血压、肾功能、电解质浓度、尿量。

(6)孕妇及哺乳期妇女不推荐使用。

(7)儿童不推荐使用。

(8)老年人应适当控制用量。

【制剂】

复方甘露醇注射液:250mL/袋(含甘露醇 37.5g,无水葡萄糖 12.5g 与氯化钠 1.125g)。

第二节 痴 呆

痴呆是一种以认知功能缺损为核心症状的获得性智能损害综合征。按病因可分为神经变性痴呆[如阿尔茨海默病(AD)]、神经系统变性疾病伴发痴呆、血管性痴呆、继发于其他疾病的痴呆。

本节主要叙述阿尔茨海默病。AD是老年人常见的神经系统变性疾病,是痴呆最常见的病因。临床特征为隐袭起病、进行性智能衰退,多伴有人格改变。目前已广泛应用的抗痴呆药有:乙酰胆碱酯酶抑制剂,N-甲基-D-天(门)冬氨酸(NMDA)受体拮抗药等。

乙酰胆碱酯酶抑制药用于AD的治疗,尤其是轻中度AD的治疗。已证实这类药物可以改善认知功能。乙酰胆碱酯酶抑制药可能引发剂量依赖性胆碱能效应,故应从小剂量用起,并依据其反应和耐受性增加剂量。在临床应用的药物中,多奈哌齐是可逆的乙酰胆碱酯酶抑制药。加兰他敏(抗胆碱酯酶药)既是可逆的乙酰胆碱酯酶抑制药,也是烟碱性受体激动药。利斯的明是可逆的非竞争性的乙酰胆碱酯酶抑制药。我国用于临床的乙酰胆碱酯酶抑制药还有石杉碱甲。

美金刚是N-甲基-D-天(门)冬氨酸(NMDA)受体拮抗药,影响谷氨酸传递,用于治疗中到重度的阿尔茨海默病。

此外,用于AD的药物还有脑代谢改善剂如茴拉西坦、5-HT受体拮抗药如金刚烷胺等,对认知功能障碍也有一定改善。

第三节　帕金森病及相关疾病

帕金森病(PD)又称震颤麻痹症,是主要发生于中老年人的、原因未明的以静止性震颤、运动缓慢、肌肉强直及姿势平衡障碍为主要特征的神经变性疾病。其发病机制是由于黑质多巴胺神经元丢失导致神经递质多巴胺减少80%以上,而出现帕金森病的典型症状。补充脑中多巴胺可以改善患者的运动症状,提高患者的生活质量。但目前的药物治疗只能改善症状,尚不能达到阻止疾病进展的目的。

疑诊为帕金森病的患者应转诊至专科医院进行确诊和治疗,每6~12个月应进行回顾诊断。

继发性帕金森综合征则是由明确病因如感染、药物、中毒、脑动脉硬化、外伤等引起。

帕金森叠加综合征(如进行性核上性麻痹和多系统萎缩等疾病)的表现与帕金森病相似,但抗帕金森病的药物治疗多无效。少部分患者症状可有轻度改善,但疗效不持久。

目前主张对于年龄<65岁且认知功能正常者建议先使用多巴胺受体激动药,或也可用金刚烷胺和苯海索;年龄在65岁以上或认知功能减退者可直接使用左旋多巴制剂治疗。随着疾病的进展会用到两种以上抗帕金森病药。多数患者最终会服用左旋多巴,经过2~5年的左旋多巴治疗,近半数患者会逐步出现运动并发症。

一旦开始治疗,要告知患者药物的局限性(不能根治)和可能的不良反应。少数帕金森病者对药物疗效较差。

特别要注意的是,抗帕金森病药一定不能突然停药,因为有发生恶性神经阻滞药综合征的可能。

抗帕金森病药在中老年人会导致幻觉、谵妄等精神症状,故刚开始治疗时应以小剂量起始逐渐加量,以减少发生不良反应的机会。

一、帕金森病的药物治疗

抗帕金森病药主要有六大类:拟多巴胺类药(包括左旋多巴及其复方制剂),多巴胺受体激动药,单胺氧化酶-B 抑制药,儿茶酚-氧位-甲基转移酶抑制药,金刚烷胺及抗胆碱药。

(一)拟多巴胺类药

本类药物包括左旋多巴及其与多巴胺脱羧酶抑制药的复方制剂。左旋多巴在体内可转化为多巴胺而起作用。左旋多巴治疗应从小量起始,逐步加量;维持量应尽量小。服药间隔应根据患者的需要。

建议先服用复方左旋多巴标准片,在出现剂末现象后再服用复方左旋多巴控释片。控释片 1 片的疗效弱于标准片,但疗效的持续时间较标准片长。即在换用控释片后,左旋多巴的剂量约需增加 25% 才能提供与标准片相似的疗效。每日剂量可根据患者的需要调整。建议空腹(餐前或餐后 1h)服用。因饮食中的蛋白质可减少药物的吸收,降低疗效。注意低蛋白饮食。

左旋多巴治疗 2~5 年后通常会出现难治的运动并发症包括运动波动和异动症。运动波动表现为运动症状的巨大变化,"开"期运动功能正常,"关"期则无力和活动受限。还会发生"剂末现象",表现为一次服药后维持时间缩短。缓释或控释剂型可能对"剂末现象"或夜间僵直有帮助。

左旋多巴常与多巴胺脱羧酶抑制药卡比多巴联合使用,因为后者可以抑制前者在外周转变为多巴胺,减少应用左旋多巴后的一些外周性不良反应。常用的此类复方制剂有多巴丝肼(左旋多巴与苄丝肼)以及左旋多巴-卡比多巴。对中老年或体弱者,合并其他重大疾病者,以及症状严重患者是很有益的。对大部分患者来讲,有效并且容易耐受。

服用左旋多巴-苄丝肼或左旋多巴-卡比多巴出现的恶心呕吐罕见,从小剂量开始并逐渐加量可减少这种不良反应,服用多潘立酮也可以控制此效应。

服用左旋多巴-卡比多巴,左旋多巴-苄丝肼和多巴胺受体激动剂都可以出现白天睡眠过多和发作性睡眠。在开始治疗时应告知患者会出现此不良反应,故在驾驶或操纵机器时应特别注意。当患者出现过度睡眠或发作性睡眠时应停止驾驶或操纵机器。

(二)多巴胺受体激动药

左旋多巴在体内转化为多巴胺而起作用,多巴胺受体激动药又分为麦角类和非麦角类。麦角类多巴胺受体激动药包括溴隐亭、α-二氢麦角隐亭;非麦角类多巴胺受体激动药包括吡贝地尔。首次确诊患者,特别是年龄<65 岁且认知功能正常者多首选多巴胺受体激动药治疗。它们也常常与左旋多巴合用于进展期患者。

与左旋多巴比较,在长期治疗中首先使用多巴胺受体激动药可减少发生运动并发症的机会,但其缺点是尽管治疗最初的半年内对疗效与左旋多巴相当,但此后对运动症状改善的程度不如左旋多巴。而且,更易发生神经精神方面的不良反应。

麦角类多巴胺受体激动药均与纤维化反应(即指与肺、腹膜后、心包纤维化反应)有关,在使用麦角类衍生物前应检测患者的红细胞沉降率、血肌酐和胸部 X 线。用药过程中监测患者有无呼吸困难、持续咳嗽、胸痛、心力衰竭、腹痛或压痛。如预期长期服用,可监测肺功能。大多数情况下,应首选非麦角类多巴胺受体激动药,而不是麦角类。

多巴胺受体激动药会导致白天睡眠过多和发作性睡眠,特别是非麦角类。应告知患者服药期间不应驾车等以避免危险。

多巴胺受体激动药应根据患者的反应和耐受性缓慢加量。

溴隐亭为麦角类多巴胺受体激动药,作为帕金森病的起始治疗,应从小剂量开始,逐渐加量达有效剂量。第 1 周一次 1.25mg,每日 2 次;第 2 周一次 1.25mg,每日 3 次;第 3 周一次 2.5mg,每日 3 次;以后根据对药物的反应每 3～14d 增加 2.5mg。每日剂量应以达到满意疗效时的剂量作为维持剂量。建议每日剂量最好不要超过 30mg。与左旋多巴合用治疗帕金森病时有协同作用,应适当减量。餐后服用可减少胃肠道反应。

(三)单胺氧化酶-B 抑制药

常用的单胺氧化酶-B 抑制药为司来吉兰,与左旋多巴联合应用于进展期帕金森患者以减少"剂末现象"的发生。早期单用司来吉兰可能推迟左旋多巴的使用。当与左旋多巴联合应用时,司来吉兰应避免或尤其慎用于直立性低血压者。

(四)儿茶酚-氧位-甲基转移酶抑制药

此类药物的作用是通过抑制儿茶酚-氧位-甲基转移酶来阻止左旋多巴在外周的代谢,从而使左旋多巴更多的进入脑内。恩他卡朋作为左旋多巴-苄丝肼和左旋多巴-卡比多巴的辅助用药,用于存在"剂末现象"的帕金森患者。

(五)金刚烷胺和抗胆碱药

金刚烷胺是一种微弱的多巴胺受体激动药,有轻微的抗帕金森作用。可以轻微改善运动缓慢,震颤和强直。对晚期患者的运动障碍可能也有效果。可能偶尔出现意识模糊和幻觉。不管患者对药物反应如何,均应缓慢撤药。

抗胆碱药是通过降低脑内胆碱递质过多从而使之与多巴胺处于相对平衡而发挥抗震颤麻痹作用。抗胆碱药可用于药物诱发的帕金森综合征,但是不常规用于帕金森病,因其疗效稍逊于拟多巴胺类药物,且会导致认知受损。

抗胆碱药可减轻抗精神病药所引起的帕金森症状,但无证据表明要常规给未出现帕金森症状的服用抗精神病药物的患者应用。

对于帕金森病,抗胆碱药可减轻震颤,对强直和运动迟缓的作用轻微,对减轻流涎可能有效。

1.多巴丝肼

【适应证】

用于治疗帕金森病、症状性帕金森病综合征(脑炎后、动脉硬化性或中毒性),但不包括药物引起的帕金森综合征。

【用法与用量】

口服:首次推荐量为 125mg,每日 3 次。以后每周日剂量增加 125mg,有效剂量为每日 500～1000mg,分 3～4 次服用。老年人起始剂量为每日 1～2 次,一次 50mg,根据疗效每 3～4d 增加日剂量 50mg。

【不良反应】

(1)血液和淋巴系统:极个别有溶血性贫血、一过性白细胞减少和血小板减少。

(2)代谢和营养:报道有厌食症。

(3)精神症状:可能出现抑郁。

(4)神经系统:个别有味觉丧失或味觉障碍。在治疗后期,可能出现运动障碍(如舞蹈病样动作或手足徐动症)。随治疗时间的延长,也可能出现治疗反应的波动,包括:冻结发作、剂末恶化和"开-关"现象等。

(5)心脏:偶见心律失常。

(6)血管:偶见直立性低血压。

(7)胃肠道:有恶心、呕吐及腹泻。

(8)皮肤和皮下组织:罕见瘙痒和皮疹等皮肤过敏反应。

【禁忌】

(1)禁用于已知对左旋多巴、苄丝肼或赋形剂过敏的患者。

(2)禁止与非选择性单胺氧化酶抑制剂合用,但选择性单胺氧化酶 B 抑制剂(如司来吉兰和雷沙吉兰)和选择性单胺氧化酶 A 抑制剂(如吗氯贝胺)则不在禁止合用之列。合用单胺氧化酶 A 与单胺氧化酶 B 抑制剂相当于非选择性单胺氧化酶抑制剂,因而不应与美多芭联合应用。

(3)禁用于内分泌、肾(透析者除外)、肝功能代偿失调或心脏病、精神病、闭角型青光眼患者。

(4)禁用于 25 岁以下的患者(必须是骨骼发育完全的患者)。

(5)禁用于妊娠期以及未采用有效避孕措施的有潜在妊娠可能的妇女(例如妊娠或者哺乳期妇女)。

【注意事项】

(1)对有心肌梗死、冠状动脉供血不足或心律不齐的患者,应定期进行心血管系统检查(特别应包括心电图检查)。

(2)患有胃、十二指肠溃疡或骨软化症的患者服用此药时应严密观察。

(3)对开角型青光眼患者应定期测量眼压。

(4)应定期检查血常规和肝、肾功能。

(5)不可骤然停药。

(6)使用左旋多巴治疗患者,应该避免从事驾驶工作或者参与那些由于警惕性下降而可能使其本人或他人有损伤或死亡危险的活动(例如操作机器)。

【制剂】

多巴丝肼片:0.25g×40 片/盒(每片含左旋多巴 0.2g,苄丝肼 0.05g)

2.苯海索

【适应证】

中枢抗胆碱药,用于帕金森病及帕金森病综合征,也可用于药物引起的锥体外系疾患。

【用法与用量】

口服。帕金森病、帕金森综合征,开始每日 1～2mg,以后每 3～5 日增加 2mg,至疗效最好而又不出现副反应为止,一般每日不超过 10mg,3～4 次服用,须长期服用。极量每日 20mg。老年患者应酌情减量。药物诱发的锥体外系疾患,第每日 2～4mg,2～3 次服用,以后视需要及耐受情况逐渐增加 5～10mg。

【不良反应】

常见口干、视物模糊等,偶见心动过速、恶心、呕吐、尿潴留、便秘等。长期应用可出现嗜睡、抑郁、记忆力下降、幻觉、意识混浊。

【禁忌】

青光眼、尿潴留、前列腺肥大患者禁用。

【注意事项】

(1)与乙醇或其他中枢神经系统抑制药合用时,可使中枢抑制作用加强。

(2)与金刚烷胺、抗胆碱药、单胺氧化酶抑制药帕吉林及丙卡巴肼合用时,可加强抗胆碱作用,并可发生麻痹性肠梗阻。

(3)与单胺氧化酶抑制剂合用,可导致高血压。

(4)与制酸药或吸附性止泻剂合用时,可减弱本品的效应。

(5)与氯丙嗪合用时,后者代谢加快,可使其血药浓度降低。

(6)与强心苷类合用可使后者在胃肠道停留时间延长,吸收增加,易于中毒。

(7)孕妇及哺乳期妇女、儿童和老年患者慎用。

【制剂】

盐酸苯海索片:2mg×100 片/瓶。

3.溴隐亭

【适应证】

(1)内分泌系统疾病:泌乳素依赖性月经周期紊乱和不育症(伴随高或正常泌乳素血症)、闭经(伴有或不伴有溢乳)、月经过少、黄体功能不足和药物诱导的高泌乳激素症(抗精神病药物和高血压治疗药物)。

(2)非催乳素依赖性不育症:多囊性卵巢综合征、与抗雌激素联合应用(如:氯底酚胺)治疗无排卵症。

(3)高泌乳素瘤:垂体泌乳激素分泌腺瘤的保守治疗,在手术治疗前抑制肿瘤生长或减小肿瘤面积,使切除容易进行;术后可用于降低仍然较高的泌乳素水平。

(4)肢端肥大症:单独应用或联合放疗、手术等可降低生长激素的血浆水平。

(5)抑制生理性泌乳:分娩或流产后通过抑制泌乳来抑制乳腺充血、肿胀,从而可预防产后乳腺炎。

(6)良性乳腺疾病:缓和或减轻经前综合征及乳腺结节(或囊性)乳腺疾病相关性乳腺疼痛。

(7)神经系统疾病:用于各期自发性和脑炎后所致帕金森病的单独治疗,或与其他抗帕金森病药物联合使用。

【用法与用量】

应在就餐时口服。

(1)月经周期不正常及不孕症：根据需要一次1.25mg，每日2～3次，必要时剂量可增至2.5mg，每日2～3次。应不间断治疗，直至月经周期恢复正常和/或重新排卵。如果需要，可连续治疗数个周期以防复发。

(2)高泌乳激素症：根据需要一次1.25mg，每日2～3次，逐渐增至每日10～20mg，具体方案应依据临床疗效和副作用而定。

(3)肢端巨大症：推荐起始剂量为每日2.5～3.75mg，根据临床反应和副作用逐步增加至每日10～20mg。

(4)抑制泌乳：每日5mg，早晚各1片，连服14d。为预防泌乳，应尽早开始治疗，但不应早于分娩或流产后4h。治疗停止后2～3d，偶尔会有少量泌乳，此时可以再用原剂量重复治疗1周即可停止泌乳。

(5)产褥期乳房肿胀：单次服用2.5mg，如果需要，6～12h后可以重复服用，不会抑制泌乳。

(6)帕金森病：单独治疗或与其他药物联合治疗开始后第一周，每日临睡前服用1.25mg。应从最低有效剂量开始进行剂量调整，剂量增加1.25mg后，连续服用1周后再接着增加剂量，日剂量应分成2～3次服用。一般在6～8周之内，即有明显疗效。

【不良反应】

(1)用药头几天可能会发生恶心、呕吐、头痛、眩晕或疲劳。

(2)极少数病例中服用本品后发生直立性低血压。

(3)在大剂量治疗时，可能会发生幻觉、意识精神错乱、视觉障碍、运动障碍、口干、便秘、腿痉挛等。在长期治疗中，特别对于有雷诺氏现象病史者，可能偶发可逆性低温诱发指趾苍白。

(4)国外已有患者使用多巴胺受体激动剂类药品治疗帕金森病后出现病理性赌博、性欲增高和性欲亢进的病例报告，尤其在高剂量时，在降低治疗剂量或停药后一般可逆转。

【禁忌】

对甲磺酸溴隐亭片组成中任何成分过敏者禁用。在精神病学方面，自发性和家族性震颤、Huntington舞蹈症、严重的心血管疾病、各种类型的内源性精神病、未经治疗的高血压、妊娠毒血症、对其他麦角生物碱类过敏者禁用、已有瓣膜病的患者禁用。

【注意事项】

(1)垂体腺瘤患者停服甲磺酸溴隐亭片后怀孕时，整个妊娠期间都应密切监测，并且有必要定期进行视野检查。

(2)垂体腺瘤患者有瘤体增大的迹象时，应重新应用甲磺酸溴隐亭片进行治疗。治疗乳腺疼痛及结节性和/或囊性乳腺疾病时，应先排除恶性肿瘤的可能。

(3)应用本品抑制产褥期泌乳时，建议不定期检查血压。

(4)对有胃肠道出血病史的肢端肥大症患者最好应用替代治疗方案。

(5)有精神病史或严重心血管病史的病人服用大剂量甲磺酸溴隐亭片时，需要小心谨慎。

(6)治疗与高泌乳素血症无关的女性患者时，应当给予最低有效剂量。

(7)帕金森病患者服用甲磺酸溴隐亭片时,应常规检查肝肾功能、造血功能和血管功能。

(8)服用甲磺酸溴隐亭片后可能发生视觉障碍,因此在驾驶或操控机器时应特别小心。

(9)乙醇可能会降低对本品的耐受性。

(10)尚无 15 岁以下儿童及老年患者用本品的安全性和有效性研究资料。

【制剂】

甲磺酸溴隐亭片:2.5mg×30 片/盒。

二、特发性震颤、舞蹈病的药物治疗

特发性震颤(ET)是一种原因未明的具有遗传倾向的运动障碍性疾病。普萘洛尔或其他β肾上腺素受体拮抗药可用于治疗特发性震颤或焦虑引起的震颤。普萘洛尔每日 30～90mg,需长期应用。因可减缓心率及降血压,应谨慎从 5mg,每日 2 次起始,逐渐增加至合适剂量。扑米酮可缓解部分良性特发性震颤,剂量需缓慢增加以减少不良反应。

小舞蹈病(CM)是风湿热在神经系统的常见表现,以舞蹈样不自主动作、肌张力降低、肌力减弱等为临床特征。亨廷顿舞蹈病(HD)多发于中年人,主要症状为舞蹈样动作与进行性认知障碍。氟哌啶醇对改善相关舞蹈病的症状和运动性抽搐可能有作用。苯海索大剂量使用也可以改善运动障碍;必要时可连续加量数周,直到每日 20～30mg 或更大量。吡拉西坦可以作为皮层起源的肌阵挛的辅助用药。

三、变形性肌张力不全的药物治疗

变形性肌张力不全是一种扭转痉挛,为锥体外系疾病。

抗胆碱如苯海索、左旋多巴或多种镇静类药物可以改善症状。局部注射 A 型肉毒毒素对于局限型肌张力障碍效果较好。

第四节　中枢神经系统感染性疾病

中枢神经系统感染性疾病是指由细菌、病毒、寄生虫等各种感染原所引起中枢神经系统炎性疾病。根据中枢神经系统受累的部位分为两类:①脑炎、脊髓炎或脑脊髓炎;②脑膜炎或脑脊膜炎;如脑膜和脑实质均受到明显侵犯时称之为脑膜脑炎。

一、病毒性脑炎

由病毒感染引起的脑实质炎性病变。根据病原学中病毒核酸的特点分为:DNA 病毒感染和 RNA 病毒感染。临床常见单纯疱疹病毒、肠道病毒、水痘-带状疱疹病毒等所致的中枢神经系统感染。

病毒性脑炎的治疗原则是抗病毒、抑制炎症、降颅压以及支持对症治疗。单纯疱疹病毒性脑炎抗病毒的首选药物是阿昔洛韦,静脉滴注:一次 10～15mg/kg,每日 2～3 次,连续 14～21d。也可选用更昔洛韦静脉滴注:每日 5～10mg/kg,连续 10～14d。为减轻炎性反应和水肿,可短期使用肾上腺皮质激素:地塞米松静脉滴注:每日 10～20mg;或甲泼尼龙静脉滴注:每日 800～1000mg;连续 3d,改为 30～50mg,口服。支持对症治疗包括脱水降颅压、降温、抗癫痫、镇静、防止继发感染以及维持水、电解质平衡等。

二、脑囊虫病的药物治疗

脑囊虫病是链状绦虫(猪绦虫)的幼虫寄生于人脑所引起的疾病。食入外源的绦虫卵或自身寄生绦虫的卵逆行至胃内,胃液消化孵育出幼虫,经血液循环至全身并发育成囊尾蚴。60%～96%的囊虫寄生于中枢神经系统。脑囊虫病的临床表现与囊虫寄生的部位、数量、时间以及炎性反应的程度有关。主要的症状和体征:头痛、癫痫发作、颅内压增高、精神症状和认知功能障碍、发热、脑膜刺激征、局灶性症状和体征,脑室型可出现 Brun 征。

抗囊虫药物治疗包括:

(1)阿苯达唑:口服,每日 20mg/kg,分 2 次给予,治疗 10d,间隔 10～15d 后开始第 2 个疗程,共治疗 3～5 个疗程。

(2)吡喹酮:口服,每日 10mg/kg,分 3 次服,治疗 4d;囊虫数量多、病情重者,采用小剂量、长疗程法,即总剂量 180mg/kg,9d 分服,每日 3 次。未愈者可间隔 2～3 个月后再治疗 1 个疗程。抗囊虫治疗后,囊尾蚴的异种蛋白可引起明显的炎性反应和脑水肿,使临床症状加重,因此治疗期间必须严密监测,同时给予脱水剂和糖皮质激素治疗,有癫痫发作者可使用抗癫痫药控制症状。

第五节　急性脊髓炎

急性脊髓炎指各种感染后因变态反应引起的急性横贯性脊髓炎性病变。这可能是病毒感染或疫苗接种后诱发了机体的自身免疫反应而发病。最常见的病变部位是侵犯胸髓,尤其是胸 3～5 节段,其次是颈髓、腰髓。临床表现常先有病变节段的束带感或疼痛,继之在数小时至数日内发展为完全性横贯性损害,出现运动、感觉和自主神经功能障碍。部分病例起病急骤,脊髓受累节段迅速上升至高颈髓,出现四肢瘫痪、吞咽困难、构音不清、呼吸肌麻痹而死亡,称上升性脊髓炎。

急性脊髓炎的药物治疗包括:

1.糖皮质激素

甲泼尼龙静脉滴注,每日 500～1000mg,连续 3～5d;或地塞米松静脉滴注,每日 10～20mg,连续 10d。然后改用口服泼尼松或泼尼松龙,每日 60mg,逐渐减量停用。

2.人免疫球蛋白

静脉滴注,0.4g/kg,成人每日 15～20g,连续 3～5d。

3.B 族维生素

肌内注射,维生素 B_1 一次 100mg、维生素 B_{12} 500μg,每日 1 次。

第六节　多发性硬化病

多发性硬化(MS)是一种以中枢神经系统白质脱髓鞘病变为主要病理特点的自身免疫性

疾病。多数患者亚急性起病,具有时间和空间的多发性。多发性硬化临床可分为4型:复发-缓解型、原发进展型、继发进展型和进展复发型。视神经脊髓炎可能是多发性硬化的亚型或变异型。

多发性硬化目前尚无根治疗法。治疗的目的主要是抑制炎性脱髓鞘病变的进展,尽可能减少缓解期的复发,晚期采取对症和支持治疗。药物治疗包括如下几类:

1.糖皮质激素

是多发性硬化病急性期和复发的主要治疗药物,具有抗炎和免疫调节作用,缩短急性期和复发期的病程,但不能防止复发。常用的药物有:①甲泼尼龙:目前主张在多发性硬化的急性活动期使用。主张大剂量短程疗法,静脉滴注,1000mg加入5%葡萄糖注射液500mL,于3～4小时滴毕,每日1次,连续3～5d;然后改口服泼尼松或甲泼尼龙一次60mg,每日1次,至停药。②泼尼松:口服一次80mg,每日1次,连续7d;依次减量为60mg,每日1次,连续5d;40mg,每日1次,连续5d;以后每5日减10mg,连续4～6周为1个疗程。

2.β-干扰素(IFN-β)

IFN-β_{1a}皮下注射,一次44μg一周3次;或IFN-β_{1b}皮下注射,一次50μg,隔日1次。

3.免疫抑制药

能减轻多发性硬化的症状,但对脱髓鞘病灶无减少的趋势,且不良反应大,目前已较少使用。①硫唑嘌呤:口服,2mg/kg,每日1次,治疗2年,可缓解病情的进展,降低多发性硬化的复发率。②氨甲蝶呤:口服,一周7.5mg,治疗2年,对继发进展型多发性硬化复发的预防有一定的作用。③环磷酰胺:口服,一次50mg,2次/d,治疗1年。④环孢素:口服,一次5～10mg/kg,每日1次。

4.免疫球蛋白

可能是通过封闭体内髓鞘碱性蛋白特异性抗体发挥作用的,主张大剂量冲击治疗。静脉滴注,0.4mg/kg,每日1次,连续3～5d为1个疗程。可根据病情需要每个月加强1次,连续治疗3～6个月。

5.血浆置换疗法

治疗作用可能与清除自身抗体有关。可用于急性进展型和爆发型多发性硬化患者。一次置换30～50mL/kg,一周1～2次,10～20次1个疗程。

6.对症治疗

①痛性痉挛:巴氯芬、卡马西平、地西泮和氯硝西泮等。②膀胱功能障碍:拟胆碱类药物如氯化氨甲酰胆碱或氯化乌拉碱。③疲乏:金刚烷胺、莫达非尼。④震颤:苯海索、左旋多巴等。

第七节 神经肌肉病

一、低钾型周期性瘫痪及其药物治疗

低钾型周期性瘫痪为周期性瘫痪中最常见的类型,以发作性肌无力、伴血清钾降低、补钾后能迅速缓解为特征。

发作轻时不需治疗。

全身性肌力减弱时口服补充钾盐,常用氯化钾每日 2～10g,先用 10％氯化钾溶液 40～50mL 顿服,24h 内再分次口服 10％氯化钾溶液 30～60mL,维持直到完全恢复。

严重病例或不适口服者,用 10％氯化钾注射液 30～40mL 溶于氯化钠注射液 1000～1500mL 中静脉滴注,并观察肌力及心电图变化,每小时氯化钾的输入量不得超过 1g。由于等渗盐溶液仍可降低血钾水平,因此,推荐应用 5％甘露醇注射液稀释。输钾要控制速度及输入总量,应每日监测血钾浓度。

二、重症肌无力的药物治疗

重症肌无力(MG)是一种神经肌肉接头传递障碍的获得性自身免疫性疾病。病变主要累及神经-肌肉接头突触后膜上的乙酰胆碱受体。临床特征为部分或全身骨骼肌极易疲劳,通常在活动后症状加重,经休息和胆碱酯酶抑制药治疗后症状减轻。主要治疗方案如下。

如为手术适应证可考虑胸腺摘除,若术后病情明显恶化,则考虑辅以血浆置换、糖皮质激素,甚至胆碱酶抑制剂治疗。

非手术治疗应先用血浆置换、糖皮质激素,渐过渡到单用糖皮质激素。待病情好转且稳定 2 个月后行胸腺摘除,术后维持原剂量 2 个月,再酌情渐减量,于 2～4 年内缓慢减量乃至停用糖皮质激素。还包括免疫球蛋白和新斯的明等药物治疗。

在糖皮质激素减量过程中,可适量加用硫唑嘌呤、环孢素等其他免疫抑制药,以减少和减轻"反跳现象"。不能耐受糖皮质激素治疗,可考虑使用环磷酰胺。

1.糖皮质激素

可抑制自身免疫反应,适用于各种类型重症肌无力。它通过抑制乙酰胆碱受体抗体的生成,增加突触前膜乙酰胆碱的释放量及促使运动终板再生和修复。

冲击疗法:甲泼尼龙 1000mg 静脉滴注,每日 1 次,连续 3～5d,随后地塞米松 10～20mg 静脉滴注,每日 1 次,连续 7～10d。若吞咽功能改善或病情稳定,停用地塞米松,改为泼尼松 80～100mg 每晨顿服。当症状基本消失后,每周减 2 次,一次减 10mg,减至每日 60mg,然后每周减 1 次,一次减 5mg;减至每日 40mg 时,开始减隔日量,每减 5mg,即周一、三、五服 40mg,周二、四、六服 35mg;下一周的隔日量为 30mg,以此类推,直至隔日量减为 0。以后隔日晨顿服泼尼松 40mg,维持一年以上。若病情无反复,每月减 5mg,直至完全停药或隔日 5～15mg 长期维持。若中途病情波动,则需随时调整剂量。经过该疗法治疗,大多数患者有好转,对高龄、胸腺瘤者疗效较好,疗效与病程无关。应当用足量 60d 才能宣告无效。同时配合血浆置换,可避免肌无力加重。早期加重与其后的疗效无关。一开始就口服泼尼松每日 60～80mg,大约 2 周后症状逐渐缓解,常于数月后疗效达高峰,然后逐渐减量。

2.人免疫球蛋白

大剂量静脉注射免疫球蛋白。外源性 IgG 可使乙酰胆碱受体抗体的结合功能紊乱而干扰免疫反应。一般应用大剂量免疫球蛋白每日 0.4g/kg,连续 5d 为一个疗程。

3.硫唑嘌呤

免疫抑制药适用于有高血压、糖尿病、溃疡病而不能用糖皮质激素,或不能耐受糖皮质激素,而对糖皮质激素疗效不佳者。

4.新斯的明

是人工合成、化学结构与毒扁豆碱相似的化合物,对肢体无力效果较好。甲硫酸新斯的明溶液稳定性好,供注射用,一般用 0.5mg。口服常用溴新斯的明 15mg,口服后大部分于肠内破坏,故口服有效剂量为注射剂量者的 30 倍。口服约 15min 起效,30~60min 作用达高峰,持续 2~6h,其后迅速消失。故日剂量及用药间隔时间需因人而异。从一次 45mg,每日 3 次(每日 135mg),到每 2h1 次(每日剂量一般不超过 180mg)。一般在进餐或做特殊体力劳动前 15~30min 可口服 15mg。

5.吡斯的明

为胆碱酯酶抑制药。起效温和、平稳、作用时间较长(2~8h)和逐渐减效等特点,故一般给药间隔时间为 6~8h。对延髓支配的肌肉无力效果较好。病情严重者可酌情加量。病情一旦控制,作用可维持过夜。对某些病例可与溴新斯的明合用,一般白天和晚上用溴吡斯的明而早晨用溴新斯的明。

三、多发性肌炎的药物治疗

多发性肌炎是一组多种病因引起的弥漫性骨骼肌炎症性疾病,临床上以急性或亚急性起病、对称性四肢近端和颈肌及咽肌无力、肌肉压痛、血清肌酶增高和骨骼肌坏死及淋巴细胞浸润为特征,同时伴有红细胞沉降率增快及肌电图呈肌源性损害,应用糖皮质激素治疗效果较好。

糖皮质激素:

常用泼尼松,按体重每日 1mg/kg,分 3 次口服,也可每日晨顿服或隔日双倍剂量服用。病情好转稳定后可逐渐减量,每 2~3 周减 5mg,直至剂量减至每日 20mg,或改为隔日 40mg。疗程 6~12 月或更长,服用维持量每日 7.5~20mg,直至完全停药,应维持治疗 1~2 年,过早停用可引起复发,复发后治疗更加困难。急性或危重病例可用大剂量甲泼尼龙冲击疗法,以甲泼尼龙 500~1000mg,2h 内静脉滴注,每日 1 次,连续 3~5d,可提高治疗成功率,也可在口服泼尼松起效前临时应用。要取得最佳疗效用药须足量,初始治疗剂量要大,减量不宜过快,可根据肌力改善及血清肌酸激酶变化调整药量,治疗有效时肌酸激酶先降低,然后肌力改善,无效者肌酸激酶继续升高。

硫唑嘌呤:激素治疗无效或不能耐受的患者可用硫唑嘌呤,无糖皮质激素不良反应,适用于需长期应用免疫抑制剂的患者。

人免疫球蛋白:大剂量静脉注射人免疫球蛋白急性期应用效果较好。一般应用人免疫球蛋白每日 0.4g/kg,连续 5d 为一疗程,一个月 1 次,根据病情可连续数月,4 个月为一疗程。可减少免疫抑制药的用量。

第八节　癫　痫

一、抗癫痫药的应用原则

(1)抗癫痫药应长期规则用药,剂量一般从低剂量开始(可以减少不良反应)逐渐增加,直到癫痫发作被控制而又无明显的不良反应,即最佳剂量、最佳疗效。

（2）给药的次数要根据该药血浆半衰期来确定。大多数抗癫痫药剂量的使用可以分为每日给药 2 次和给药 3 次（即每 12h 或每 8h 一次）。血浆半衰期较长的药品如苯巴比妥和苯妥英钠等，可每日睡前给一次量即可。但由于有些抗癫痫药剂量偏大，可能需要每日 3 次给药以避免出现与高峰血药浓度相关的不良反应。抗癫痫药在儿童体内的代谢比成人要快，因此儿童患者使用此类药需要更频繁地调整剂量并要按体重计算给药量。

（3）抗癫痫药主要依据癫痫发作的类型进行选择：

伴有或不伴泛化的部分性发作：卡马西平，拉莫三嗪，奥卡西平，丙戊酸钠，托吡酯是部分发作的首选药物；二线药包括氯巴占，加巴喷丁，左乙拉西坦，噻加宾，唑尼沙胺。

泛化全面性发作。

强直阵挛性发作（大发作）：首选卡马西平、拉莫三嗪、丙戊酸钠或托吡酯。二线药是氯巴占、左乙拉西坦或奥卡西平。

失神发作（小发作）：典型失神发作乙琥胺和丙戊酸钠是首选药，替代方案包括氯硝西泮和拉莫三嗪。丙戊酸钠在治疗可能与失神发作共存的特发性初期的全面强直-阵挛性发作癫痫也是非常有效的。

肌阵挛发作：可以在一系列综合征中出现，并对治疗的反应差别很大。丙戊酸钠是首选药物；氯硝西泮与左乙拉西坦也可以使用。替代方案包括拉莫三嗪和托吡酯，但拉莫三嗪可能偶尔会加重肌阵挛发作。可辅助使用吡拉西坦。丙戊酸钠与左乙拉西坦在治疗可能伴肌阵挛的特发性泛化的全面强直阵挛性发作癫痫是有效的。

非典型失神，失张力和强直发作：通常出现于儿童，表现为特定癫痫综合征，或与脑外伤或智力迟钝相关。它们可能仅对传统药物有反应。丙戊酸钠、拉莫三嗪，氯硝西泮可以尝试。偶尔会有帮助的第二线药包括氯巴占、左乙拉西坦、托吡酯。

（4）联合治疗：在单药治疗无效时才能考虑同时使用两种或两种以上的抗癫痫药的联合治疗。此时可增加药物毒性以及可能发生抗癫痫药之间的药物相互作用。这种药物相互作用是复杂的，有高度可变性和不可预测性，可能毒性增高而药效并没有相应增加。药物相互作用往往通过诱导或抑制代谢酶以及竞争性蛋白结合而产生。在抗癫痫药之间发生的明显药物相互作用如下。

卡马西平：常可降低氯巴占、氯硝西泮、拉莫三嗪、奥卡西平和苯妥英钠的活性代谢物（但也可能提高苯妥英钠的浓度）、噻加宾、托吡酯、丙戊酸钠、唑尼沙胺的血药浓度。有时降低乙琥胺，扑痫酮血药浓度（但有相应增加苯巴比妥水平的趋势）。

乙琥胺：有时会升高苯妥英钠的血药浓度。

苯巴比妥或扑痫酮：常可降低卡马西平、氯硝西泮、拉莫三嗪、苯妥英钠（但也可能提高其血浓度）、噻加宾，丙戊酸盐，唑尼沙胺血药浓度。有时降低乙琥胺血药浓度。

苯妥英钠：常可降低氯硝西泮、卡马西平、拉莫三嗪，奥卡西平活性代谢产物及噻加宾，托吡酯、丙戊酸钠、唑尼沙胺的血药浓度。常常升高苯巴比妥血药浓度，有时降低乙琥胺、扑痫酮血药浓度（通过提高苯巴比妥转化率）。

丙戊酸盐：有时降低奥卡西平活性代谢物的血药浓度。常可升高卡马西平活性代谢物、拉莫三嗪、扑痫酮、苯巴比妥、苯妥英钠（但也可能降低）血药浓度，有时会升高乙琥胺，扑米酮血药浓度(和显著增加苯巴比妥水平的趋势)。

托吡酯:有时会升高苯妥英钠血药浓度。

拉莫三嗪:有时会升高卡马西平活性代谢物的血药浓度(但证据相互矛盾)。

左乙拉西坦:没有与左乙拉西坦药物相互作用的报道。

奥卡西平:有时降低卡马西平血药浓度(但可能会升高卡马西平活性代谢产物的血药浓度),有时会升高苯妥英钠的血药浓度,常常升高苯巴比妥的血药浓度。

加巴喷丁:尚没有与加巴喷丁药物相互作用的报道。

氨己烯酸:常可降低苯妥英钠血药浓度,有时降低苯巴比妥、扑痫酮血药浓度。

(5)换药与停药:抗癫痫药应在神经内科医师指导下停药。除非必需,应避免突然停药,尤其是巴比妥类及苯二氮䓬类药物。因为这可使发作加重。减少剂量也应循序渐减,如巴比妥类,撤药可能需要几个月的时间甚至更长。从一种抗癫痫药换为另一种也应谨慎,只有当新的服药法已大致确立(新药达稳态血浓度约需经过该药的 5 个半衰期的时间,一般 1～2 周),才可渐减第 1 种药物。接受几种抗癫痫药治疗时,不能同时停,只能先停一种药,无碍时再停另一种。决定给一个已停止癫痫发作的患者停用抗癫痫药,其时机往往是困难的,并需视个体情况而定(为何种发作类型或癫痫综合征、有无脑结构或脑电图异常、有无癫痫持续状态病史等)。也要避免在患者的青春期、月经期、妊娠期等停药。即使患者已无癫痫发作数年之久又无上述之一的情况,停药也有癫痫复发的风险。

(6)驾驶:患有癫痫病史的患者,也只能在他们已有 1 年无发作,或已确定在 3 年中只在睡眠时发作而无觉醒发作时,才有可能驾卧车或小型货车(绝不可驾大货车或大轿车等车辆及运营车辆);有晕厥的患者不应驾驶或操作机械。患者不要在撤用抗癫痫药物期间开车,而应于撤药后 6 个月再驾车。

(7)孕期和哺乳期:应用抗癫痫药有致畸风险,尤其神经管和其他相关缺陷的风险增加,特别是与卡马西平、拉莫三嗪、奥卡西平、苯妥英钠、丙戊酸钠联合应用。应告知育龄妇女服用抗癫痫药可能产生的后果,拟妊娠或孕期妇女应向专家咨询,并提供产前筛查(甲胎蛋白检测和孕中期超声波检查)。

对接受抗癫痫药治疗的妇女,为降低神经管缺陷的风险,建议在孕前和孕期应补充足够的叶酸,每日 5mg。

抗癫痫药在血浆中的浓度在妊娠期可以改变,尤其是在后期。抗癫痫药的剂量在妊娠期和分娩后应小心监测,并根据临床情况随时调整。

在妊娠后期 3 个月每日给予维生素 K10mg,可以有效地预防任何抗癫痫药相关的新生儿出血的风险。

(一)苯妥英钠

【适应证】

用于治疗全身强直阵挛性发作、复杂部分性发作(精神运动性发作、颞叶癫痫)、单纯部分性发作(局限性发作)和癫痫持续状态。也可用于治疗三叉神经痛,隐性营养不良性大疱性表皮松解,发作性舞蹈手足徐动症,发作性控制障碍(包括发怒、焦虑和失眠的兴奋过度等的行为障碍疾患),肌强直症及三环类抗抑郁药过量时心脏传导障碍等;本品也适用于洋地黄中毒所致的室性及室上性心律失常,对其他各种原因引起的心律失常疗效较差。

【用法与用量】

口服。

(1)成人常用量,每日 0.25～0.3g,开始时 0.1g,每日 2 次,1～3 周增加至每日 0.25～0.3g,分 3 次口服,极量一次 0.3g,每日 0.5g。由于个体差异,用药需个体化。

(2)小儿常用量,开始每日 5mg/kg,分 2～3 次服用,按需调整,每日不超过 0.25g,维持量为 4～8mg/kg 或按体表面积 0.25g/m²,分 2～3 次服用。

【不良反应】

本品常见齿龈增生。长期服用后或血药浓度达 30μg/mL 可能引起恶心,呕吐甚至胃炎,饭后服用可减轻。神经系统不良反应与剂量相关,常见眩晕、头痛,严重时可引起眼球震颤、共济失调、语言不清和意识模糊,调整剂量或停药可消失;较少见的神经系统不良反应有头晕、失眠、一过性神经质、颤搐、舞蹈症、肌张力不全、震颤、扑翼样震颤等。可影响造血系统,致粒细胞和血小板减少,罕见再障;常见巨幼红细胞性贫血,可用叶酸加维生素 B_{12} 防治。可引起过敏反应,常见皮疹伴高烧,罕见严重皮肤反应,如剥脱性皮炎,多形糜烂性红斑,系统性红斑狼疮和致死性肝坏死,淋巴系统霍奇金病等。小儿长期服用可加速维生素 D 代谢造成软骨病或骨质异常;孕妇服用偶致畸胎;可抑制抗利尿激素和胰岛素分泌使血糖升高,有致癌的报道。

【禁忌】

对乙内酰脲类药有过敏史或阿斯综合征、Ⅱ-Ⅲ度房室传导阻滞、窦房结阻滞、窦性心动过缓等心功能损害者禁用。

【注意事项】

(1)对乙内酰脲类中一种药过敏者,对本品也过敏。

(2)有酶诱导作用,可对某些诊断产生干扰,如地塞米松试验,甲状腺功能试验,使血清碱性磷酸酶、谷丙转氨酶、血糖浓度升高。

(3)用药期间需检查血象、肝功能、血钙、口腔、脑电图、甲状腺功能并经常随访血药浓度,防止毒性反应;其妊娠期每月测定一次、产后每周测定一次血药浓度,以确定是否需要调整剂量。

(4)嗜酒、贫血、心血管病(尤其老人)、糖尿病、肝肾功能损害、甲状腺功能异常者、老年患者慎用。

(5)本品可能致畸,孕妇用药,应权衡利弊;避免母乳喂养。

(6)小儿应经常作血药浓度测定,新生儿或婴儿期一般不首先采用。

【制剂】

苯妥英钠片:0.1g×100 片/瓶。

(二)卡马西平

【适应证】

(1)癫痫:部分发作(复杂部分性发作、简单部分性发作)和继发性全身发作、全身性发作(强直、阵挛、强直阵挛发作)。

(2)三叉神经痛和舌咽神经痛发作,亦用作三叉神经痛缓解后的长期预防性用药。也可用于脊髓痨和多发性硬化、糖尿病性周围性神经痛、患肢痛和外伤后神经痛以及疱疹后神经痛。

(3)预防或治疗躁狂-抑郁症；对锂或抗精神病药或抗抑郁药无效的或不能耐受的躁狂-抑郁症，可单用或与锂盐和其他抗抑郁药合用。

(4)中枢性部分性尿崩症，可单用或氯磺丙脲或氯贝丁酯等合用。

(5)酒精癖的戒断综合征。

【用法与用量】

口服。

成人：

(1)抗癫痫，初始剂量一次 100～200mg，每日 1～2 次，逐渐增加剂量直至最佳疗效。

(2)镇痛，开始一次 100mg，每日 2 次，第二日后每隔每日增加 100～200mg，直到疼痛缓解，维持量每日 400～800mg，分次服用；最高量每日不超过 1200mg。

(3)尿崩症，单用时每日 300～600mg，如与其他抗利尿药合用，每日 200～400mg，分 3 次服用。

(4)抗躁狂或抗精神病，开始每日 200～400mg，每周逐渐增加至最大量 1.6g，分 3～4 次服用。

儿童用量：10～20mg/kg。维持血药浓度应在 4～12μg/mL 之间。

【不良反应】

(1)神经系统常见的不良反应：头晕、共济失调、嗜睡和疲劳。

(2)因刺激抗利尿激素分泌引起水的潴留和低钠血症（或水中毒），发生率为 10%～15%。

(3)较少见的不良反应有变态反应，Stevens-Johnson 综合征或中毒性表皮坏死溶解症、皮疹、荨麻疹、瘙痒。

(4)儿童行为障碍，严重腹泻，红斑狼疮样综合征。

(5)罕见的不良反应有腺体病，心律失常或房室传导阻滞（老年人尤其注意），骨髓抑制，中枢神经系统中毒过敏性肝炎，低钙血症等。

(6)卡马西平的化学结构与三环类抗抑郁剂相似，可能会激发潜在精神病以及老年人的神经紊乱或激动不安。

(7)中枢神经系统的不良反应发生率随着血药浓度增高（大于 8.5～10μg/mL）而增多。

【禁忌】

已知对卡马西平相关结构药物（如：三环类抗抑郁药）过敏者。有房室传导阻滞、血清铁严重异常、骨髓抑制、肝卟啉病病史、严重肝功能不全等病史者。

【注意事项】

(1)与三环类抗抑郁药有交叉过敏反应。

(2)用药期间注意检查：全血细胞检查，尿常规，肝功能，眼科检查；卡马西平血药浓度测定。

(3)一般疼痛不要用该药。

(4)糖尿病人可能引起尿糖增加。

(5)癫痫患者不能突然撤药。

（6）已用其他抗癫痫药的病人，该药用量应逐渐递增。

（7）下列情况应停药：肝中毒或骨髓抑制症状出现，心血管系统不良反应或皮疹出现。

（8）用于特异性疼痛综合征止痛时，如果疼痛完全缓解，应每月减量至停药。

（9）饭后服用，漏服时应尽快补服，不可一次服双倍量，可每日内分次补足。

（10）下列情况应慎用：乙醇中毒、心脏损害、冠心病、糖尿病、青光眼、对其他药物有血液反应史者（易诱发骨髓抑制）、肝病、抗利尿激素分泌异常或其他内分泌紊乱、尿潴留、肾病、孕妇、哺乳期妇女不宜应用。

（11）对其他临床试验的干扰：可使血尿素氮、丙氨酸氨基转移酶、尿蛋白含量测试值等升高；甲状腺功能试验值、血钙浓度降低。

（12）老年患者应慎重选择卡马西平的剂量。

【制剂】

卡马西平片：0.1g×100 片/瓶 。

（三）丙戊酸钠

【适应证】

（1）癫痫：既可作为单药治疗，也可作为添加治疗：用于治疗全面性癫痫：包括失神发作、肌阵挛发作、强直阵挛发作、失张力发作及混合型发作，特殊类型综合征（West，Lennox-Gastaut综合征）等；用于治疗部分性癫痫：局部癫痫发作，伴有或不伴有全面性发作。

（2）躁狂症：用于治疗与双相情感障碍相关的躁狂发作。

【用法与用量】

口服：

（1）癫痫：起始剂量每日 10～15mg/kg，随后递增至疗效满意为止，一般剂量为每日 20～30mg/kg。成人常用量：每日 20～30mg/kg；儿童常用量：每日 30mg/kg。每日剂量应分 1～2 次服用。在癫痫已得到良好控制的情况下，可考虑每日服药 1 次。

（2）躁狂症：起始剂量为每日 500mg，分 2 次服用，早晚各 1 次，应该尽可能快地增加给药剂量。第三天达每日 1000mg，第一周末达到每日 1500mg。维持的剂量范围在每日 1000～2000mg 之间。最大剂量不超过每日 3000mg，治疗血药浓度在 50～125μg/mL 范围内。静脉：用于临时替代时：末次口服给药 4～6h 后静脉给药，静脉注射或持续静脉滴注 24 小时或每日分四次静脉滴注，每次时间需超过 1h。需要快速达到有效血药浓度并维持时：以 15mg/kg 剂量缓慢静脉推注，超过 5min；然后以 1mg/(kg·h) 的速度静滴，使血浆丙戊酸浓度达到 75mg/L，并根据临床情况调整静滴速度。一旦停止静滴，需要立刻口服给药，以补充有效成分。

【不良反应】

常见不良反应表现为腹泻、消化不良、恶心、呕吐、胃肠道痉挛、可引起月经周期改变。较少见短暂的脱发、便秘、嗜睡、眩晕、疲乏、头痛、共济失调、轻微震颤、异常兴奋、不安和烦躁。长期服用偶见胰腺炎及急性肝坏死。可使血小板减少引起紫癜、出血和出血时间延长。对肝功能有损害，引起血清碱性磷酸酶和氨基转移酶升高。偶有过敏。偶有听力下降和可逆性听力损坏。重复注射可能发生局部组织坏死。注射剂极少数病例可能出现可逆性帕金森氏综合征。

【禁忌】

对丙戊酸盐、双丙戊酸盐、丙戊酰胺或本品中任何成分过敏者、急慢性肝炎患者、明显肝功能损害者、肝炎家族史者,特别是与用药相关的肝卟啉症患者、合用甲氟喹、有药源性黄疸个人史或家族史者、患有尿素循环障碍疾病的患者禁用。

【注意事项】

(1)用药期间避免饮酒。

(2)停药应逐渐减量以防再次出现发作;取代其他抗惊厥药物时,本品应逐渐增加用量,而被取代药应逐渐减少用量。

(3)外科系手术或其他急症治疗时应考虑可能遇到的时间延长,或中枢神经抑制药作用的增强。

(4)用药前和用药期间应定期做全血细胞(包括血小板)计数、肝肾功能检查。

(5)尿酮试验可出现假阳性,甲状腺功能试验可能受影响。

(6)血清胆红素可能升高提示潜在的严重肝脏中毒。

(7)存在尿素循环酶缺陷的患者不推荐使用该药。

(8)有血液病、肾功能损害、器质性脑病时慎用。

(9)曾有患者按照治疗适应证接受抗癫痫治疗后出现自杀意图及行为的报道。

(10)不建议同时使用丙戊酸钠和碳青霉烯类药物。

(11)孕妇及哺乳期妇女慎用。本品可蓄积在发育的骨骼内,儿童用药应注意;老年用药尚不明确。

(12)注射剂不可肌肉注射。

【制剂】

丙戊酸钠片:0.2g×100片/瓶;丙戊酸钠缓释片:0.5g×30片/盒;注射用丙戊酸钠:0.4g×4支/盒。

(四)托吡酯

【适应证】

用于成人及2~16岁儿童部分性癫痫发作的加用治疗,初诊为癫痫患者的单药治疗或曾经合并用药现转为单药治疗的癫痫患者。

【用法与用量】

加用治疗:口服:成人(17岁及以上)每晚25~50mg开始,服用1周。随后每间隔1或2周加量每日25~50mg(至100mg),分2次服用。应根据临床效果进行剂量调整。200mg作为最低有效剂量,常用日剂量为200~400mg(分2次服用)。儿童(2~16岁)总剂量为每日5~9mg/kg,分2次服用。剂量调整应从每晚25mg开始(或更少,剂量范围每日1~3mg/kg),服用1周。然后每间隔1或2周加量每日1~3mg/kg(分2次服用)直到达到最佳的临床效果。单药治疗:口服:成人(17岁及以上)从每晚25mg开始,服用1周。随后每间隔1或2周增加剂量每日25~50mg,分2次服用。初始目标剂量为每日100mg,最高为每日500mg。儿童(2~16岁)从每晚0.5~1mg/kg开始,服用1周。每间隔1或2周增加剂量每日0.5~

1mg/kg(分2次服用)。单药治疗,初始目标剂量范围为每日100～400mg。

【不良反应】

可有嗜睡、头晕、疲乏、易怒、体重下降、思想迟钝、感觉异常、复视、协调失常、恶心、眼球震颤、困倦、厌食症、发音困难、视物模糊、食欲下降、记忆损害和腹泻、注意力障碍、攻击、皮疹、行为异常、便秘。罕见鼻咽炎、中性粒细胞减少、过敏性水肿、眼部感觉异常、黄斑病变、近视、中毒性表皮坏死溶解、关节肿胀、肾小管性酸中毒、全身水肿等。

【禁忌】

已知对本品过敏者禁用。

【注意事项】

(1)接受托吡酯治疗的患者曾经报告了与继发性闭角型青光眼相关的急性近视所构成的综合征、发生与眼内压升高无关的视野缺损、少汗症和体温过高,可出现代谢性酸中毒、增加患者自杀意念或者行为的风险、认知/神经精神不良反应、胎儿毒性、不明原因的突发死亡、高氨血症和脑病、肾结石、合并使用丙戊酸导致的低体温、感觉异常。

(2)肝、肾功能不全者慎用。

(3)对驾驶及操作机器能力存在影响。

(4)孕妇及哺乳期妇女应慎用。

(5)停药时应逐渐减量。

【制剂】

托吡酯片:25mg×60片/瓶。

(五)左乙拉西坦

【适应证】

用于成人及4岁以上儿童癫痫患者部分性发作的加用治疗。

【用法与用量】

口服,需以适量的水吞服。用量:单药治疗,成人及青少年(12～17岁)体重≥50kg:起始剂量一次500mg,每日2次,剂量可增至一次1500mg,每日2次。剂量的变化应每2～4周增加或减少一次500mg,每日2次。儿童(4～11岁)和青少年(12～17岁)体重≤50kg:起始剂量10mg/kg,每日2次,剂量可增至30mg/kg,每日2次。剂量变化应以每2周增加或减少10mg/kg,每日2次,应尽量使用最低有效剂量。儿童和青少年体重≥50kg,剂量和成人一致。

【不良反应】

最常见:嗜睡、乏力和头晕;常见:健忘、共济失调、惊厥、运动过度、易激动、抑郁、失眠、神经质、腹泻、消化不良、恶心、呕吐、食欲减退、眩晕、眼部不适、感染、皮疹等。

【禁忌】

对左乙拉西坦过敏或者对吡咯烷酮衍生物过敏的病人禁用。

【注意事项】

(1)如需停止服用本品,建议逐渐停药。

(2)对于个别患者,在治疗初始阶段或者剂量增加后,会产生嗜睡或者其他中枢神经症状,不推荐操作需要技巧的机器,如驾驶汽车或者操纵机械。

(3)目前没有孕妇服用本品的资料,动物试验表明左乙拉西坦可以从乳汁中排出,所以,不建议病人在服药同时哺乳。

【制剂】

左乙拉西坦片:0.25g×30 片/盒;左乙拉西坦片:0.5g×30 片/盒。

(六)拉莫三嗪

【适应证】

癫痫:对 12 岁以上儿童及成人的单药治疗:简单及复杂部分性发作、原发性及继发性全身强直-阵挛性发作性;2 岁以上儿童及成人的添加疗法:简单及复杂部分性发作、原发性及继发性全身强直-阵挛性发作性;也可用于治疗合并有 Lennox-Gastaut 综合征的癫痫发作。

【用法与用量】

口服,用少量水将整片吞服。用量:单药治疗,成人及 12 岁以上儿童:初始剂量每日 25mg,每日 1 次,连服 2 周。随后每日 50mg,每日 1 次,连服两周。此后每 1～2 周增加剂量,最大增加量为 50～100mg,直至达到最佳疗效。通常达到最佳疗效的维持剂量为每日 100～200mg,每日 1 次或分 2 次服用。

【不良反应】

常见:攻击行为、激惹、嗜睡、失眠、头晕、震颤、恶心、呕吐、腹泻、疲劳。罕见 Stevens-johnson 综合征、眼球震颤、结膜炎。非常罕见:皮疹、中毒性表皮坏死溶解征、血液学异常、淋巴结病、过敏综合征、幻觉、精神错乱、无菌性脑膜炎、兴奋、不安、运动紊乱、肝功能异常、狼疮样反应等。

【禁忌】

已知对本品和本品中任何成分过敏的患者。

【注意事项】

(1)出现皮疹等过敏反应,应即停药。

(2)严密观察,防止出现自杀行为。

(3)注意激素类避孕药对本品的影响。

(4)孕妇、哺乳妇女、肾功能衰竭、肝功能衰竭慎用。

(5)有可能导致横纹肌溶解、多器官失调和弥漫性血管内凝血、有时可致致命事件的发生。

(6)服药期间避免驾车或操纵机器。

(7)不宜突然停药。

【制剂】

拉莫三嗪片:50mg×30 片/盒。

(七)加巴喷丁

【适应证】

(1)疱疹感染后神经痛:用于成人疱疹后神经痛的治疗。

(2)癫痫:用于成人和 12 岁以上儿童伴或不伴继发性全身发作的部分性发作的辅助治疗。也可用于 3～12 岁儿童的部分性发作的辅助治疗。

【用法与用量】

(1)疱疹感染后神经痛:第 1 天一次性服用加巴喷丁 0.3g;第 2 天服用 0.6g,分两次服完;第三天服用 0.9g,分三次服完。随后,根据缓解疼痛的需要,可逐渐增加剂量至每天 1.8g,分 3 次服用。

(2)癫痫:加巴喷丁可与其他抗癫痫药物合用进行联合治疗。加巴喷丁的给药途径为口服,分次给药(每日 3 次)。给药方法从初始低剂量逐渐递增至有效剂量。12 岁以上患者:在给药第 1 天可采用每日一次,每次 0.3g;第 2 天为每日二次,每次 0.3g,第三天为每日 3 次,每次0.3g,之后维持此剂量服用。3～12 岁的儿科患者:开始剂量应该为 10～15mg/(kg·d),每日 3 次,在大约 3d 达到有效剂量。在 5 岁以上的患者加巴喷丁的有效剂量为每日 25～35mg/kg,每日 3 次。3～4 岁的儿科患者的有效剂量是每日 40mg/kg,每日 3 次。如有必要,剂量可增为每日 50mg/kg。

【不良反应】

(1)疱疹感染后神经痛:主要是眩晕,嗜睡,以及周围性水肿等。

(2)癫痫:最常见的不良事件是嗜睡、疲劳、眩晕、头痛、恶心、呕吐、体重增加、紧张、失眠、共济失调、眼球震颤、感觉异常及厌食。偶有出现衰弱、视觉障碍(弱视、复视)、震颤、关节脱臼、异常思维、健忘、口干、抑郁及情绪化倾向等。

【禁忌】

已知对该药中任一成分过敏的人群、急性胰腺炎的患者禁服加巴喷丁胶囊。

【注意事项】

(1)撤药促使癫痫发作以及癫痫持续状态,抗癫痫药物不应该突然停止服用。

(2)糖尿病患者需经常监测血糖,如必要,随时调整降糖药剂量。

(3)肾功能不全的患者,服用本品必须减量。

(4)曾有服用本品发生出血性胰腺炎的报告。

(5)同时使用吗啡治疗的病人加巴喷丁的血药浓度可能会升高。

(6)用药过程中,避免驾驶及机械操作。

(7)孕妇用药尚不明确。

(8)哺乳期妇女不宜应用。

【制剂】

加巴喷丁胶囊:0.1g×50 粒/盒。

二、癫痫持续状态的药物治疗

癫痫持续状态的应急方案包括避免患者外伤的处置、吸氧等维持呼吸、稳定血压和纠正水电解质平衡等。如怀疑酗酒可考虑给予非口服的维生素 B_1 类药;如果是维生素 B_6 缺乏引起的癫痫发作应补充维生素 B_6。

严重的癫痫持续状态应立即静脉给予地西泮,如果再次发作则在 10 分钟后重复给药。静脉注射地西泮效佳。肌内注射或者以地西泮栓剂治疗癫痫发作则起效太慢。氯硝西泮也可作为替代治疗。

苯妥英钠可在心电监护下缓慢静脉注射,继以维持剂量静脉滴注。不推荐肌内注射苯妥英钠(吸收缓慢且不稳定)。

非惊厥性癫痫持续状态。紧急处理无抽搐的癫痫持续状态取决于患者的严重程度。如果未完全意识丧失,通常可继续口服抗癫痫药物治疗或者重新启用抗癫痫药。对口服抗癫痫药无效的患者或者意识完全丧失的患者,可按惊厥性癫痫持续状态的措施处理,很少需要麻醉。

1.氯硝西泮

用于癫痫持续状态时,可静脉注射(时间至少超过 2min)或静脉滴注 1mg,成人剂量为 1mg,必要时可重复。儿童剂量是 0.5mg。

2.地西泮

用于癫痫持续状态、惊厥、中毒引起的惊厥时,可静脉注射,成人剂量 10mg,注射速度保持在 3～5mg/min,必要时 10min 后重复;12 岁以下儿童剂量 0.3～0.4mg/kg,必要时 10min 后重复。直肠溶液的保留灌肠,成人和超过 10kg 的儿童,0.5mg/kg,最大剂量是 30mg(老年人 0.25mg/kg,最大剂量是 15mg);必要时 15min 后重复。

3.劳拉西泮

用于癫痫持续状态时,可静脉注射(大静脉),成人剂量 4mg,如再次发作,10min 后可重复 1 次;儿童剂量 0.1mg/kg(最大剂量为 4mg),复发则 10 分钟后重复 1 次。

4.苯巴比妥钠

用于癫痫持续状态时,剂量为按体重 10mg/kg,可静脉注射,以注射用水稀释 1∶10 的溶液,速度慢于 100mg/min;最大剂量为 1g。

5.苯妥英钠

用于癫痫持续状态、神经外科病变引起的癫痫时,可缓慢静脉注射或静脉滴注(监测血压和心电),癫痫持续状态,负荷量为 18mg/kg,速度不超过每分钟 50mg;此后应予大约 100mg 的维持量,每隔 6～8h 给予 1 次,并监测血药浓度,速度和剂量根据体重调整;儿童负荷量为 18mg/kg(新生儿 15～20mg/kg,速度为每分钟 1～3mg/kg)。另外,为避免局部刺激,一次静脉注射或静脉滴注前后都应用氯化钠注射液冲管。不推荐肌内注射。

三、发热性惊厥的药物治疗

发热性惊厥是一种与年龄相关的特殊的癫痫发作,儿童高发年龄为 9～18 个月,首发年龄于 6 个月～3 岁。一般分为单纯性发热性惊厥和复杂性发热性惊厥。短暂热性惊厥只需要简单处理,温水擦浴或者给予解热镇痛药(如对乙酰氨基酚)。若呈持续惊厥(一次发作持续 30min 及 30min 以上)或周期性惊厥,或者已知危险的儿童发生此两种惊厥则存在脑损害的可能性,需要积极治疗。首选药为地西泮,缓慢静脉注射,较为可取。由于栓剂吸收太慢,不适合使用。周期性预防治疗(即在发热初期给予抗惊厥治疗)只适用于少数儿童。可选择口服地西泮。对热性惊厥的长期抗癫痫预防治疗很少报道。抗癫痫治疗只需要考虑对本身存在长期或者复杂性热性惊厥的儿童应用,即首次癫痫发作时未满 14 个月或有神经系统异常或曾长期发生惊厥或者是局部抽搐的患儿。

第九节　头痛和神经痛

一、急性偏头痛及其药物治疗和预防

偏头痛是一种原因不清、反复发作的单侧或双侧头痛为特征的疾病,持续时间 4～72h。典型的特征包括单侧性、搏动样、中至重度头痛,常规的日常活动如上楼可加重头痛,可伴有恶心、畏光或畏声。部分患者有视觉先兆。发作期的治疗应当以过去发作时对药物的治疗反应和发作的严重程度为指导用药。在发作早期,停止头痛是首要治疗。可选用麦角胺咖啡因 1～2 片口服,若不能停止头痛,半小时后可追加 1～2 片。每日用量不能超过 6 片,每周不能超过 12 片。过量易引起中毒,在心脑血管疾病患者中应避免使用。重度发作期则首选选择性 5-$HT_{1B/1D}$ 受体激动药如舒马曲坦、利扎曲普坦等。其他非甾体抗炎药,如阿司匹林、对乙酰氨基酚(最好是可溶或分散剂型)通常有效,有时可需联合应用镇吐药。

过度使用阿片类或是非阿片类镇痛药、5-羟色胺激动剂和麦角胺类药物治疗偏头痛可能会引起药物过量性偏头痛(镇痛药导致的头痛),因此在加用药物时要谨慎。

对存在如下情况的患者应考虑偏头痛的预防:1 个月之内至少有两次发作;头痛频率增加;对偏头痛采取合理治疗后仍然存在明显的不适;对一些罕见的偏头痛类型及存在偏头痛型脑梗死风险的患者也应进行预防。

β 受体拮抗药,如普萘洛尔、纳多洛尔和阿替洛尔,对预防偏头痛均有效。

苯噻啶有较好预防偏头痛的作用,但可致体重增加。为避免过量服药而致的昏睡,应以小剂量开始逐渐加量。

丙戊酸钠也可用于偏头痛的预防,起始剂量一次 300mg,每日 2 次,必要时可以加量至每日 1.2g,分次服用。

钙通道阻滞药对偏头痛有一定预防作用。常用氟桂利嗪一次 5～10mg,每晚 1 次,连续 2 个月为 1 疗程。或尼莫地平一次 20～40mg,每日 3 次,连续 3 个月为 1 疗程。

(一)非甾体解热镇痛抗炎药

大多数偏头痛对非甾体解热镇痛药(如阿司匹林、对乙酰氨基酚)治疗反应良好,但在偏头痛发作时胃肠蠕动减弱会导致药物吸收不佳而不能发挥最大疗效,因此,应用分散片或是泡腾片更好一些。非甾体抗炎药(如双氯芬酸和布洛芬)也可用于偏头痛的治疗。

1.赖氨匹林

【适应证】

用于发热及轻、中度的疼痛。

【用法与用量】

肌内注射或静脉注射,以 4mL 灭菌注射用水或 0.9％氯化钠注射液溶解。成人:一次 0.9～1.8g,每日 2 次。儿童:每日按体重 10～25mg/kg,分 2 次给药。

【不良反应】

(1)胃肠道反应:偶有轻微胃肠道反应,用量较大时严重者可引起消化道出血。长期应用消化性溃疡发病率较高。

（2）对血液系统的影响：本品对抗维生素 K 的作用，抑制凝血酶原的合成，延长出血时间，可予维生素 K 防治。长期使用可抑制血小板聚集，发生出血倾向。

（3）对肝肾功能的影响：长期应用本品可出现转氨酶升高、肝细胞坏死及肾脏损害，及时停药可恢复。

（4）水杨酸反应：表现为头痛、头晕、耳鸣、腹泻等，严重者有精神紊乱、呼吸加快、酸碱平衡失调和出血等，甚至可出现休克。

（5）过敏反应：少数病人用药后出现皮疹、荨麻疹、哮喘、血管神经性水肿或黏膜充血等过敏反应。其中哮喘较多见，严重者可危及生命。

（6）瑞氏综合征（Reye Syndrome）：12 岁以下儿童应用本品可发生瑞氏综合征，表现为开始有短期发热等类似急性感染症状，惊厥、频繁呕吐、颅内压增高与昏迷等。

【禁忌】

已知对该药过敏的患者、服用阿司匹林或其他非甾体抗炎药后诱发哮喘、荨麻疹或过敏反应的患者、冠状动脉搭桥手术（CABG）围手术期疼痛的治疗、有应用非甾体抗炎药后发生胃肠道出血或穿孔病史的患者、有活动性消化道溃疡/出血，或者既往曾复发溃疡/出血的患者、重度心力衰竭患者、孕妇及哺乳期妇女、3 个月以下婴儿禁用。

【注意事项】

（1）避免与其他非甾体抗炎药，包括选择性 COX-2 抑制剂合并用药。

（2）发生胃肠道出血或溃疡时，应停药。

（3）可能引起严重心血管血栓性不良事件、心肌梗死和中风的风险增加，其风险可能是致命的，警惕诸如胸痛、气短、无力、言语含糊等症状和体征，而且当有任何上述症状或体征发生后应该马上寻求医生帮助。

（4）可能引起致命的、严重的皮肤不良反应，在第一次出现皮肤皮疹或过敏反应的其他征象时，应停用。

（5）12 岁以下小儿、既往有胃肠道病史（溃疡性大肠炎、克隆氏病）的患者、高血压病患者、心力衰竭（如液体潴留和水肿）病史的患者应慎用。

（6）老年患者应减少剂量。

【制剂】

注射用赖氨匹林：0.5g/支。

2.对乙酰氨基酚

【适应证】

用于儿童普通感冒或流行性感冒引起的发热，也用于缓解轻至中度疼痛如头痛、关节痛、偏头痛、牙痛、肌肉痛、神经痛。

【用法与用量】

口服：滴剂，1~3 岁（10~15kg），一次 1~1.5mL，4~6 岁（16~21kg），一次 1.5~2mL，7~9 岁（22~27kg），一次 2~3mL，10~12 岁（28~32kg），一次 3~3.5mL。若持续发热或疼痛，可间隔 4~6h 重复用药 1 次，24h 不超过 4 次。

【不良反应】

偶见皮疹、荨麻疹、药热及粒细胞减少。长期大量用药会导致肝肾功能异常。

【禁忌】

严重肝肾功能不全者禁用。对该药过敏者禁用。

【注意事项】

（1）该药为对症治疗药。用于解热连续使用不超过 3d，用于止痛不超过 5d，症状未缓解，请咨询医师或药师。

（2）对阿司匹林过敏者、过敏体质者、肝肾功能不全者慎用。

（3）不能同时服用其他含有解热镇痛药的药品（如某些复方抗感冒药）。

（4）服用该药期间不得饮酒或含有酒精的饮料。

【制剂】

对乙酰氨基酚滴剂：1.5g×15mL/瓶。

3.布洛芬

【适应证】

用于缓解轻至中度疼痛如头痛、关节痛、偏头痛、牙痛、肌肉痛、神经痛、痛经，也可用于减轻普通感冒或流行性感冒引起的发热。

【用法与用量】

口服：12 岁以上儿童及成人，一次 2 片，若持续疼痛或发热，可间隔 4～6h 重复用药 1 次，24h 不超过 4 次，儿童用量酌减。缓释胶囊口服：成人，一次 1 粒，每日 2 次（早晚各一次）。混悬液口服：1～3 岁，4mL；4～6 岁，5mL；7～9 岁，8mL；10～12 岁，10mL；若持续疼痛或发热，可间隔 4～6h 重复用药 1 次，24h 不超过 4 次。

【不良反应】

少数病人可出现恶心、呕吐、胃烧灼感或轻度消化不良、胃肠道溃疡及出血、转氨酶升高、头痛、头晕、耳鸣、视力模糊、精神紧张、嗜睡、下肢水肿或体重骤增。罕见皮疹、荨麻疹、瘙痒、过敏性肾炎、膀胱炎、肾病综合征、肾乳头坏死或肾功能衰竭、支气管痉挛。极罕见造血障碍（贫血、白细胞减少症等）或肝病，肝功能衰竭，肝炎，严重过敏反应。

【禁忌】

对本品及其他非甾体抗炎药过敏者、孕妇及哺乳期妇女、对阿司匹林过敏的哮喘患者、严重肝肾功能不全者或严重心力衰竭者、正在服用其他含有布洛芬或其他非甾体抗炎药，包括服用已知是特异性环氧化酶-2 抑制剂药物的患者、既往有与使用非甾体抗炎药治疗相关的上消化道出血或穿孔史者、活动性或既往有消化性溃疡史，胃肠道出血或穿孔的患者禁用。

【注意事项】

（1）不宜长期或大量使用，用于止痛不得超过 5d，用于解热不得超过 3d。

（2）最好在餐中或餐后服用。

（3）过敏体质者慎用。

（4）缓释胶囊：必须整粒吞服，不得打开或溶解后服用，不得咀嚼或吮吸缓释胶囊。

（5）不能同时服用其他含有解热镇痛药的药品（如某些复方抗感冒药）。

(6)服用该药期间不得饮酒或含有酒精的饮料。

(7)有下列情况患者慎用:60岁以上、支气管哮喘、肝肾功能不全、凝血机制或血小板功能障碍(如血友病或其他出血性疾病),以及未控制高血压的患者、充血性心力衰竭患者、已确诊的缺血性心脏病患者、外周动脉疾病和/或脑血管疾病患者、系统性红斑狼疮或混合性结缔组织病、免疫系统疾病导致关节疼痛、皮肤改变和其他器官的病症患者、准备怀孕的妇女。

(8)出现胃肠道出血或溃疡、肝、肾功能损害、尿液混浊或尿中带血、背部疼痛、视力或听力障碍、血象异常、胸痛、气短、无力、言语含糊等情况,应停药。

(9)长期服用会导致肾乳头坏死和其他肾病理变化。

(10)布洛芬缓释胶囊制剂仅适用于成人。

【制剂】

布洛芬片:0.1g×100 片/瓶;布洛芬缓释胶囊:0.3g×20 粒/盒;布洛芬混悬液:2g:100mL/瓶。

附1:非甾体解热镇痛抗炎药复方制剂

1.去痛片

【适应证】

用于发热及轻、中度的疼痛。

【用法与用量】

需要时服用 一次1~2片,每日1~3次。

【不良反应】

本复方所含氨基比林和非那西丁均有明显不良反应。服用氨基比林可有呕吐、皮疹、发热、大量出汗及发生口腔炎等,少数可致中性粒细胞缺乏,再生障碍性贫血、渗出性红斑、剥脱性皮炎、龟头糜烂等。长期服用非那西丁可引起肾乳头坏死、间质性肾炎并发急性肾功能衰竭,甚至可能诱发肾盂癌和膀胱癌,还可造成对药物的依赖性。非那西丁还易使血红蛋白形成高铁血红蛋白,使血液的携氧能力下降,导致紫绀,还可引起溶血、肝脏损害,并对视网膜有一定毒性。

【禁忌】

对氨基比林、非那西丁、咖啡因或苯巴比妥类药物过敏者禁用。

【注意事项】

(1)本品长期服用,可导致肾脏损害,严重者可致肾乳头坏死或尿毒症,可能诱发肾盂肾癌和膀胱癌。不宜长久使用。以免发生中性粒细胞缺乏、用药超过1周要定期检查血象。

(2)氨基比林在胃酸下与食物发生反应,可形成致癌性亚硝基化合物,特别是亚硝胺,因此有潜在的致癌性。

(3)长期服用可造成依赖性,并产生耐受。

(4)对各种创伤性剧痛和内脏平滑肌绞痛无效。

(5)孕妇和哺乳期妇女不推荐使用。

(6)儿童用药尚不明确,老年患者用药更易致肾功能损害,宜慎用。

【制剂】

去痛片：400 片（每片含氨基比林 150mg、非那西丁 150mg、咖啡因 50mg、苯巴比妥 15mg）/盒。

2.氨基比林咖啡因

【适应证】

用于缓解感冒、上呼吸道感染引起的发热、头痛等症状,亦可用于神经痛、风湿痛、牙痛。

【用法与用量】

口服。一次 1～2 片,每日 3 次,或遵医嘱。

【不良反应】

胃肠道损害,可引起消化不良、黏膜糜烂、胃及十二指肠溃疡出血等。肾损害,表现为急性肾功能不全、间质性肾炎、肾乳头坏死及水钠潴留、高血钾等。肝损害,大剂量使用氨基比林可致肝损害,产生黄疸、肝炎等。其他,可引起头痛、头晕、耳鸣、视神经炎等中枢神经系统疾病;氨基比林可致粒细胞减少。

【禁忌】

胃肠道出血患者、消化道溃疡者、对本品任一成分过敏者禁用。

【注意事项】

(1)不能耐受非甾体抗炎药或大剂量使用非甾体抗炎药者、年老者、有胃肠出血史、溃疡史、或同时使用糖皮质激素、抗凝血药者易造成胃肠道损害应慎用。

(2)氨基比林可引起粒细胞减少。

(3)孕妇及哺乳期妇女、儿童用药尚不明确。

【制剂】

氨基比林咖啡因片：100 片（每片含氨基比林 150mg、咖啡因 40mg）/瓶。

3.酚麻美敏

【适应证】

用于感冒或流感引起的发热、头痛、咽痛、肌肉酸痛、鼻塞流涕、打喷嚏、咳嗽等症状。

【用法与用量】

口服。成人及 12 岁以上儿童一次 2～4 粒,每 6h 一次。

【不良反应】

偶有轻度嗜睡、多汗头晕、乏力、恶心、上腹不适、口干、食欲不振和皮疹等,停药后可恢复。

【禁忌】

对本品过敏者禁用。

【注意事项】

(1)24h 内服用不得超过 16 粒。

(2)服药期间不得驾驶机、车、船、从事高空作业、机械作业及操作精密仪器。

(3)服用本品期间不得饮酒或含有酒精的饮料。

(4) 不能同时服用与本品成分相似的其他抗感冒药。

(5)下列情况慎用:伴有高血压、心脏病、糖尿病、甲状腺疾病、青光眼、前列腺肥大引起的排尿困难、呼吸困难、肺气肿、长期慢性咳嗽或咳嗽伴有黏痰、肝肾功能不全、运动员慎用。

(6)12 岁以下儿童、60 岁以上老年患者、孕妇及哺乳期妇女应在医师指导下使用。

【制剂】

酚麻美敏胶囊:20 粒(每粒含对乙酰氨基酚 162.5mg,盐酸伪麻黄碱 15mg,氢溴酸右美沙芬 7.5mg,马来酸氯苯那敏 1mg)/盒

4.氨咖黄敏片

【适应证】

适用于缓解普通感冒及流行性感冒引起的发热、头痛、四肢酸痛、打喷嚏、流鼻涕、鼻塞、咽痛等症状。

【用法与用量】

口服。成人,一次 1~2 粒,每日 3 次。

【不良反应】

有时有轻度头晕、乏力、恶心、上腹不适、口干、食欲缺乏和皮疹等,可自行恢复。偶见粒细胞、血小板减少。

【禁忌】

对本品过敏者禁用,严重肝肾功能不全者禁用。

【注意事项】

(1)服用本品期间不得饮酒或含有酒精的饮料。

(2)不能同时服用与本品成分相似的其他抗感冒药。

(3)前列腺肥大、青光眼等患者以及老年人应在医师指导下使用。

(4)肝、肾功能不全者慎用。

(5)孕妇及哺乳期妇女慎用。

(6)服药期间不得驾驶机、车、船、从事高空作业、机械作业及操作精密仪器。

【制剂】

氨咖黄敏片:10 片/板(每粒含对乙酰氨基酚 250mg,咖啡因 15mg,马来酸氯苯那敏 1mg,人工牛黄 10mg)

5.复方酚咖伪麻

【适应证】

用于缓解普通感冒或流行性感冒引起的发热、头痛、四肢酸痛、打喷嚏、流鼻涕、鼻塞、咽痛、咳嗽等症状。

【用法与用量】

口服。成人一次 2 粒,每日 3 次。7~14 岁儿童减半,饭后服用。

【不良反应】

有时有轻度头晕、乏力、恶心、上腹不适、口干、食欲缺乏和皮疹等,可自行恢复。

【禁忌】

对本品过敏者禁用,严重肝肾功能不全者禁用。

【注意事项】

(1)服用该药期间不得饮酒或含有酒精的饮料。

(2)不能同时服用与本品成分相似的其他抗感冒药。

(3)肝肾功能不全者、孕妇及哺乳期妇女、运动员及过敏体质者慎用。

(4)服药期间不得驾驶机、车、船、从事高空作业、机械作业及操作精密仪器。

(5)心脏病、高血压、甲状腺疾病、糖尿病、前列腺肥大和青光眼等患者以及老年人应在医师指导下使用。

【制剂】

复方酚咖伪麻胶囊(力克舒):24粒(每粒含对乙酰氨基酚150mg、马来酸氯苯那敏1.25mg、盐酸氯哌丁6mg、盐酸伪麻黄碱15mg、咖啡因12.5mg、菠萝蛋白酶1.6万单位)/盒。

6.复方盐酸伪麻黄碱

【适应证】

该药品可减轻由于普通感冒、流行性感冒引起的上呼吸道症状和鼻窦炎、花粉症所致的各种症状,特别适用于缓解上述疾病的早期临床症状,如鼻塞、流涕、打喷嚏等症状。

【用法与用量】

口服。成人每12h服1粒,24h内不应超过2粒。

【不良反应】

常见:头晕、困倦、口干、胃部不适、乏力、大便干燥。

【禁忌】

禁用于对本品中所含成分及肾上腺素类药物或其他化学结构与之相似的药物有过敏或特异质反应的患者、正在接受单胺氧化酶抑制剂治疗或14d内接受过这类治疗或刚停止这类治疗的患者、有闭角型青光眼、尿潴留、癫痫、精神疾病、严重高血压或严重冠状动脉疾病患者。

【注意事项】

(1)运动员、孕妇及哺乳期妇女、消化性溃疡、幽门十二指肠梗阻、前列腺肥大、膀胱颈梗阻、心血管疾病、眼内压增加、甲状腺功能亢进者、肾功能不全者、糖尿病、哮喘患者、接受洋地黄治疗的患者、老年患者慎用。

(2)注意同时接受单胺氧化酶(MAO)抑制剂、甲基多巴、美加明、利血平和藜芦生物碱、β-肾上腺素能的阻断剂、洋地黄、抗酸剂药物与该药的相互影响。

(3)服药期间不得驾驶机、车、船、从事高空作业、机械作业及操作精密仪器。

(4)服用该药品期间不得饮酒或含有酒精的饮料。

(5)不能同时服用与该药品成分相似的其他抗感冒药。

(6)本品不推荐用于12岁以下儿童。

【制剂】

复方盐酸伪麻黄碱胶囊(新康泰克):8粒(每粒含盐酸伪麻黄碱90mg、马来酸氯苯那敏4mg)/盒。

7.复方氨林巴比妥

【适应证】

主要用于急性高热时的紧急退热,对发热时的头痛症状也有缓解作用。

【用法与用量】

肌内注射。成人一次 2mL,或遵医嘱。在监护情况下极量为每日 6mL。小儿 2 岁以下一次 0.5~1mL,2~5 岁一次 1~2mL,大于 5 岁一次 2mL。本品不宜连续使用。

【不良反应】

过敏性休克,表现为胸闷、头晕、恶心呕吐、血压下降、大汗淋漓等症状,应立即停药并抢救。粒细胞缺乏,紫癜,有时急性起病。皮疹、荨麻疹、表皮松解症等。

【禁忌】

对吡唑酮类或巴比妥类药物过敏者,及用本品有过敏史者严禁使用。

【注意事项】

(1)肌内注射前应向病人询问是否有吡唑酮类或巴比妥类药物过敏史,有过敏史者应避免使用该药品,过敏性体质者亦应慎用。

(2)不得与其他药物混合注射。

(3)长期使用可引起粒细胞减少、再生障碍性贫血及肝肾损坏等严重中毒反应。

(4)呼吸系统有严重疾病及呼吸困难者慎用本品。

(5)体弱者慎用。

(6)孕妇及哺乳期妇女用药尚不明确,老年患者的肝肾功能有一定程度的生理性减退,应采用较小治疗量。

【制剂】

复方氨林巴比妥注射液:2mL(含氨基比林 0.1g,安替比林 40mg,巴比妥 18mg)/支

附 2.治疗上呼吸道感染中成药制剂

1.热炎宁合剂

【适应证】

清热解毒。用于外感风热、内郁化火所致的风热感冒、发热、咽喉肿痛、口苦咽干、咳嗽痰黄、尿黄便结;化脓性扁桃体炎、急性咽炎、急性支气管炎、单纯性肺炎见上述症候者。

【用法与用量】

口服:一次 10~20mL,每日 2~4 次,或遵医嘱。

【不良反应】

尚不明确。

【禁忌】

尚不明确。

【注意事项】

尚不明确。

【制剂】

热炎宁合剂:100mL/瓶。

2.柴银口服液

【适应证】

清热解毒,利咽止渴。用于上呼吸道感染外感内热症,症见:发烧恶风,头痛,咽痛,汗出,鼻塞流涕,咳嗽,舌边尖红,苔薄黄等症。

【用法与用量】

口服:一次1瓶,每日3次,连服3d。

【不良反应】

偶有腹泻。

【禁忌】

尚不明确。

【注意事项】

脾胃虚寒者宜温服,不适用于上呼吸道感染外感风寒证。

【制剂】

柴银口服液:20mL×6瓶/盒。

3.板蓝根颗粒

【适应证】

清热解毒,凉血利咽。用于肺胃热盛所致的咽喉肿痛、口咽干燥;急性扁桃体炎见上述证候者。

【用法与用量】

开水冲服:一次0.5～1袋,每日3～4次。

【不良反应】

尚不明确。

【禁忌】

尚不明确。

【注意事项】

(1)忌烟酒、辛辣、鱼腥食物。

(2)不宜在服药期间同时服用滋补性中药。

(3)糖尿病患者及高血压、心脏病、肝病、肾病等慢性病严重者,儿童、孕妇、哺乳期妇女、年老体弱、脾虚便溏者应在医师指导下服用。

(4)对本品过敏者禁用,过敏体质者慎用。

【制剂】

板蓝根颗粒:10g×18袋/盒。

4.双黄连口服液

【适应证】

疏风解表,清热解毒。用于外感风热所致的感冒,症见发热,咳嗽,咽痛。

【用法与用量】

口服：一次 2 支,每日 3 次;小儿酌减或遵医嘱。

【不良反应】

尚不明确。

【禁忌】

尚不明确。

【注意事项】

(1)忌烟、酒及辛辣、生冷、油腻食物。

(2)不宜在服药期间同时服用滋补性中药。

(3)风寒感冒者不适用。

(4)糖尿病患者及有高血压、心脏病、肝病、肾病等慢性病严重者,儿童、孕妇、哺乳期妇女、年老体弱、脾虚便溏者应在医师指导下服用。

(5)对本品过敏者禁用,过敏体质者慎用。

【制剂】

双黄连口服液:20mL×9 支/盒

5.银翘解毒丸

【适应证】

辛凉解表,清热解毒。用于风热感冒,发热头痛,咳嗽,口干,咽喉疼痛。

【用法与用量】

口服:一次 1 丸,每日 2~3 次。

【不良反应】

尚不明确。

【禁忌】

尚不明确。

【注意事项】

(1)忌烟酒及辛辣、生冷、油腻食物。

(2)不宜在服药期间同时服用滋补性中成药。

(3)风寒感冒者不适用。

(4)高血压、心脏病、肝病、糖尿病、肾病等慢性病严重者,小儿、孕妇、年老体弱者应在医师指导下服用。

(5)对本品过敏者禁用,过敏体质者慎用。

【制剂】

银翘解毒丸:9.0g×10 丸/盒

6.新复方大青叶片

【适应证】

清瘟,消炎,解热。用于伤风感冒,发热头痛,鼻流清涕,骨节酸痛等。

【用法与用量】

口服:一次 3～4 片,每日 2 次。

【不良反应】

(1)皮肤及其附件:皮疹、瘙痒、多汗、紫癜,口唇及生殖器瘙痒、红肿及溃疡等,有重症药疹的文献报道。

(2)消化系统:口干、恶心、呕吐、腹痛、腹泻、腹胀等,有消化道出血及肝生化指标异常的个案报告。

(3)精神神经系统:嗜睡、失眠、头晕、头痛等。

(4)全身性反应:乏力、不适、过敏性反应等,有过敏性休克的个案报告。

(5)其他:心悸、胸闷、呼吸困难、水肿等。长时间使用可发生药物依赖,停药后可发生停药综合征。

【禁忌】

(1)对本品过敏者、对乙酰氨基酚、咖啡因、异戊巴比妥过敏者禁用。

(2)乙醇中毒、胃溃疡、病毒性肝炎、肝硬化等肝病患者禁用。

(3)严重肺功能不全、哮喘史者、肾功能不全者禁用。

(4)血卟啉病史、贫血者禁用,血糖未控制的糖尿病患者禁用。

(5)抑郁症患者不宜使用。

(6)孕妇及哺乳期妇女禁用。

【注意事项】

(1)该药是中西药复方制剂,对本品过敏者慎用。

(2)异戊巴比妥和对乙酰氨基酚可能存在肝毒性协同作用,必要时应注意监测肝功能。

(3)长期使用含异戊巴比妥制剂可产生精神或躯体的药物依赖性,停药时需逐渐减量,以免引起戒断反应。

(4)过敏体质、高空作业、驾驶员、精细和危险工种作业者慎用。

(5)儿童用药可能引起反常的兴奋,老年患者对本药的常用量可引起兴奋神经错乱或抑郁,因此用量宜较小。

【制剂】

新复方大青叶片:24 片(每片含复方大青叶提取物 200mg,对乙酰氨基酚 75mg,咖啡因 7.5mg,异戊巴比妥 7.5mg,维生素 C 10mg)/盒

7.复方大青叶合剂

【适应证】

疏风清热,解毒消肿,凉血利胆。用于感冒发热头痛、咽喉红肿及流感见有上述症候者。

【用法与用量】

口服:一次 10～20mL,每日 2～3 次。

【不良反应】

尚不明确。

【禁忌】

孕妇禁用;糖尿病患者禁服。

【注意事项】

(1)忌烟酒及辛辣、生冷、油腻食物。

(2)不宜在服药期间同时服用滋补性中成药。

(3)脾胃虚寒泄泻者及过敏体质者慎用。

【制剂】

复方大青叶合剂:10mL×6 支/盒。

8.鸢都感冒颗粒

【适应证】

清热解表,宣肺止咳。用于风热感冒,头身疼痛,发热恶寒,咽痛咳嗽等。

【用法与用量】

口服:一次 1～2 袋,每日 3 次。

【不良反应】

尚不明确。

【禁忌】

尚不明确。

【注意事项】

(1)忌烟酒及辛辣、生冷、油腻食物。

(2)不宜在服药期间同时服用滋补性中成药。

(3)风寒感冒者不适用。

(4)高血压、心脏病、肝病、肾病等慢性病严重者,小儿、孕妇、年老体弱等患者应在医师指导下服用。

(5)对本品过敏者禁用,过敏体质者慎用。

【制剂】

鸢都感冒颗粒:5g×10 袋/盒。

9.九味羌活颗粒

【适应证】

疏风解表,散寒除湿。用于外感风寒挟湿所致的感冒,症见恶寒、发热、无汗、头重而痛、肢体酸痛。

【用法与用量】

口服:用姜汤或开水冲服,一次 15g,每日 2～3 次。

【不良反应】

尚不明确。

【禁忌】

尚不明确。

【注意事项】

尚不明确。

【制剂】

九味羌活颗粒:15.0g×20 袋/盒

10.连花清瘟胶囊

【适应证】

清瘟解毒,宣肺泄热。用于治疗流行性感冒属热毒袭肺证,症见:发热或高热,恶寒,肌肉酸痛,鼻塞流涕,咳嗽,头痛,咽干咽痛,舌偏红,苔黄或黄腻等。

【用法与用量】

口服。一次 4 粒,每日 3 次。

【不良反应】

尚不明确。

【禁忌】

尚不明确。

【注意事项】

(1)忌烟、酒及辛辣、生冷、油腻食物。

(2)不宜在服药期间同时服用滋补性中药。

(3)风寒感冒者不适用。

(4)运动员慎用,高血压、心脏病患者慎用。有肝病、糖尿病、肾病等慢性病严重者,儿童、孕妇、哺乳期妇女、年老体弱及脾虚便溏者应在医师指导下服用。

(5)不宜长期服用。

(6)对本品过敏者禁用,过敏体质者慎用。

【制剂】

连花清瘟胶囊:0.35g×24 粒/盒。

11.复方蒲芩片

【适应证】

清热消炎,用于急、慢性支气管炎、肺炎、扁桃腺炎、牙龈炎等。

【用法与用量】

口服:一次 2～4 片,每日 3 次,饭后服用。

【不良反应】

尚不明确。

【禁忌】

尚不明确。

【注意事项】

尚不明确。

【制剂】

复方蒲芩片:0.24g×20 片/盒。

(二)麦角胺生物碱类

麦角胺生物碱因其吸收困难及其不良反应,特别是恶心、呕吐、腹痛和肌痉挛等,使其治疗偏头痛的临床价值受限,使用时不能超过推荐剂量,两次重复使用间隔不能少于 4d。为避免依赖性,麦角胺类的使用必须限制在 1 月之内不超过 2 次,不能作为预防性用药。

(三)5-羟色胺(5-HT)受体激动药

5-HT$_{1B/1D}$激动药对急性偏头痛治疗有效,阿米替林作用于 5-HT$_{1B/1D}$受体,因此经常被归为 5-HT$_{1B/1D}$受体激动剂,5-HT$_{1B/1D}$激动剂可以用于头痛发作的稳定期和对常规镇痛药治疗失败的患者。

用于治疗偏头痛常用的 5-HT$_{1B/1D}$激动药有舒马普坦、佐米曲普坦,舒马普坦也可用于丛集性头痛的治疗。

5-HT$_{1B/1D}$激动药在以下患者使用时应谨慎,如已患有冠心病、肝功能受损、妊娠和哺乳期妇女。5-HT$_{1B/1D}$激动药一般推荐单药治疗,最好不与其他治疗偏头痛药联合应用。本类药物禁用于缺血性心脏病,以往有过心肌梗死、冠脉痉挛的患者(包括变异型心绞痛)以及难治型、重度高血压者。不良反应可见于身体任何部位的麻刺感、发热、压迫和发紧感、头晕、无力、疲倦、恶心、呕吐等。

二、紧张型头痛及其药物治疗

紧张型头痛是慢性头痛患者中最常见的一种类型。发病年龄多为 20~50 岁,女性多见。确切的病因及发病机制尚不明确,头痛产生的主要因素是头颈部肌肉的紧张性收缩以及长期精神过度紧张与疲劳、焦虑、抑郁或强烈刺激引起高级神经功能紊乱。主要表现为轻到中度、以头颈后部为主的、弥漫性疼痛,并可扩展至肩背部。疼痛性质为压迫、沉重感或紧箍感。一般不伴有呕吐,可有畏光畏声。颅周肌肉可有压痛。

治疗原则如下:

(1)首先针对病因进行治疗。如纠正导致头颈部肌肉紧张性收缩的非生理性姿势,伴随情绪障碍者适当给予抗抑郁药。

(2)对于发作性紧张型头痛,如阿司匹林、对乙酰氨基酚、罗通定、双氯芬酸、麦角胺咖啡因及 5-HT$_{1B/1D}$胺激动药均有一定疗效。

(3)慢性紧张型头痛有较长的头痛史,常是心理疾患如抑郁、焦虑的表现之一,适当应用抗抑郁药。由于头痛的慢性特征,具有依赖性的镇痛药应当避免或短期使用。非甾体类抗炎镇痛药对缓解疼痛有良好疗效。具有肌肉松弛作用的巴氯芬及兼有肌肉松弛及抗焦虑作用的氯美扎酮也有一定疗效,但尚无紧张型头痛的适应证。对上述镇痛药疗效不明显者,也可使用曲马多、氨酚待因、可待因等药物。

三、神经痛及其药物治疗

神经痛是神经组织受损而产生的痛觉反应,包括疱疹后疼痛、幻肢痛、复合性区域疼痛综合征、压迫性神经病、周围性神经病(如糖尿病引起、类风湿关节炎、乙醇中毒)、外伤、中枢痛(如脑卒中后疼痛、脊髓外伤及脊髓空洞症)和特发性神经病。痛觉发生在感觉缺失区域,性质常被描述为烧灼样及刺痛,经常伴有痛觉过敏。

三叉神经痛也是由神经组织功能异常引起,但治疗与其他形式的神经痛不同。

神经痛可用三环类抗抑郁药和一些抗癫痫药治疗。对阿片类镇痛药仅部分有效。在阿片类镇痛药中，美沙酮、曲马多、羟考酮对神经痛最为有效，当其他治疗措施无效时可考虑使用上述药物，神经阻滞可能有所帮助。许多患有慢性神经痛的患者需要多学科管理，包括理疗及心理治疗。

加巴喷丁对神经痛有效。糖皮质激素有助于缓解压迫性神经病的神经受压而缓解疼痛。此处主要介绍三叉神经痛的药物治疗：

卡马西平在三叉神经痛急性发作期，可减少发作频率、降低疼痛的程度，是首选治疗药。使用时应从小剂量开始，以减少不良反应如头晕的发生。在给予较高剂量时应监测血细胞计数和电解质。另外，一些患者对苯妥英钠有效。

第十节　周围神经病

吉兰-巴雷综合征（GBS）也称急性炎性脱髓鞘性多发性神经病（AIDP），属自身免疫性疾病。临床表现为迅速进展而大多数可恢复的四肢对称性迟缓性瘫痪，可累及脑神经和呼吸肌。脑脊液常有蛋白-细胞分离现象，病前常有非特异性感染或预防接种史等。

急性期患者，无免疫球蛋白过敏或先天性 IgA 缺乏等禁忌者，静脉注射大剂量人免疫球蛋白，是治疗 GBS 有效的手段。成人按体重每日 0.4g/kg 计算，连续 5d。

急性期无糖皮质激素禁忌者，可试用甲泼尼龙每日 500mg 静脉滴注，连续 5d 或地塞米松每日 10mg，静脉滴注，7～10d 后逐渐减量，以后改为泼尼松口服一次 30～50mg，隔日服用。视病情逐渐减量，疗程在 1 个月左右。需要注意的是：大剂量激素对本病的疗效有待证实，因此，AIDP 患者不宜首先推荐应用。急性期还可应用足量 B 族维生素、辅酶 A、三磷腺苷等。

面神经麻痹，又称 Bell 麻痹，是因茎突乳突的孔茎乳突内的面神经非特异性炎症所致的周围性面神经麻痹，其病因不清。

治疗应设法促使局部炎症、水肿及早消退，并促使面神经机能的恢复。一般使用糖皮质激素泼尼松，每日 50～60mg，连续 5～6d，然后逐渐减量，每天递减 5～10mg，5～6d 减药完毕而停药。

疑有病毒感染所致者，应尽早联合使用阿昔洛韦一次 0.2g，每日 5 次，连续 7～10d。尚可应用 B 族维生素等药。

鼠神经生长因子

【适应证】

用于治疗视神经损伤，通过促进神经损伤恢复发挥作用。

【用法与用量】

用 2mL 氯化钠注射液（或灭菌注射用水）溶解，肌肉注射。每日 30μg，每日 1 次，3～6 周为一疗程。

【不良反应】

临床试验中发现有注射局部疼痛、偶见荨麻疹及中性粒细胞增加。注射局部疼痛的发生率在对照组为 10.68%,治疗组为 12.38%,停药后可自行缓解,一般不需要特殊处理。荨麻疹可自行恢复,或给予抗过敏治疗。未见其他不良反应。

【禁忌】

对本品过敏者禁用。

【注意事项】

过敏体质者、孕妇、围生期及哺乳期妇女慎用。儿童患者用药的安全有效性尚未确立。尚无 65 岁以上病人用药的资料。

【制剂】

注射用鼠神经生长因子:20μg(不低于 9000AU):2mL/瓶;30μg(15000U)/瓶。

第十一节　注意缺陷多动障碍和抽动障碍

一、注意缺陷多动障碍用药

注意缺陷多动障碍(ADHD)又称多动症,是指发生于儿童时期,与患儿年龄不相称的过度活动、注意力不集中、冲动任性、情绪不稳并伴有认知障碍和学习困难的一组症候群,此类症状可延续到成年期而称为成人注意缺陷多动障碍。

目前,注意缺陷多动障碍药物治疗中首选中枢兴奋药哌甲酯和托莫西汀,作为综合治疗计划的一部分,哌甲酯和托莫西汀一般不会影响儿童的生长发育。治疗通常要持续到青春期,甚至可需持续到成年期。

哌甲酯

【适应证】

用于注意缺陷多动障碍(儿童多动综合征,轻度脑功能失调)、发作性睡病,以及巴比妥类、水合氯醛等中枢抑制药过量引起的昏迷。

【用法与用量】

口服:成人一次 10mg,每日 2~3 次,餐前 45 分钟服用。儿童(6 岁以上)一次 5mg,每日 2次,于早餐及午餐前服。每日总量不宜超过 40mg。

【不良反应】

失眠、眩晕、头晕、头痛、恶心、厌食、心悸等。

【禁忌】

禁用于青光眼、激动性抑郁、过度兴奋及对本品过敏者、孕妇及哺乳期妇女。

【注意事项】

运动员、癫痫、高血压患者慎用。服用单胺氧化酶抑制剂者,应在停药 2 周后再用本品。傍晚后不宜服药,以免引起失眠。本品可产生依赖性。儿童长期用药应审慎,6 岁以下小儿尽量避免使用。老年用药小剂量开始,视病情酌减用量。

【制剂】

盐酸哌甲酯片:10mg×20 片/盒。

二、抽动障碍用药

抽动障碍是起病于儿童或青少年时期,以不自主的、反复的、快速的一个或多个部位运动抽动和发声抽动为主要特征的一组综合征。包括短暂性抽动障碍、慢性运动或发声抽动障碍、发声与多种运动联合抽动障碍(也称抽动-秽语综合征、Tourette综合征)。治疗抽动障碍的常用药包括氟哌啶醇、盐酸硫必利等。

(一)氟哌啶醇

【适应证】

丁酰苯类抗精神病药,用于急、慢性各型精神分裂症、躁狂症。肌内注射本品可迅速控制兴奋躁动、敌对情绪和攻击行为。也可用于脑器质性精神障碍和老年性精神障碍。

【用法与用量】

肌内注射:常用于兴奋躁动和精神运动性兴奋,成人剂量一次5~10mg,每日2~3次,安静后改为口服。静脉滴注:10~30mg加入250~500mL葡萄糖注射液内静脉滴注。

【不良反应】

锥体外系反应较重且常见,急性肌张力障碍在儿童和青少年更易发生,出现明显的扭转痉挛,吞咽困难,静坐不能及类帕金森病。长期大量使用可出现迟发性运动障碍。可出现口干、视物模糊、乏力、便秘、出汗等。可引起血浆中泌乳素浓度增加,可能有关的症状为:溢乳、男子女性化乳房、月经失调、闭经。少数病人可能引起抑郁反应。偶见过敏性皮疹、粒细胞减少及恶性综合症。可引起注射局部红肿、疼痛、硬结。

【禁忌】

基底神经节病变、帕金森病、帕金森综合征、严重中枢神经抑制状态者、骨髓抑制、青光眼、重症肌无力者及对本品过敏者禁用。

【注意事项】

(1)下列情况时慎用:心脏病尤其是心绞痛、药物引起的急性中枢神经抑制、癫痫、肝功能损害、青光眼、甲亢或毒性甲状腺肿、肺功能不全、肾功能不全、尿潴留、儿童、孕妇及老年患者。

(2)哺乳期妇女使用本品期间应停止哺乳。

(3)应定期检查肝功能与白细胞计数。

(4)用药期间不宜驾驶车辆、操作机械或高空作业。

(5)注射液颜色变深或沉淀时禁止使用。

【制剂】

氟哌啶醇注射液:1mL:5mg/支。

(二)硫必利

【适应证】

用于舞蹈症、抽动-秽语综合征及老年性精神病。亦可用于头痛、痛性痉挛、神经肌肉痛及乙醇中毒等。

【用法与用量】

口服。

(1)舞蹈症及抽动-秽语综合征:开始每天0.15~0.3g,分3次服,渐增至每天0.3~0.6g;待症状控制后 2～3 个月,酌减剂量。维持量每天 0.15～0.3g。

(2)老年性精神运动障碍和迟发性运动障碍:开始每天 0.1～0.2g,以后渐增至每天 0.3～0.6g,分次服用。

(3)头痛、痛性痉挛、神经肌肉痛等:开始每天 0.2～0.4g,连服 3～8 日。维持量每次 50mg,每日 3 次。

(4)慢性酒精中毒一般每日口服 0.15g。

(5)对 7～12 岁的精神运动不稳定或抽动-秽语综合征患儿:口服。平均每次 0.05g,每日 1～2 次。

【不良反应】

较常见的为嗜睡(发生率约为 2.5%)、溢乳、闭经(停药后可恢复正常)、消化道反应及头晕、乏力等。个别人可出现木僵,肌强直,心率加快,血压波动,出汗等综合征。

【禁忌】

对本品过敏者禁用。

【注意事项】

严重循环系统障碍,肝肾功能障碍,脱水营养不良患者慎用。本品对孕妇及哺乳期妇女作用尚不明确,应慎用。

【制剂】

盐酸硫必利片:0.1g×100 片/瓶。

第六章 血液系统常见病药物治疗

第一节 止血药

一、亚硫酸氢钠甲萘醌

（一）别名

维生素 K_3。

（二）作用与特点

维生素 K 为肝脏合成凝血酶原（因子Ⅱ）的必需物质，还参与因子Ⅶ、Ⅸ、Ⅹ的合成。缺乏维生素 K 可致上述凝血因子合成障碍，影响凝血过程而引起出血。此时给予维生素 K 可达到止血作用。本品尚具镇痛作用。本品为水溶性，其吸收不依赖于胆汁。口服可直接吸收，也可肌内注射。吸收后随脂蛋白转运，在肝内被利用。肌内注射后 8～24h 起效，但需数日才能使凝血酶原恢复至正常水平。

（三）适应证

止血。预防长期口服广谱抗生素类药物引起的维生素 K 缺乏症。胆石症、胆管蛔虫症引起的胆绞痛。大剂量用于解救杀鼠药"敌鼠钠"中毒。

（四）用法与用量

(1)止血：肌内注射，每次 2～4 mg，每日 4～8 mg。

(2)防止新生儿出血：可在产前一周给孕妇肌内注射，每日 2～4 mg。

(3)口服：每次 2～4 mg，每日 6～20 mg。

(4)胆绞痛：肌内注射，每次8～16 mg。

（五）不良反应与注意事项

可致恶心、呕吐等胃肠道反应及肝损害。较大剂量可致新生儿、早产儿溶血性贫血、高胆红素血症及黄疸。对红细胞 6-磷酸脱氢酶缺乏症患者可诱发急性溶血性贫血。肝硬化或晚期肝病患者出血，使用本品无效。本品不宜长期大量应用。

（六）制剂与规格

(1)注射液：2 mg/mL，4 mg/mL。

(2)片剂：2 mg。

（七）医保类型及剂型

甲类：注射剂。

二、甲萘氢醌

（一）别名

维生素 K_4，乙酰甲萘醌。

（二）作用与特点

本品为化学合成的维生素，不论有无胆汁分泌，口服吸收均良好。主要参与肝脏凝血因子 Ⅱ、Ⅶ、Ⅸ、Ⅹ 的合成，催化这些凝血因子谷氨酸残基的 γ-羧化过程，使其具有生理活性产生止血作用。

（三）适应证

主要用于维生素 K 缺乏所致的出血；阻塞性黄疸、胆瘘、慢性腹泻等维生素 K 吸收或利用障碍者；长期口服广谱抗生素及新生儿出血；服用过量香豆素类抗凝剂和水杨酸类所致的出血。

（四）用法与用量

口服：每次 2～4 mg，每日 6～12 mg，每日 3 次。

（五）制剂与规格

片剂：2 mg，4 mg。

（六）医保类型及剂型

甲类：口服常释剂。

三、氨甲苯酸

（一）别名

止血芳酸，对羧基苄胺，抗血纤溶芳酸。

（二）作用与特点

本品具有抗纤维蛋白溶解作用，其作用机制与氨基己酸相同，但其作用较之强 4～5 倍。口服易吸收，生物利用度为 70%。服后 3h 血药浓度达峰值，静脉注射后，有效血浓度可维持 3～5h。经肾排泄，$t_{1/2}$ 为 60min。毒性较低，不易生成血栓。

（三）适应证

适用于纤维蛋白溶解过程亢进所致的出血，如肺、肝、胰、前列腺、甲状腺、肾上腺等手术时的异常出血，妇产科和产后出血以及肺结核咯血或痰中带血、血尿、前列腺肥大出血、上消化道出血等，对一般慢性渗血效果较显著，但对癌症出血以及创伤出血无止血作用。此外，尚可用于链激酶或尿激酶过量引起的出血。

（四）用法与用量

（1）静脉注射：每次 0.1～0.3 g，用 5% 葡萄糖注射液或 0.9% 氯化钠注射液 10～20 mL 稀释后缓慢注射，每日最大用量 0.6 g；儿童每次 0.1 g。

（2）口服：每次 0.25～0.5 g，每日 3 次，每日最大量为 2 g。

（五）不良反应与注意事项

用量过大可促进血栓形成。对有血栓形成倾向或有血栓栓塞病史者禁用或慎用。一般不单独用于弥散性血管内凝血所继发的纤溶性出血，必要时，在肝素化的基础上应用以防止血栓的进一步形成。可致继发性肾盂和输尿管凝血，故血友病患者发生血尿时或肾功能不全者慎用。

（六）制剂与规格

规格。①注射液：0.05 g/5 mL，0.1 g/10 mL。②片剂：0.125 g，0.25 g。

（七）医保类型及剂型

甲类：口服常释剂。

四、酚磺乙胺

（一）别名

止血敏，止血定，羟苯磺乙胺。

（二）作用与特点

能增加血液中血小板数量，增强其聚集性和黏附性，促使血小板释放凝血活性物质，缩短凝血时间，加速血块收缩。尚可增强毛细血管抵抗力，降低毛细血管通透性，减少血液渗出。止血作用迅速，静脉注射后 1h 作用达峰值，作用维持 4～6h。口服也易吸收。

（三）适应证

适用于预防和治疗外科手术出血过多，血小板减少性紫癜或过敏性紫癜以及其他原因引起的出血，如脑出血、胃肠道出血、泌尿道出血、眼底出血、皮肤出血等。

（四）用法与用量

（1）预防手术出血：术前 15～30min 静脉注射或肌内注射，每次 0.25～0.5 g，必要时 2h 后再注射0.25 g，每日 0.5～1.5 g。

（2）治疗出血：成人口服，每次 0.5～1 g，每日 3 次；儿童每次10 mg/kg，每日 3 次；肌内注射或静脉注射，也可与 5％葡萄糖溶液或生理盐水混合静脉滴注，每次 0.25～0.75 g，每日 2～3 次。

（五）不良反应与注意事项

本品毒性低，但有报道静脉注射时可发生休克。

（六）制剂与规格

（1）注射液：0.25 g/2mL，0.5 g/5mL，1 g/5mL。

（2）片剂：0.25 g，0.5 g。

（七）医保类型及剂型

乙类：注射剂。

五、抑肽酶

（一）别名

赫泰林。

（二）作用与特点

本品是一种广谱丝氨酸蛋白酶抑制药，它不仅与人胰蛋白酶、纤溶酶、血浆、组织激肽释放酶等游离酶形成可逆的酶抑制药复合物，而且可与已结合酶（如纤溶酶-链激酶复合物）相结合。抑肽酶轻微抑制人多形核细胞的中性溶酶体酶、弹性蛋白酶和组织蛋白酶 G，阻止胰腺在休克缺血时产生高毒性肽物质（心肌抑制因子）。本品静脉注射后，原形药物迅速分布于整个细胞外相，从而也使血药浓度速度降低（$t_{1/2}$ 为23min）。本品在肾脏被溶酶体代谢成较短的肽或氨基酸，代谢物无生物活性。健康志愿者注射本品后 48h 内，尿中以代谢物形式排出 25％～40％。

（三）适应证

治疗和预防需要抑制蛋白水解酶（如胰蛋白酶、纤维蛋白溶酶及血浆和组织中的血管舒缓素）的疾病。创伤后和手术出现的高纤维蛋白溶解亢进性出血，如体外循环心脏直视手术以后及妇产科手术及手术后肠粘连的预防。

（四）用法与用量

（1）产科出血：开始给 100 万 U，然后 20 万 U/h，静脉输注，至出血停止。

（2）体外循环心脏直视手术：成人每次 300 万 U，儿童每次 150 万～200 万 U，在体外循环前，全量加入预充液中。

（五）不良反应与注意事项

对过敏体质的患者，推荐提前静脉给予 H_1 受体和 H_2 受体拮抗药。高剂量本品的体外循环患者，推荐 ACT 保持在 750s 以上，或者用肝素-精氨分析系统控制肝素水平。妊娠和哺乳妇女慎用。

（六）药物相互作用

本品对血栓溶解剂有剂量依赖性的抑制作用。勿与其他药物配伍，尤其应避免与 β-内酰胺类抗生素合用。

（七）制剂与规格

冻干粉剂：28 U，56 U，278 U。

六、凝血酶

（一）作用与特点

本品是从猪血提取、精制而得的凝血酶无菌制剂。能直接作用于血液中的纤维蛋白原，促使转变为纤维蛋白，加速血液的凝固，达到止血目的。本品还有促进上皮细胞的有丝分裂而加速创伤愈合的作用。

（二）适应证

可用于通常结扎止血困难的小血管、毛细血管以及实质性脏器出血的止血。用于外伤、手术、口腔、耳鼻喉、泌尿、妇产科以及消化道等部位的止血。

（三）用法与用量

（1）局部止血：用灭菌生理盐水溶解成含凝血酶 50～250 U/mL，喷雾或灌注于创面；或以吸收性明胶海绵、纱条黏附本品后贴敷于创面；也可直接撒布本品至创面。

（2）消化道止血：以溶液（10～100 U/mL）口服或灌注，每 1～6h 1 次。根据出血部位和程度，可适当增减浓度及用药次数。

（四）不良反应与注意事项

本品严禁作血管内、肌内或皮下注射，否则可导致血栓、局部坏死，而危及生命。如果出现变态反应时，应立即停药。使用时要避免加温、酸、碱或重金属盐类，否则可使本品活力下降而失效。

（五）制剂与规格

冻干粉剂：每瓶为 500 U、1 000 U、4 000 U、8 000 U。

（六）医保类型及剂型

甲类：外用冻干粉。

七、三甘氨酰基赖氨酸加压素

（一）别名

可利新。

（二）作用与特点

本品是激素原，到达血液中后，它的三甘氨酰基会被体内酶切除而缓慢地释出血管升压素。它是一个可随着血液循环，并能以稳定速率释放出血管升压素的贮藏库。适当剂量可降低门静脉血压，但不会像血管升压素那样，对动脉血压产生明显的影响，同时也不会增加纤维蛋白的溶解作用。

（三）适应证

食管静脉曲张出血。

（四）用法与用量

初始剂量为 2 mg，缓慢静脉注射（超过 1min），同时监测血压及心率。维持量 1～2 mg，每 4 小时静脉给药，延续 24～36h，直至出血得到控制。

（五）不良反应与注意事项

本品的增压与抗利尿作用虽然较赖氨酸加压素及精氨酸加压素低，但高血压病、心脏功能紊乱或肾功能不全者仍应慎用。孕妇不宜使用。

（六）制剂与规格

注射粉剂：1 mg。

八、硫酸鱼精蛋白

（一）别名

鱼精蛋白。

（二）作用与特点

本品能与肝素结合，使之失去抗凝血能力。

（三）适应证

用于肝素过量引起的出血，也可用于自发性出血，如咯血等。

（四）用法与用量

用量。①抗肝素过量：静脉注射，用量应与肝素相当，每次不超过 50 mg。②抗自发性出血：静脉滴注，每日5～8 mg/kg，分 2 次，间隔 6h。每次以生理盐水 300～500 mL 稀释。连用不宜超过 3d。

（五）不良反应与注意事项

个别患者可发生变态反应，表现为荨麻疹、血管神经性水肿等，对鱼过敏者禁用。本品注射宜缓慢。使用不可过量，清洗和消毒注射用器时勿用浓碱性物质。

（六）制剂与规格

注射液：50 mg/5mL，100 mg/10 mL。

（七）医保类型及剂型

甲类：注射剂。

第二节　抗血小板药

一、硫酸氯吡格雷

（一）别名

泰嘉。

（二）作用与特点

本品为血小板聚集抑制药，能选择性地抑制 ADP 与血小板受体的结合，随后抑制激活 ADP 与糖蛋白 ADP Ⅱ$_b$/Ⅲ$_a$ 复合物，从而抑制血小板的聚集。本品也可抑制非 ADP 引起的血小板聚集，不影响磷酸二酯酶的活性。本品口服易吸收，氯吡格雷在肝脏被广泛代谢，代谢物没有抗血小板聚集作用，本品及代谢物 50％由尿排泄，46％由粪便排泄。

（三）适应证

预防和治疗因血小板高聚状态引起的心、脑及其他动脉的循环障碍疾病。临床上适应于有过近期发作的缺血性脑卒中、心肌梗死和患有外周动脉疾病的患者，可减少动脉粥样硬化性疾病发生（缺血性脑卒中、心肌梗死和血管疾病所致死亡）。预防和纠正慢性血液透析导致的血小板功能异常。降低血管手术后闭塞的发生率。

（四）用法与用量

口服，每日 1 次，每次 50 mg。

（五）不良反应与注意事项

偶见胃肠道反应，皮疹，皮肤黏膜出血。罕见白细胞减少和粒细胞缺乏。使用本品的患者需要进行手术时、肝脏损伤、有出血倾向的患者慎用。如急需逆转本品的药理作用可进行血小板输注。对本品成分过敏者，近期有活动性出血者（如消化性溃疡或颅内出血）禁用。

（六）药物相互作用

本品增加阿司匹林对胶原引起的血小板聚集的抑制效果。本品与肝素无相互作用，但合并用药时应慎用。健康志愿者同时服用本品和非甾体类抗感染药萘普生，胃肠潜血损失增加，故本品与这类药物合用时应慎用。

（七）制剂与规格

片剂：25 mg。

（八）医保类型及剂型

乙类：口服常释剂。

二、阿司匹林

（一）别名

乙酰水杨酸。

(二)作用与特点

本品原为解热、镇痛抗炎药。后发现它还有抗血小板活性。其抗血小板作用机制在于使血小板的环氧化酶乙酰化,从而抑制了环内过氧化物的形成,TXA_2 的生成也减少。另外,它还可使血小板膜蛋白乙酰化,并抑制血小板膜酶,这也有助于抑制血小板功能。口服本品 0.3~0.6 g 后对环氧酶的抑制作用达 24h 之久,抑制血小板的聚集作用可长达 2~7d。但因为循环中的血小板每日约有 10% 更新,而且它们不受前 1 天服用的阿司匹林的影响,所以仍需每日服用。长期服用,未见血小板有耐受现象。

(三)适应证

用于预防心脑血管疾病的发作及人工心脏瓣膜、动脉瘘或其他手术后的血栓形成。

(四)用法与用量

预防短暂性脑缺血和中风:每日口服量 0.08~0.325 g。在预防瓣膜性心脏病发生全身性动脉栓塞方面,单独应用阿司匹林无效,但与双嘧达莫合用,可加强小剂量双嘧达莫的效果。

(五)不良反应与注意事项

见解热镇痛药阿司匹林项。

(六)制剂与规格

(1)肠溶片:25 mg,40 mg,100 mg。

(2)片剂:25 mg,50 mg,100 mg。

(3)胶囊剂:100 mg。

(七)医保类型及剂型

甲类:口服常释剂。

三、双嘧达莫

(一)别名

双嘧哌胺醇,潘生丁。

(二)作用与特点

本品具有抗血栓形成及扩张冠脉作用。它可抑制血小板的第 1 相聚集和第 2 相聚集。高浓度时可抑制血小板的释放反应。它只有在人体内存在 PGI_2 时才有效,当 PGI_2 缺乏或应用了过大剂量的阿司匹林则无效。具有抗血栓形成作用。对出血时间无影响。口服后吸收迅速,$t_{1/2}$ 为 2~3h。

(三)适应证

用于血栓栓塞性疾病及缺血性心脏病。

(四)用法与用量

单独应用疗效不及与阿司匹林合用者。单独应用时,每日口服 3 次,每次 25~100 mg;与阿司匹林合用时其剂量可减少至每日 100~200 mg。

(五)不良反应与注意事项

可有头痛、眩晕、恶心、腹泻等。长期大量应用可致出血倾向。心肌梗死、低血压患者慎用。

(六)制剂与规格

片剂:25 mg。

(七)医保类型及剂型

(1)甲类:口服常释剂。

(2)乙类:注射剂。

四、西洛他唑

(一)作用与特点

本品可明显抑制各种致聚剂引起的血小板聚集,并可解聚。其作用机制在于抑制磷酸二酯酶,使血小板内 cAMP 浓度上升。具有抗血栓作用。此外,它也可舒张末梢血管。口服后3~4h血药浓度达峰值,血浆蛋白结合率为95%。

(二)适应证

用于治疗慢性动脉闭塞性溃疡、疼痛及冷感等局部性疾病。

(三)用法与用量

口服:每日 2 次,每次 100 mg。

(四)不良反应与注意事项

可有皮疹、瘙痒、心悸、头痛、失眠、困倦、皮下出血、恶心、呕吐、食欲缺乏等不良反应。有出血倾向、肝功能严重障碍者禁用。

(五)制剂与规格

片剂:50 mg,100 mg。

第三节 抗凝血药及溶栓药

一、肝素钠

(一)作用与特点

肝素钠在体内外均有抗凝血作用,可延长凝血时间、凝血酶原时间和凝血酶时间。现认为肝素钠通过激活抗凝血酶Ⅲ而发挥抗凝血作用。此外,肝素钠在体内还有降血脂作用,这是由于它能活化和释放脂蛋白酯酶,使三酰甘油和低密度脂蛋白水解之故。本品口服无效,须注射给药。静脉注射后均匀分布于血浆,并迅即发挥最大抗凝效果,作用维持 3~4h。本品血浆蛋白结合率为80%。在肝脏代谢,经肾排出。$t_{1/2}$ 为 1h,可随剂量增加而延长。

(二)适应证

防治血栓形成和栓塞,如深部静脉血栓、心肌梗死、肺栓塞、血栓性静脉炎及术后血栓形成等。治疗各种原因引起的弥散性血管内凝血,但蛇咬伤所致的 DIC 除外。早期应用可防止纤维蛋白原和其他凝血因子的消耗。另外还可用于体内外抗凝血,如心导管检查、心脏手术体外循环、血液透析等。

(三)用法与用量

静脉滴注:成人首剂 5000 U 加到浓度为 5%~10%葡萄糖溶液或 0.9%氯化钠注射液

100 mL中,在 30～60min 内滴完。需要时可每隔 4～6h 重复静脉滴注 1 次,每次 5000 U,总量可达 25000 U/d;用于体外循环时,375 U/kg,体外循环超过 1h 者,每千克体重增加 125 U。静脉注射或深部肌内注射(或皮下注射):每次 5000～10000 U。

(四)不良反应与注意事项

用药过量可致自发性出血,表现为黏膜出血(血尿,消化道出血)、关节积血和伤口出血等,发现自发性出血应即停药。偶有变态反应,如哮喘、荨麻疹、结膜炎和发热等。长期用药可致脱发和短暂的可逆性秃头症、骨质疏松和自发性骨折。尚见短暂的血小板减少症。对肝素钠过敏,有出血倾向及凝血机制障碍者,患血小板减少症、血友病、消化性溃疡、严重肝肾功能不全、严重高血压、颅内出血、细菌性心内膜炎、活动性结核、先兆流产或产后、内脏肿瘤、外伤及手术后均禁用肝素钠。妊娠妇女只在有明确适应证时,方可用肝素钠。

(五)制剂与规格

注射液:1000 U/2 mL,5000 U/2 mL,12500 U/2 mL。

(六)医保类型及剂型

甲类:注射剂。

二、肝素钙

(一)作用与特点

本品为氨基葡聚糖硫酸钙。与肝素钠相似。由于本品是以钙盐的形式在体内发挥作用,经皮下注射后,在血液循环中缓慢扩散,不会减少细胞间毛细血管的钙胶质,也不改变血管通透性,克服了肝素钠皮下注射易导致出血的不良反应。

(二)适应证

适用于预防和治疗血栓－栓塞性疾病以及血栓形成。本品具有较明显的抗醛固酮活性,故亦适于人工肾、人工肝和体外循环使用。

(三)用法与用量

用于血栓－栓塞意外:皮下注射首次 0.01 mL/kg,5～7h 后以 APTT 检测剂量是否合适,12h 1 次,每次注射后 5～7h 进行新的检查,连续 3～4d。用于内科预防:皮下注射首剂 0.005 mL/kg,注射后5～7h 以 APTT 调整合适剂量,每次 0.2 mL,每日 2～3 次,或每次 0.3 mL,每日 2 次。用于外科预防:皮下注射术前 0.2 mL,术后每 12h 0.2 mL,至少持续 10d。

(四)不良反应与注意事项

经皮下注射,可能在注射部位引起局部小血肿、固定结节,数日后可自行消失。长期用药会引起出血、骨质疏松、血小板减少等。肝、肾功能不全、重度高血压、消化道溃疡及易出血的其他一切器质性病变、视网膜血管病患者、孕妇、服用影响凝血功能药物者及老年人慎用。凝血因子缺乏、重度血管通透性病变、急性出血、流产、脑及骨髓术后、急性细菌性心内膜炎患者、对肝素过敏者禁用。勿做肌内注射。

(五)药物相互作用

与非甾体抗感染药、抗血小板聚集剂、葡聚糖、维生素 K 类药拮抗药合用时,本品的抗凝血作用增强。

（六）制剂与规格

注射液：2500 U（0.3 mL）。

（七）医保类型及剂型

甲类：注射剂。

三、尿激酶

（一）作用与特点

本品是从健康人尿中提取的一种蛋白水解酶，可直接使纤维蛋白溶酶原转变为纤维蛋白溶酶，可溶解血栓。对新鲜血栓效果较好。$t_{1/2}$为15min。

（二）适应证

用于急性心肌梗死、肺栓塞、脑血管栓塞、周围动脉或静脉栓塞、视网膜动脉或静脉栓塞等，也可用于眼部炎症、外伤性组织水肿、血肿等。

（三）用法与用量

急性心肌梗死：一次50万～150万U，用葡萄糖或生理盐水稀释后静脉滴注，或20万～100万U稀释后冠状动脉内灌注。

（四）不良反应与注意事项

主要不良反应是出血，在使用过程中应测定凝血情况，如发现出血倾向，立即停药，并给予抗纤维蛋白溶酶药。严重高血压、肝病及有出血倾向者应慎用，低纤维蛋白原血症及出血性体质者禁用。

（五）制剂与规格

注射剂：每支1万U、5万U、10万U、20万U、25万U、50万U、250万U。

（六）医保类型及剂型

甲类：注射剂。

四、华法林

（一）别名

苄丙酮香豆素。

（二）作用与特点

本品为香豆素类口服抗凝血药，化学结构与维生素K相似。其抗凝血作用的机制是竞争性拮抗维生素K的作用，此作用只发生在体内，故在体外无效。本品对已合成的凝血因子无对抗作用，在体内需待已合成的凝血因子耗竭后，才能发挥作用，故用药早期可与肝素并用。本品口服易吸收，生物利用度达100%，血浆蛋白结合率为99.4%，$t_{1/2}$为40～50min。可通过胎盘，并经乳汁分泌。经肝脏代谢成无活性的代谢产物，由尿和粪便排泄。口服后12～24h，出现抗凝血作用，1～3d作用达峰值，持续2～5d。静脉注射和口服效果相同。

（三）适应证

临床用于血栓栓塞性疾病，防止血栓的形成及发展；减少手术后的静脉血栓发生率，并可作为心肌梗死的辅助用药。

（四）用法与用量

口服：成人第1天5～20 mg，次日起每日2.5～7.5 mg。

（五）不良反应与注意事项

主要不良反应为出血,用药期间应定时测定凝血酶原时间或凝血酶原活性。手术后 3d 内、妊娠期、哺乳期、有出血倾向的患者、严重肝肾疾病、活动性消化性溃疡,脑、脊髓及眼科手术患者禁用。恶病质、衰弱、发热、慢性酒精中毒、活动性肺结核、充血性心力衰竭、中毒高血压、亚急性细菌性心内膜炎、月经过多、先兆流产患者慎用。

（六）药物相互作用

氯贝丁酯可增强本品抗凝血作用。阿司匹林、保泰松、羟基保泰松、水合氯醛、双硫仑、依那尼酸、奎尼丁、甲苯磺丁脲等可使本品作用增强。肝酶诱导剂能加速本品代谢,减弱其抗凝血作用。肝药酶抑制药抑制本品代谢,使血药浓度增高,半寿期延长。广谱抗生素使本品抗凝作用增强。维生素 K、利福平、氯噻酮、螺内酯、考来烯胺可减弱本品的抗凝作用。

（七）制剂与规格

片剂:2.5 mg,5 mg。

（八）医保类型及剂型

甲类:口服常释剂。

五、组织型纤维蛋白溶酶原激活剂

（一）别名

栓体舒注射液。

（二）作用与特点

本品是一种糖蛋白,可激活纤溶酶原转为纤溶酶,为一种纤维蛋白特异性溶栓剂。本品对纤维蛋白亲和性很高,对凝血系统各组分的系统性作用较微,不会增加全身出血的倾向。本品不具有抗原性,可重复给药。本品静脉注射后迅速自血中消除,用药 5min 后,总药量的 50% 自血中消除。主要在肝脏代谢。

（三）适应证

用于急性心肌梗死和肺阻塞的溶栓治疗。

（四）用法与用量

(1)静脉注射:将本品 50 mg 溶于灭菌注射用水中,使溶液浓度为 1 mg/mL,静脉注射。

(2)静脉滴注:将本品 100 mg 溶于注射用生理盐水 500mL 中,前 2min 先注入本品 10 mg,随后 60min 内静脉滴注 50 mg,最后将余下的 40 mg 在 2h 内静脉滴注完。

（五）不良反应与注意事项

本品较少不良反应,可见注射部位出血。出血性疾病,近期内有严重内出血,脑出血或 2 个月内曾进行过颅脑手术者,10d 内发生严重创伤或做过大手术者,未能控制的严重高血压病,细菌性心内膜炎、急性胰腺炎、食管静脉曲张、主动脉瘤、妊娠期及产后 2 周以及 70 岁以上患者应慎用。曾口服抗凝剂者用本品出血的危险性增加。用药期间应监测心电图。本品不能与其他药配伍静脉滴注。

（六）制剂与规格

注射剂:50 mg。

六、藻酸双酯钠

(一)作用与特点

藻酸双酯钠是以海藻提取物为基础原料,经引入有效基团而得的多糖类化合物,属类肝素药。它能阻抗红细胞之间及红细胞与血管壁之间的黏附,有降血黏度,改善微循环的作用;能使凝血酶失活,抑制血小板聚集,有抗凝血作用;能使血清总胆固醇、三酰甘油、低密度脂蛋白含量降低、升高高密度脂蛋白含量,具有降血脂作用。

(二)适应证

缺血性心脑血管疾病(如脑血栓、脑栓塞、冠心病)和高脂血症。

(三)用法与用量

注射剂仅供静脉滴注。$1\sim3$ mg/(kg·d),宜自小剂量开始。成人每日 1 次,每次 $50\sim150$ mg,最多不超过 200 mg。

(四)不良反应与注意事项

如剂量过大或滴速过快,少数患者可能出现头痛、恶心、心悸、口舌麻木、肢体疼痛。不良反应严重者应立即停药。过敏体质者慎用。有出血性疾病或有出血倾向者,严重肝肾功能不全者禁用。

(五)药物相互作用

如有脑水肿,可与脱水剂甘露醇并用,但不宜与高电解质输液并用,与低分子右旋糖酐输液要慎用。

(六)制剂与规格

(1)片剂:50 mg。

(2)注射液:100 mg/2 mL,50 mg/mL。

七、低分子肝素钠

(一)别名

法安明,依诺肝素钠,栓复欣,吉派啉。

(二)作用与特点

肝素钠为低分子量的硫酸氨基葡聚糖,是从猪肠黏膜制备的肝素钠通过可控制的亚硝酸解聚作用而生产的。肝素钠加强抑制凝血因子 Xa 的能力,相对大于延长凝血时间的能力。肝素钠对血小板功能和血小板黏附性的影响比肝素小,因而对初级阶段止血只有很小的作用。$t_{1/2}$ 为 2h,生物利用度为 90%;药动学基本上是非剂量依赖性的。

(三)适应证

急性深静脉血栓的治疗。急性肾衰竭或慢性肾功能不全者进行血液透析和血液过滤期间防止体外循环系统中发生凝血。不稳定型冠心病,如不稳定型心绞痛和非 Q 波形心肌梗死。预防与手术有关的血栓形成。

(四)用法与用量

(1)急性深静脉血栓的治疗:皮下注射每日 200 U/kg,分 1 次或 2 次注射。每日总量不超过18000 U。

(2)血液透析和血液过滤期间预防凝血:慢性肾衰竭,无已知的出血危险患者,给予的剂量通常使血浆浓度保持在 0.5～1 U 抗-Xa/mL 的范围内；急性肾衰竭，有高度出血危险患者，血浆浓度应保持在0.2～0.4 U抗-Xa/mL 的范围内。

（3）不稳定型冠心病：皮下注射120 U/kg，每日 2 次，最大剂量 12h 为10000 U。至少治疗6d，可根据病情酌情延长用药时间，推荐同时使用低剂量阿司匹林。

（4）预防与手术有关的血栓形成：治疗须持续到患者可活动为止，一般需 5～7d 或更长。

（五）不良反应与注意事项

在大剂量时，可能引起出血，常见报道的不良反应是注射部位皮下血肿。罕见血小板减少症、皮肤坏死、变态反应和出血。对于血小板减少症和血小板缺陷、严重肝及肾功能不全、未控制的高血压、高血压性或糖尿病性视网膜病以及已知对肝素和（或）低分子质量肝素过敏者慎用。对本品过敏，急性胃十二指肠溃疡和脑出血，严重凝血疾患，脓毒性心内膜炎，中枢神经系统、眼及耳受伤或手术，用肝素钠时体外血小板聚集试验结果阳性的血小板减少症患者及治疗急性深静脉血栓形成时伴用局部麻醉者禁用。

（六）药物相互作用

同时应用对止血有影响的药物，例如，阿司匹林、非类固醇抗炎药、维生素 K 拮抗药及葡聚糖，可能加强本品的抗凝作用。

（七）制剂与规格

注射液：2500 U/0.2 mL，5000 U/0.2 mL，10000 U/0.2 mL。

（八）医保类型及剂型

乙类：注射剂。

第四节　血浆及血容量扩充药

血容量扩充药是一类高分子化合物，能迅速提高血浆胶体渗透压而扩充血容量。临床主要用于大量失血或失血浆引起的血容量降低、休克等的抢救。临床常用药物为不同分子量的右旋糖酐、人血清蛋白等。

右旋糖酐系葡萄糖的聚合物，按相对分子量大小可分为中分子右旋糖酐（右旋糖酐 70，分子量约70000）、低分子右旋糖酐（右旋糖酐 40，分子量约 40000）、小分子右旋糖酐（右旋糖酐10，分子量约10000）三种。

一、作用

（一）扩充血容量

右旋糖酐分子量较大，静脉滴注后不易渗出血管，提高血浆胶体渗透压，导致组织中水分大量进入血管内而产生扩充血容量作用。分子量越大扩容作用越强、维持时间越长。右旋糖酐 70 维持 12h，右旋糖酐 10 维持约 3h。

（二）阻止红细胞和血小板聚集

右旋糖酐还能抑制红细胞和血小板聚集，并使血浆稀释，从而产生抗凝血和改善微循环作用。分子量越小则该作用越强。

（三）渗透性利尿

右旋糖酐经肾排泄时提高肾小管内渗透压，水分重吸收减少，产生渗透性利尿作用。分子量越小作用越强。

二、临床应用

（一）防治低血容量性休克

临床主要应用右旋糖酐 70 和右旋糖酐 40 抢救急性失血、创伤和烧伤引起的低血容量休克。

（二）防治血栓性疾病

右旋糖酐 40 和右旋糖酐 10 可用于防治 DIC（弥散性血管内凝血）和血栓形成性疾病，如脑血栓形成、心肌梗死、血栓闭塞性脉管炎等。

（三）防治急性肾衰竭

应用其渗透性利尿作用，临床上用于防治急性肾衰竭。

三、不良反应和用药监护

（一）变态反应

少数患者用药后出现变态反应，严重者可导致过敏性休克。故首次用药应严密观察 5～10min，发现症状，立即停药，及时抢救。

（二）凝血障碍

连续应用时，制剂中的少量大分子右旋糖酐可致凝血障碍和出血。

（三）其他

血小板减少症、出血性疾病和充血性心力衰竭患者禁用，肝、肾功能不良者慎用。

四、制剂和用法

（一）右旋糖酐 70

注射剂：6％溶液，100 mL，250 mL，50 mL（有含 5％葡萄糖或含 0.9％氯化钠两种）。每次500 mL，静脉滴注，每分钟 20～40 mL，1 日最大量 1000～1500 mL。

（二）右旋糖酐 40

注射剂：6％溶液，100 mL，250 mL，500 mL（有含 5％葡萄糖或含 0.9％氯化钠两种）。每次250～500 mL，静脉滴注，1 日不超过 1000 mL。

（三）右旋糖酐 10

注射剂：30 g/500 mL，50 g/50 mL（有含 5％葡萄糖或含 0.9％氯化钠两种）。每次100～1000 mL，静脉滴注。

第五节　抗贫血药

一、右旋糖酐铁

（一）作用与特点

本品为可溶性供注射用铁剂，作用同硫酸亚铁。

（二）适应证

适用于不能耐受口服铁剂的缺铁性贫血患者或需要迅速纠正缺铁者。

（三）用法与用量

深部肌内注射,每日 25 mg。

（四）不良反应与注意事项

严重肝肾功能损害、泌尿道感染无尿者、早期妊娠及患有急性感染者禁用。肌内注射可致局部疼痛、潮红、头痛、头昏、肌肉酸痛、腹泻、呼吸困难、心动过速等。静脉注射不可溢出静脉。须冷藏。久置可有沉淀。

（五）制剂与规格

注射液:50 mg/2 mL,100 mg/4 mL。

（六）医保类型及剂型

甲类:注射剂。

二、多糖铁复合物

（一）别名

力蜚能。

（二）作用与特点

本品作用与硫酸亚铁相同,由于是有机复合物,不含游离离子,对胃肠黏膜无刺激性,可连续给药。

（三）适应证

主治慢性失血所致的缺铁性贫血,如月经过多、痔出血、子宫肌瘤出血等。也可用于营养不良、妊娠末期儿童发育期等引起的缺铁性贫血。

（四）用法与用量

口服,成人每次 0.15～0.3 g,每日 1 次。6～12 岁按成人量的 1/2,6 岁以下按 1/4 量应用。

（五）不良反应与注意事项

本品不良反应较少,有的患者有恶心、呕吐、腹泻或胃灼热感,但一般不影响治疗。婴儿铁过量时,多数的新生儿易发生大肠杆菌感染。

（六）药物相互作用

维生素 C、枸橼酸、氨基酸、糖和酒精等能促进铁的吸收;磷酸盐及其他过渡元素,茶叶和含鞣质较多的中药等不利于铁的吸收。四环素、土霉素、青霉胺等可与铁剂形成不溶性络合物,而影响吸收。

（七）制剂与规格

胶囊剂:每粒含铁元素 150 mg。

三、硫酸亚铁

（一）别名

硫酸低铁。

（二）作用与特点

铁是人体所必需的元素,是红细胞合成血红素必不可少的物质,缺铁时血红素生成减少,可致低色素小细胞性贫血。铁盐以 Fe^{2+} 形式在十二指肠和空肠上段吸收,进入血液循环后,Fe^{2+} 被氧化为 Fe^{3+},再与转铁蛋白结合成血浆铁,转运到肝、脾、骨髓等贮铁组织中去,与这些组织中的去铁蛋白结合成铁蛋白而贮存。缺铁性贫血时,铁的吸收和转运增加,可从正常的 10% 增至 $20\%\sim30\%$。铁的排泄是以肠道、皮肤等含铁细胞的脱落为主要途径,少量经尿、胆汁、汗、乳汁排泄。

（三）适应证

主要用于慢性失血(月经过多、慢性消化道出血、子宫肌瘤出血、钩虫病失血等)、营养不良、妊娠、儿童发育期等引起的缺铁性贫血。

（四）用法与用量

口服,成人,每次 0.3 g,每日 3 次,饭后服用。小儿,每次 0.1～0.3 g,每日 3 次。缓释片:口服,每次0.45 g,每日 0.9 g。

（五）不良反应与注意事项

对胃肠道黏膜有刺激性,宜饭后服用。铁与肠道内硫化氢结合,生成硫化铁,使硫化氢减少,减少了对肠蠕动的刺激作用,可致便秘,并排黑便。血红蛋白沉着症、含铁血黄素沉着症及不缺铁的其他贫血、肝、肾功能严重损害、对铁剂过敏者禁用。酒精中毒、肝炎、急性感染、肠道炎症、胰腺炎及消化性溃疡慎用。大量口服可致急性中毒。治疗期间需做血红蛋白测定、网织红细胞计数、血清铁蛋白及血清铁测定。

（六）药物相互作用

稀盐酸可促进 Fe^{3+} 转变为 Fe^{2+},有助于铁剂吸收,对胃酸缺乏患者尤适用;维生素 C 为还原性物质,能防止 Fe^{2+} 氧化而利于吸收。钙剂、磷酸盐类、抗酸药和浓茶均可使铁盐沉淀,妨碍其吸收;铁剂与四环素类可形成络合物,互相妨碍吸收。

（七）制剂与规格

(1)片剂:0.3 g。

(2)缓释片:0.25 g。

（八）医保类型及剂型

甲类:口服常释剂、缓释控释剂。

四、叶酸

（一）别名

维生素 M,维生素 B,维生素 C。

（二）作用与特点

本品是由蝶啶、对氨基苯甲酸和谷氨酸组成的一种 B 族维生素,为细胞生长和分裂所必需的物质,在体内被叶酸还原酶及二氢叶酸还原酶还原为四氢叶酸。后者与多种一碳单位结合成四氢叶酸类辅酶,传递一碳单位,参与体内核酸和氨基酸的合成,并与维生素 B_{12} 共同促进红细胞的生长和成熟。口服后主要在近端空肠吸收,服后数分钟即出现于血液中。贫血患者吸收速度较正常人快。在肝中贮存量为全身总量的 $1/3\sim1/2$。$t_{1/2}$ 约为 40min,治疗量的

90%自尿中排出。

（三）适应证

用于各种巨幼红细胞性贫血，尤适用于由于营养不良或婴儿期、妊娠期叶酸需要量增加所致的巨幼红细胞贫血。

（四）用法与用量

(1)口服：成人每次 5～10 mg，每日 5～30 mg；儿童每次 5 mg，每日 3 次。

(2)肌内注射：每次 10～20 mg。

（五）不良反应与注意事项

不良反应较少，罕见变态反应，长期服用可出现厌食、恶心、腹胀等。静脉注射较易致不良反应，故不宜采用。

（六）药物相互作用

大剂量叶酸能拮抗苯巴比妥、苯妥英钠和扑米酮的抗癫痫作用，并使敏感儿童的发作次数增多。维生素 B_1、维生素 B_2、维生素 C 不能与本品注射剂混合。

（七）制剂与规格

(1)片剂：5 mg。

(2)注射液：15 mg/mL。

（八）医保类型及剂型

甲类：口服常释剂。乙类：注射剂。

五、重组人红细胞生成素

（一）别名

佳林豪。

（二）作用与特点

重组人红细胞生成素是应用基因工程技术从含有人红细胞生成素基因的中国仓鼠卵巢细胞培养液中提取得到的，具有与正常人体内存在的天然红细胞生成素相同的生理功能，可促进骨髓红系祖细胞的分化和增生。

（三）适应证

肾功能不全所致贫血，包括透析及非透析患者。

（四）用法与用量

本品可皮下注射或静脉注射，每周分 2～3 次给药。给药剂量需依据患者贫血程度、年龄及其他相关因素调整。

（五）不良反应与注意事项

本品耐受性良好，不良反应多较轻微。可引起过敏性反应、心脑血管系统、血液系统、肝脏及胃肠道不良反应。用药期间应定期检查血细胞比容，如发现过度的红细胞生长，应调整剂量或采取暂时停药等适当处理。应用本品若发生高钾血症，应停药至回复正常水平为止。高龄者，心肌梗死、肺梗死、脑梗死患者，有药物过敏史及有过敏倾向的患者慎用。治疗期间如果患者血清铁蛋白低于 100 ng/mL，或转铁蛋白饱和度低于 20%，应每日补充铁剂。高血压失控患者，对哺乳动物细胞衍生物过敏及对人血清蛋白过敏者禁用。

（六）药物相互作用

铁、叶酸或维生素 B_{12} 不足会降低本品疗效，严重铝过多也会影响疗效。

（七）制剂与规格

注射液：2000 U，3000 U，4000 U，5000 U。

（八）医保类型及剂型

乙类：注射剂。

六、甲酰四氢叶酸钙

（一）别名

立可林。

（二）作用与特点

本品即亚叶酸钙盐，亚叶酸是四氢叶酸的甲酰衍生物，它是叶酸的代谢物及其活性型。

（三）适应证

巨幼红细胞贫血，如因斯泼卢病、营养缺乏、妊娠、肝病及吸收不良综合征而致者，以及婴儿的巨幼红细胞贫血。

（四）用法与用量

巨幼红细胞性贫血：肌内注射剂量不应超过 1 mg/d。口服给药成人剂量是 10～20 mg/d。12 岁以上儿童剂量是 250 pg/(kg·d)。

（五）不良反应与注意事项

偶见变态反应，发热也曾见于注射给药之后。忌用于治疗维生素 B_{12} 缺乏所致的恶性贫血或其他巨幼红细胞贫血。

（六）制剂与规格

(1)片剂：15 mg。

(2)注射液：15 mg，100 mg，300 mg。

(3)注射粉剂：3 mg，5 mg。

七、重组人类促红细胞生成素

（一）别名

罗可曼。

（二）适应证

因慢性肾衰竭而透析，以及慢性肾功能不全尚不需要透析的患者的贫血。

（三）用法与用量

(1)治疗：可皮下注射及静脉注射，最高剂量不可超过每周 720 U(3×240)/kg。

(2)维持：首先把治疗剂量减 1/2，然后每周或每 2 周调整剂量，并维持血细胞比容在 35％以下。

(3)疗程：一般用于长期治疗，但如有需要，可随时终止疗程。

（四）不良反应与注意事项

可引起高血压，透析系统凝血。在妊娠和哺乳期不主张使用本品。控制不良的高血压患者和对本品过敏者禁用。

（五）制剂与规格

冻干粉剂：2000 U。

八、蛋白琥珀酸铁

（一）别名

菲普利。

（二）作用与特点

蛋白琥珀酸铁中的铁与乳剂琥珀酸蛋白结合，形成铁、蛋白结合物，可治疗各种缺铁性贫血症。所含的铁受蛋白膜的保护而不同胃液中盐酸和胃蛋白酶发生反应，因此，该制剂不会造成胃黏膜损伤，而这种损伤在使用大多数铁盐药品（尤其是亚铁形成）时经常出现。本品中的铁在十二指肠内开始释放，特别应在空肠中释放，并且使蛋白膜为胰蛋白酶所消化。这样的铁非常有利于机体的生理吸收，却又不会形成太高的吸收峰。事实上，它呈现一种恒定的吸收趋势，在机体的各个部位逐渐达到吸收与贮存的最佳平稳状态。

（三）适应证

绝对和相对缺铁性贫血。

（四）用法与用量

成人每日 1～2 瓶（相当于 Fe^{3+} 40～80 mg），分 2 次在饭前口服。儿童每日按 1.5 mL/kg[相当于 Fe^{3+} 4 mg/(kg·d)]，分 2 次于饭前口服。

（五）不良反应与注意事项

用药过量时易发生胃肠功能紊乱（如腹泻、恶心、呕吐、上腹部疼痛），在减量或停药后可消失。含铁血黄素沉着、血色素沉着、再生障碍性贫血、溶血性贫血、铁利用障碍性贫血、慢性胰腺炎和肝硬化患者禁用。

（六）药物相互作用

铁衍生物可影响四环素类药品的吸收，应避免与其同时服用。

（七）制剂与规格

口服液：15 mL。

第六节　升白细胞药

一、重组人粒细胞集落刺激因子

（一）别名

津恤力，惠尔血，赛格力，格拉诺赛特，吉赛欣。

（二）作用与特点

本品为利用基因重组技术生产的人粒细胞集落刺激因子。与天然产品相比，生物活性在体内外基本一致。粒细胞集落刺激因子是调节骨髓中粒系造血的主要细胞因子之一，可选择性地作用于粒系造血细胞、促进其增殖、分化，并可增加粒系终末分化细胞，即外周血中性粒细胞的数目与功能。

（三）适应证

适用于癌症化疗等原因导致的中性粒细胞减少症。

（四）用法与用量

化疗药物给药结束后 24～48h 起皮下或静脉注射本品，每日 1 次。用量和用药时间可根据患者化疗的强度和中性粒细胞下降的程度决定。

（五）不良反应与注意事项

不良反应均较轻微，易于耐受，主要包括骨和（或）肌肉酸痛及乏力，个别患者可见皮疹、发热、流涕或寒战等类感冒症状。本品应在化疗药物结束后 24～48h 开始使用，不宜在化疗前或化疗过程中使用。使用本品过程中应每周监测血常规 2 次，特别是中性粒细胞数变化情况。髓性细胞系统的恶性增生者（急性粒细胞性白血病等）慎用。对本品或同类制药。及对大肠杆菌表达的其他制剂有过敏史者禁用。

（六）制剂与规格

注射剂：75 μg/0.5 mL，150 μg/0.5 mL，300 μg/mL。

（七）医保类型及剂型

乙类：注射剂。

二、低分子肽/氨基酸/矿物质

（一）别名

益康升血肽。

（二）作用与特点

本品由氨基酸组成的低分子肽及人体必需的游离氨基酸和微量元素组成，为天然细胞调节剂，可增强细胞免疫功能；促进骨髓造血功能，升高白细胞；增强体质。

（三）适应证

自身免疫功能降低或失调引起的疾病。各种肿瘤患者因化疗、放疗引起的白细胞减少。肝硬化、脾功能亢进引起的白细胞减少及不明原因的白细胞减少症。血常规降低症。妇科、皮肤科某些慢性炎症、溃疡和手术后粘连。

（四）用法与用量

每次 2～4 mL，每日肌内注射 1 次，10d 为 1 个疗程，每疗程之间间隔 1 周。

（五）制剂与规格

注射液：2 mL。

三、肌苷

（一）作用与特点

本品能直接透过细胞膜进入人体细胞，参与能量代谢及蛋白质合成，可刺激体内产生抗体，提高肠道对铁的吸收，活化肝功能，加速肝细胞的修复。

（二）适应证

用于各种原因所致的白细胞减少、血小板减少、急慢性肝炎、肝性脑病、冠心病、心肌梗死等。

（三）用法与用量

(1)口服:每日 200～600 mg,每日 3 次。

(2)肌内注射或静脉滴注:成人每次 200～600 mg,儿童每次 100～200 mg,每日 1～2 次。

（四）不良反应与注意事项

不能和氯霉素、双嘧达莫、硫喷妥钠等注射剂配伍使用。

（五）制剂与规格

(1)片剂:200 mg。

(2)注射液:100 mg/2 mL,200 mg/5 mL。

（六）医保类型及剂型

(1)甲类:注射剂。

(2)乙类:口服常释剂。

第七章　内分泌系统常见病药物治疗

第一节　糖尿病

糖尿病是以慢性高血糖为特征的一组异质性代谢性疾病,由胰岛素分泌缺陷和(或)胰岛素作用缺陷所引起,以慢性高血糖伴碳水化合物、脂肪和蛋白质的代谢障碍为特征。临床表现典型时,患者往往已出现空腹高血糖症;而临床表现不显著时,则于葡萄糖耐量受损后被确诊;故依据空腹血糖浓度或随机血糖浓度和(或)葡萄糖耐量试验可进行诊断。

大部分糖尿病患者可按照病因、发病机制分为 1 型和 2 型糖尿病。1 型糖尿病的主要病因是由于自身免疫对胰岛 β 细胞破坏后造成胰岛素分泌的绝对缺乏,故 1 型糖尿病患者需要胰岛素治疗来维持生命。2 型糖尿病的发生是由于胰岛素分泌减少或是胰岛素抵抗,可表现为以胰岛素抵抗为主伴胰岛素相对缺乏,或胰岛素分泌缺陷为主伴或不伴胰岛素抵抗。

糖尿病是心血管疾病的重要危险因素,是冠心病的等危症,控制 1 型和 2 型糖尿病患者的血糖至最佳水平可以减少糖尿病血管并发症的发生风险。糖尿病治疗的目的在于减轻症状并将长期并发症的发生风险降到最低,故糖尿病必须严格控制,可用糖化血红蛋白(HbA1c)作为 2~3 个月内血糖控制的指标。患者可通过控制饮食、减轻体重、加强运动、口服降糖药和(或)应用胰岛素控制血糖,治疗过程中要注意避免发生低血糖,特别是患糖尿病并接受胰岛素治疗的司机应警惕严重低血糖的发生并应采取防治措施,如在车内准备糖或食物,并应确保能找到可替换的司机。

糖尿病血糖控制不好时会出现急性并发症如糖尿病酮症酸中毒和高渗性高血糖状态;慢性并发症包括大血管和微血管病变,大血管病变如动脉粥样硬化、冠心病、高血压、脑血管疾病、周围血管疾病、糖尿病足等;微血管病变如糖尿病肾病、糖尿病视网膜病变、糖尿病神经病变等。

一、胰岛素

胰岛素根据其来源和化学结构可分为动物胰岛素、人胰岛素和胰岛素类似物。胰岛素类似物是利用重组 DNA 技术,通过对人胰岛素的氨基酸序列进行修饰而生成的,可模拟正常胰岛素分泌和作用的一类物质,它们具有与普通胰岛素不同的结构、理化性质和药动学特征,目前已经用于临床的有门冬胰岛素和赖脯胰岛素两种速效胰岛素类似物,甘精胰岛素和地特胰岛素两种超长效胰岛素类似物。它们在减少低血糖发生的危险性方面要优于动物胰岛素和人胰岛素。

胰岛素根据其作用特点差异可分为超短效胰岛素类似物、常规(短效)胰岛素、中效胰岛素、长效胰岛素(包括长效胰岛素类似物)和预混胰岛素(包括预混胰岛素类似物)。

超短效胰岛素类似物:有门冬胰岛素和赖脯胰岛素,它们具有达到峰值更快,控制餐后血糖水平以及低血糖发生率低的优点。

短效胰岛素制剂：即普通（正规）胰岛素，其中人胰岛素较动物胰岛素起效快、作用时间长。

中效胰岛素制剂：即低精蛋白锌胰岛素，其起效较短效者为慢，但产生低血糖的危险较短效制剂小，同时血液中始终保持一定浓度的胰岛素，对胰岛素基础分泌量低的患者控制血糖波动比较有利。

长效胰岛素制剂：有精蛋白锌胰岛素，起效较中效者更慢，但持久，使用中可减少注射次数，但由于是混悬液剂型，可能造成吸收和药效的不稳定。

长效胰岛素类似物：有甘精胰岛素和长效胰岛素，具有长效、平稳的特点，更适合用于基础胰岛素替代治疗。

预混胰岛素制剂：是指含有中效和短效胰岛素制剂的混合物，可同时具有短效和中效胰岛素制剂的作用，特点是使用方便，可减少注射时混合可能造成的剂量不准确及避免相对较复杂的操作；缺点是由于是预混，只有有限的混合方案，对于一些比较特殊的混合要求难以达到。

胰岛素根据给药装置可分为普通的胰岛素注射液和胰岛素笔芯注射液。胰岛素笔芯的优点是可进行更加精确的剂量调整，携带方便，同时减轻注射部位的疼痛感，但相对费用较高。

（一）赖脯胰岛素

【适应证】

适用于治疗需要胰岛素维持正常血糖稳态的成人糖尿病患者。

【用法与用量】

可在餐前即刻注射，必要时也可以餐后立即皮下注射，或持续皮下输液泵用药，也可以肌肉注射（一般不推荐）。必要时还可以静脉内给药，如用于控制酮症酸中毒和急性疾病期间的血糖水平，或用于控制手术中和手术后的血糖水平。皮下用药应当在上臂、大腿、臀部或腹部。

【不良反应】

低血糖、低血钾症、流感综合征、咽炎、体重增加、变态反应等。

【禁忌】

低血糖患者；对赖脯胰岛素或其赋形剂过敏者严禁使用。

【注意事项】

(1)换用另一种类型或品牌的胰岛素应当在严格的医疗监督下进行。

(2)有肝、肾功能损害时对胰岛素的需要量可能会减少。但是，慢性肝损害的患者中，胰岛素抵抗增加可能导致胰岛素的需要量增加。从大量妊娠暴露数据表明赖脯胰岛素对妊娠或者对胎儿及新生儿的健康无不良作用。在儿童中的药效学特性与在成人中使用时相似。

【制剂】

赖脯胰岛素（笔芯）注射液：3mL：300IU/支。

（二）门冬胰岛素

【适应证】

用于治疗糖尿病。

【用法与用量】

用法：

1.皮下注射

部位可选择腹壁、大腿、上臂的三角肌或臀部。应在同一注射区域内轮换注射点以降低发生脂肪代谢障碍的风险。从腹壁皮下给药均比从其他注射部位给药吸收更快。

2.静脉给药

输注系统中本品浓度为 0.05U/mL 至 1.0U/mL,输注液为 0.9％氯化钠、5％葡萄糖或含40mmol/L 氯化钾的 10％葡萄糖。上述输注液置于聚丙烯输液袋中,在室温 24h 内是稳定的,但随着时间的延长,会有一点量的胰岛素吸附于输液袋上。胰岛素输注期间需监测血糖水平。用量:一般须紧邻餐前注射。如有必要,可于餐后立即给药。本品剂量需个体化,由医生根据患者的病情决定。但一般应与中效或长效胰岛素合并使用,至少每日一次。成人和儿童:通常每日体重 0.5～1.0U/kg。对于老年患者和有肝肾损害的患者,应进行更严密的血糖监测。

【不良反应】

低血糖是最常见的不良反应。严重的低血糖可能导致意识丧失和/或惊厥以及暂时性或永久性脑损伤甚至死亡。低血糖症状通常为突然发生,可能包括出汗、皮肤苍白湿冷、疲劳、紧张或震颤、焦虑、异常疲倦或虚弱、神志不清、注意力集中困难、嗜睡、过度饥饿、视力改变、头痛、恶心和心悸。其他不良反应还有:①免疫系统异常:荨麻疹、皮疹、出疹、过敏反应。②神经系统异常:周围神经系统病变。③视觉异常:屈光不正、糖尿病视网膜病变。④皮肤和皮下组织异常:脂肪代谢障碍。⑤全身不适和注射部位异常:注射部位反应、水肿。

【禁忌】

低血糖发作时;对门冬胰岛素或制剂中其他成分过敏者。

【注意事项】

(1)跨时区旅行前征求医生的意见。

(2)注射剂量不足或治疗中断时(特别 1 型糖尿病),可能导致高血糖和糖尿病酮症酸中毒。

(3)漏餐或进行无计划的、高强度体力活动,可导致低血糖。

(4)使用本品时可能发生注射部位反应,应在同一注射区域内持续轮换注射点。

(5)本品可用于孕妇及哺乳期妇女,剂量可能需做相应的调整。

【制剂】

门冬胰岛素（笔芯）注射液:3mL:300IU/支;门冬胰岛素 30（笔芯）注射液:3mL:300IU/支。

(三)胰岛素

【适应证】

(1)1 型糖尿病。

(2)2 型糖尿病有严重感染、外伤、大手术等严重应激情况,以及合并心、脑血管并发症、肾脏或视网膜病变等。

（3）糖尿病酮症酸中毒,高血糖非酮症性高渗性昏迷。

（4）长病程2型糖尿病血浆胰岛素水平确实较低,经合理饮食、体力活动和口服降糖药治疗控制不满意者,2型糖尿病具有口服降糖药禁忌时,如妊娠、哺乳等。

（5）成年或老年糖尿病病人发病急、体重显著减轻伴明显消瘦。

（6）妊娠糖尿病。

（7）继发于严重胰腺疾病的糖尿病。

（8）对严重营养不良、消瘦、顽固性妊娠呕吐、肝硬化初期可同时静脉滴注葡萄糖和小剂量胰岛素,以促进组织利用葡萄糖。

【用法与用量】

（1）皮下注射:一般每日3次,餐前15～30min注射,必要时睡前加注一次小量。剂量根据病情、血糖、尿糖由小剂量（视体重等因素每次2～4U）开始,逐步调整。1型糖尿病患者每日胰岛素需用总量多介于每千克体重0.5～1U,根据血糖监测结果调整。2型糖尿病患者每日需用总量变化较大,在无急性并发症情况下,敏感者每日仅需5～10U,一般约20U,肥胖、对胰岛素敏感性较差者需要量可明显增加。在有急性并发症（感染、创伤、手术等）情况下,对1型及2型糖尿病患者,应每4～6h注射一次,剂量根据病情变化及血糖监测结果调整。

（2）静脉注射:主要用于糖尿病酮症酸中毒、高血糖高渗性昏迷的治疗。可静脉持续滴入每小时成人4～6U,小儿按每小时体重0.1U/kg,根据血糖变化调整剂量;也可首次静注10U加肌肉注射4～6U,根据血糖变化调整。病情较重者,可先静脉注射10U,继之以静脉滴注,当血糖下降到13.9mmol/L（250mg/mL）以下时,胰岛素剂量及注射频率随之减少。

【不良反应】

（1）过敏反应,注射部位红肿、瘙痒、荨麻疹、血管神经性水肿。

（2）低血糖反应,出汗、心悸、乏力,重者出现意识障碍、共济失调、心动过速甚至昏迷。

（3）胰岛素抵抗,日剂量需超过200U以上。

（4）注射部位脂肪萎缩、脂肪增生。

（5）眼屈光失调。

【禁忌】

对胰岛素过敏患者禁用。

【注意事项】

（1）有下列情况,胰岛素需要量减少:肝功能不正常,甲状腺功能减退,恶心呕吐,肾功能不正常,肾小球滤过率每分钟10～50mL,胰岛素的剂量减少到95％～75％;肾小球滤过率减少到每分钟10mL以下,胰岛素剂量减少到50％。

（2）有下列情况,胰岛素需要量增加:高热、甲状腺功能亢进、肢端肥大症、糖尿病酮症酸中毒、严重感染外伤、重大手术等。

（3）用药期间应定期检查血糖、尿常规、肝肾功能、视力、眼底视网膜血管、血压及心电图等,以了解病情及糖尿病并发症情况。

（4）运动员慎用。

【制剂】

胰岛素注射液:10mL:400IU/支。

(四)精蛋白锌胰岛素(30R)

【适应证】

用于治疗糖尿病。

【用法与用量】

本品应由皮下注射,根据患者的实际需求量,确定给予患者胰岛素的治疗剂量。

【不良反应】

(1)低血糖反应。

(2)过敏反应,为全身性及局部性的过敏,局部性过敏表现为注射部位出现红斑、丘疹、硬结。

【禁忌】

低血糖症、胰岛细胞瘤以及对胰岛素过敏患者禁用。

【注意事项】

(1)本品不能用于静脉注射。

(2)应定期检查血糖或尿糖。

(3)药液应为白色混悬液,如果振摇后瓶底仍有沉淀或团块状漂浮物切勿使用。

【制剂】

精蛋白锌胰岛素(30R)注射液:10mL:400IU/支。

(五)精蛋白锌重组赖脯胰岛素

【适应证】

本品属于预混胰岛素类似物,适用于需要胰岛素治疗的糖尿病患者。

【用法与用量】

使用剂量须由医生根据患者病情而定。本品可在餐前即时注射。必要时,也可在饭后立即注射。本品只能以皮下注射方式给药。

【不良反应】

最常见的不良反应是低血糖。严重的低血糖可致意识丧失,极端情况下导致死亡。常见注射部位出现局部不适,如红肿、瘙痒等,脂肪代谢障碍不常见。

【禁忌】

在低血糖发作时严禁使用;对赖脯胰岛素或其赋形剂过敏者严禁使用。

【注意事项】

(1)在任何情况下,本品都不能采取静脉输注方式给药。

(2)肝、肾功能损害时,须减少胰岛素用量。

(3)当患者增加运动或者改变日常饮食,胰岛素用量需做相应的调整。饭后即刻运动会增加低血糖的风险。

(4)运动员慎用。

(5)对于12岁以下儿童,仅与常规胰岛素相比,如果预期的益处较大时才考虑使用。

【制剂】

精蛋白锌重组赖脯(25R)胰岛素笔芯注射液:3mL:300IU/支;精蛋白锌重组赖脯(50R)胰岛素笔芯注射液:3mL:300IU/支。

(六)低精蛋白锌胰岛素

【适应证】

用于一般中、轻度糖尿病患者。重症须与胰岛素合作。

【用法与用量】

必须在医师指导下使用。每日早餐前30~60min皮下注射一次,有时需于晚餐前再注射一次,必需时可与胰岛素混合使用,剂量根据病情而定。

【不良反应】

(1)用药过量或患者注射后未按时进食可发生低血糖。

(2)注射部位可出现红斑、硬结或疼痛。

(3)偶有过敏反应,引起休克,可皮下注射肾上腺素注射液,并按休克原则处理。

【禁忌】

低血糖症、胰岛细胞瘤。

【注意事项】

(1)本品不能用于静脉注射,使用前应先摇匀。

(2)使用本品时不宜饮酒,过度饮酒易引起低血糖。

(3)本品如与普萘洛尔、保泰松等药同用,可加强本品的降血糖作用。

(4)本品与口服降糖药合用,能加强本品的降血糖作用。

(5)本品尚未进行孕妇研究。

【制剂】

低精蛋白锌胰岛素注射液:10mL:400IU/支。

(七)重组人胰岛素

【适应证】

本品适用于治疗需要采用胰岛素来维持正常血糖水平的糖尿病患者的治疗。也适用于糖尿病患者的早期治疗以及妊娠期间糖尿病患者的治疗。

【用法与用量】

根据患者的实际需求量,确定给予患者胰岛素的治疗剂量。

【不良反应】

(1)偶有注射局部红肿、瘙痒及局部皮下脂质萎缩或脂质增生。

(2)全身过敏反应(全身皮疹、气喘、血压下降等)罕有报道。

(3)低血糖反应。

【禁忌】

低血糖,对本品组成成分过敏者禁用。

【注意事项】

(1)定期检查血糖或尿糖。

(2)胰岛素应用中的任何改变都应在医生指导下进行。

(3)采用与笔芯相配套的针头和胰岛素注射笔。

【制剂】

1.短效胰岛素注射液:甘舒霖 R 笔芯(3mL:300IU /支),诺和灵 R 笔芯(3mL:300IU/支),优泌林 R 笔芯(3mL:300IU/支)。

2.中短效(预混)胰岛素注射液:甘舒霖 30R 笔芯(3mL:300IU /支),诺和灵 30R 笔芯(3mL:300IU/支),诺和灵 50R 笔芯(3mL:300IU/支),优泌林 70/30 笔芯(3mL:300IU/支)。

3.中效胰岛素注射液:甘舒霖 N 笔芯(3mL:300IU /支),优泌林 NPH 笔芯(3mL:300IU/支),诺和灵 N 笔芯(3mL:300IU/支)。

(八)甘精胰岛素

【适应证】

需用胰岛素治疗的糖尿病。

【用法与用量】

本品是胰岛素类似物,具有长效作用,应该每天一次在同一时间皮下注射给药。2 型糖尿病患者也可将甘精胰岛素和口服降糖药物一同运用。

【不良反应】

低血糖反应、一过性视力障碍、脂肪营养不良、注射部位和过敏反应等。

【禁忌】

对甘精胰岛素或其注射液中任何一种赋形剂过敏者禁用。

【注意事项】

(1)糖尿病酮症酸中毒的治疗,不能选用甘精胰岛素,推荐静脉注射常规胰岛素。

(2)儿童、肝功能损害或肾功能中、重度损害的患者使用甘精胰岛素的安全性和有效性尚待评估。

(3)不能用于静脉注射。

【制剂】

重组甘精胰岛素(笔芯)注射液:3mL:300IU/支;甘精胰岛素(笔芯)注射液:3mL:300IU/支。

(九)地特胰岛素

【适应证】

用于治疗糖尿病。

【用法与用量】

本品可以作为基础胰岛素单独使用或者与餐时胰岛素联合使用。还可与口服抗糖尿病药物联合使用,推荐每日一次给药,起始剂量为 10U 或 0.1～0.2U/kg。用量应根据患者的个体化需要进行调整。当作为基础-餐时胰岛素给药方案的一部分时,每日注射一次或者两次。对于为达到最佳的血糖控制而每日注射两次的患者,晚间注射可在晚餐时、睡前进行。本品仅用于皮下注射。不得静脉注射、肌肉注射,不能用于胰岛素泵。

【不良反应】

(1)免疫系统异常:过敏反应、潜在过敏反应、荨麻疹、皮疹、出疹、超敏反应。

(2)代谢和营养异常:低血糖。

(3)神经系统异常:周围神经系统病变。

(4)视觉异常:屈光不正、糖尿病视网膜病变。

(5)皮下和皮下组织异常:脂肪代谢障碍。

(6)全身不适和注射部位异常:注射部位反应、水肿。最常见的不良反应是低血糖。与人胰岛素制剂相比,注射部位反应发生频率更高,包括注射部位疼痛、发红、荨麻疹、炎症、瘀斑、肿胀和瘙痒,但多轻微和一过性。

【禁忌】

对地特胰岛素或者本品中任何其他成分过敏者。

【注意事项】

(1)注射剂量不足或治疗中断时,可能导致高血糖和糖尿病酮症酸中毒。

(2)漏餐或进行无计划、高强度的体力活动,可导致低血糖。

(3)换用不同品牌或类型的胰岛素制剂,必须在严格的医疗监控下进行。

(4)已在6岁及以上儿童和青少年中证实地特胰岛素的安全性和有效性。

(5)本品可用于孕妇及哺乳期妇女,注意调整剂量。

【制剂】

地特胰岛素(笔芯)注射液:3mL:300IU/支。

二、口服降糖药

口服降糖药治疗是基于2型糖尿病的两个主要异常病理生理改变,即胰岛素抵抗和胰岛素分泌受损。口服降糖药多用于治疗2型糖尿病。

根据作用机制,口服降糖药的分类如下。

1.促胰岛素分泌药

(1)磺酰脲类促胰岛素分泌药:直接刺激胰岛β细胞分泌胰岛素,增加体内的胰岛素水平而降低血糖。如格列苯脲、格列齐特、格列喹酮、格列吡嗪和格列。

(2)非磺酰脲类促胰岛素分泌药:格列奈类,主要通过刺激胰岛素的早时相分泌而降低餐后血糖。如瑞格列奈、那格列奈。

(3)DPP-4抑制剂:通过抑制DPP-4而减少GLP-1在体内的失活,使内源性GLP-1的水平升高。GLP-1以葡萄糖浓度依赖的方式增强胰岛素分泌,抑制胰高血糖素的分泌。目前在国内上市的DPP-4抑制剂有西格列汀、沙格列汀、维格列汀、利格列汀和阿格列汀。

2.非促胰岛素分泌药

(1)双胍类药:主要药理作用是通过减少肝脏葡萄糖的输出和改善外周胰岛素抵抗而降低血糖,如盐酸二甲双胍。

(2)α-糖苷酶抑制药:通过抑制碳水化合物在小肠上部的吸收而降低餐后血糖,如阿卡波糖、伏格列波糖。

(3)噻唑烷二酮类(TZDs):主要通过增加靶细胞对胰岛素作用的敏感性而降低血糖。如罗格列酮和吡格列酮,可单独使用,也可与二甲双胍或磺酰脲类药合用。

(一)格列吡嗪

【适应证】

用于经饮食控制及体育锻炼 2～3 个月疗效不满意的轻、中度 2 型糖尿病,这类糖尿病患者的胰岛 β 细胞需有一定的分泌胰岛素功能,且无急性并发症(如感染、创伤、酮症酸中毒等),不合并妊娠,无严重的慢性并发症。

【用法与用量】

口服,剂量因人而异,一般推荐日剂量 2.5～20mg,早餐前 30min 服用;日剂量超过 15mg 时,宜分次在三餐前服用。单用饮食疗法失败者:起始剂量每日 2.5～5mg,以后根据血糖和尿量情况增减剂量,每次增减 2.5～5.0mg。每日剂量超过 15mg,分 2～3 次餐前服用。已使用其他口服磺酰脲类降糖药者:停用其他磺酰脲药 3d,复查血糖后开始使用本品。从 5mg 起逐渐加大剂量,直至产生理想的疗效。最大日剂量不超过 30mg。

【不良反应】

(1)较常见肠胃道症状(如恶心,上腹胀满)、头痛等,减少剂量即可缓解。

(2)个别患者可出现皮肤过敏。

(3)偶见低血糖,尤其是年老体弱者、活动过度者、不规则进食、饮酒或肝功能损害者。

(4)亦偶见造血系统可逆性变化的报道。

【禁忌】

(1)对磺胺药过敏者。

(2)已明确诊断的 1 型糖尿病患者。

(3)2 型糖尿病患者伴有酮症酸中毒、昏迷、严重烧伤、感染、外伤和重大手术等应激情况。

(4)肝、肾功能不全者。

(5)白细胞减少的病人。

(6)妊娠及哺乳期妇女。

【注意事项】

(1)用药应遵医嘱,注意饮食控制和用药时间。

(2)体质虚弱、高热、恶心呕吐、有肾上腺皮质功能减退或垂体前叶功能减退症者慎用。

(3)用药期间应定期测血糖、尿糖、尿酮体、尿蛋白和肝、肾功能、血象,并进行眼科检查。

(4)避免饮酒,以免引起类戒断反应。

(5)儿童用药尚不明确,老年用药从小剂量开始,逐渐调整剂量。

【制剂】

格列吡嗪片:5mg×30 片/盒,2.5mg×100 片/盒。

(二)格列齐特

【适应证】

单用饮食疗法,运动治疗和减轻体重不足以控制血糖水平的成人 2 型糖尿病患者。

【用法与用量】

口服,仅用于成年人,每日 1 次,剂量为 30～120mg(即 1 至 4 片)。建议于早餐时服用,首次建议剂量为每日 30mg。

【不良反应】

低血糖、胃肠道功能障碍、皮肤和皮下反应、肝-胆障碍、视力障碍等。

【禁忌】

(1)已知对格列齐特或其中某一种赋形剂、其他磺脲类、磺胺类药物过敏。

(2)1 型糖尿病。

(3)糖尿病昏迷前期,糖尿病酮症酸中毒。

(4)严重肾或肝功能不全:建议应用胰岛素。

(5)应用咪康唑治疗者。

(6)孕妇及哺乳期。

【注意事项】

(1)低血糖,尤其肝功能不全或严重肾功能不全患者,低血糖可能持续时间长。

(2)糖基化血红蛋白水平(或空腹血糖水平)是评估降糖疗效较好的指标。

(3)警惕对驾驶及操作机器患者低血糖的影响,特别在开始治疗时。

(4)儿童用药缺乏临床研究。

【制剂】

格列齐特缓释片:30mg×30 片/盒。

（三）格列喹酮

【适应证】

2 型糖尿病。

【用法与用量】

餐前服用。一般日剂量为 15～180mg。日剂量 30mg 以内者可于早餐前一次服用。大于此剂量者可酌情分为早、晚或早、中、晚分次服用。开始治疗剂量应从 15～30mg 开始,根据血糖情况逐步加量,每次加量 15～30mg。如原已服用其他磺酰脲类药改用本品时,可按相同剂量开始,按上述量逐渐加量调整。日最大剂量一般不超过 180mg。

【不良反应】

极少数人有皮肤过敏反应、胃肠道反应、轻度低血糖反应及血液系统方面改变的报道。

【禁忌】

(1)1 型糖尿病。

(2)糖尿病昏迷或昏迷前期。

(3)糖尿病合并酸中毒或酮症。

(4)对磺胺类药物过敏者。

(5)妊娠、哺乳期及晚期尿毒症患者。

【注意事项】

(1)糖尿病患者合并肾脏疾病,肾功能轻度异常时,尚可使用。严重肾功能不全时,应改为胰岛素治疗。

(2)改用本品时如未按时进食或过量用药都可以引起低血糖。

（3）胃肠反应一般为暂时性的,随着治疗继续而消失,一旦有皮肤过敏反应,应停用本品,代之以其他降糖药或胰岛素。

（4）老年及儿童用药尚不明确。

【制剂】

格列喹酮片:30mg×30 片/盒。

（四）格列美脲

【适应证】

用于节食、体育锻炼及减肥均不能满意控制血糖的 2 型糖尿病。

【用法与用量】

起始剂量为 1～2mg,每天 1 次,最大初始剂量不超过 2mg。通常维持量是 1～4mg 每天 1次,推荐的最大维持量是 8mg 每天 1 次。剂量达到 2mg 后,剂量的增加应根据患者的血糖变化,每 1～2 周剂量上调不超过 2mg。用药时间:由医生根据病人的生活方式来确定,一般一天 1 次吞服,不得嚼服。建议于早餐之前服用,若不吃早餐.则于第 1 次正餐之前即刻服用。

【不良反应】

（1）低血糖反应。

（2）胃肠道反应:呕吐、腹痛、腹泻,有报道转氨酶升高,但很少有胆汁性黄疸发生。

（3）皮肤反应:瘙痒、红斑、荨麻疹样、麻疹样或斑丘疹样皮损。

（4）血液反应:白细胞减少、粒细胞缺乏、血小板减少、溶血性贫血、再生障碍性贫血和各类血细胞减少。

（5）代谢反应:低钠血症。

（6）其他反应:视力调节变化、视力模糊。

【禁忌】

（1）孕妇、分娩妇女、哺乳期妇女禁用。

（2）糖尿病酮症酸中毒伴或不伴昏迷者禁用,这种情况应使用胰岛素治疗。

（3）已知对格列美脲有过敏史者禁用。

【注意事项】

（1）增加心血管事件死亡率。

（2）在维持治疗方案中,如果不能有效地降低血糖,格列美脲的单纯治疗应该中断。

（3）不推荐儿童应用。

【制剂】

格列美脲片:2mg×12 片/盒。

（五）瑞格列奈

【适应证】

用于饮食控制、降低体重及运动锻炼不能有效控制高血糖的 2 型糖尿病(非胰岛素依赖型)患者。瑞格列奈片可与二甲双胍合用。与各自单独使用相比,二者合用对控制血糖有协同作用。

【用法与用量】

主餐前服用,通常在餐前 15min,也可掌握在餐前 30min 内。推荐起始剂量为 0.5mg。最大的推荐单次剂量为 4mg,进餐时服用。最大日剂量不应超过 16mg。

【不良反应】

(1)免疫系统失调:过敏反应。

(2)代谢及营养失调:高血糖症状:恶心、困倦、尿量增加、口渴和食欲丧失;低血糖症状:焦虑、头晕、出汗、震颤、饥饿和注意力不集中。

(3)眼睛异常:视觉异常。

(4)胃肠道不适:腹痛、恶心、呕吐、便秘。

(5)皮肤及皮下组织异常:瘙痒、皮疹、荨麻疹。

(6)肝胆失调等。

【禁忌】

(1)对瑞格列奈或本品中的任何赋形剂过敏的患者。

(2)1 型糖尿病患者(胰岛素依赖型,IDDM)禁用。

(3)伴随或不伴昏迷的糖尿病酮症酸中毒患者禁用。

(4)严重肾功能或肝功能不全的患者禁用。

【注意事项】

(1)可致低血糖。

(2)与二甲双胍合用会增加发生低血糖的危险性。

(3)在发生应激反应时,如发烧、外伤、感染或手术,可能会出现血糖控制失败。停服瑞格列奈而进行短期的胰岛素治疗。

(4)瑞格列奈片尚未在 18 岁以下或 75 岁以上的患者中进行过研究。

(5)应尽量避免将瑞格列奈与吉非贝齐合用。

(6)肝、肾功能损伤患者慎用。

(7)本品在孕妇中的使用安全性尚未确认,不推荐用于哺乳期妇女。

【制剂】

瑞格列奈片:1mg×30 片/盒;0.5mg×30 片/盒。

(六)二甲双胍

【适应证】

首选用于单纯饮食控制及体育锻炼治疗无效的 2 型糖尿病,特别是肥胖的 2 型糖尿病,单独使用本品,建议联合饮食及运动疗法,达到控制非胰岛素依赖型(2 型)糖尿病血糖作用。本品还可和磺脲类降糖药或胰岛素合并用以控制 2 型糖尿病人血糖。

【用法与用量】

片剂:口服,一般推荐起始量一次 1 片(0.25g/0.5g),每日 2～3 次;缓释片:口服,起始剂量一次 0.5g,随晚餐单次服药,如果用至 2g,每日 1 次血糖控制不佳,可考虑改为一次 1g,每日 2 次。

【不良反应】

(1)常见不良反应包括腹泻、恶心、呕吐、胃胀、乏力、消化不良、腹部不适及头痛。

(2)其他少见者为大便异常、低血糖、肌痛、头昏、头晕、指甲异常、皮疹、出汗增加、味觉异常、胸部不适、寒战、流感症状、潮热、心悸、体重减轻等。

(3)二甲双胍可减少维生素 B_{12} 的吸收,但极少引起贫血。

(4)本品在治疗剂量范围内,引起乳酸性酸中毒罕见。

【禁忌】

(1)肾脏疾病或下列情况禁用本品:心力衰竭(休克)、急性心肌梗死和败血症等引起的肾功能障碍(血清肌酐水平>1.5mg/dL(男性),≥1.4mg/dL(女性)或肌酐清除异常)。

(2)需要药物治疗的充血性心衰,和其他严重心、肺疾患。

(3)严重感染和外伤,外科大手术,临床有低血压和缺氧等。

(4)已知对盐酸二甲双胍过敏。

(5)急性或慢性代谢性酸中毒,包括有或无昏迷的糖尿病酮症酸中毒和糖尿病酮症酸中毒需要用胰岛素治疗。

(6)酗酒者。

(7)接受血管内注射碘化造影剂者,可以暂时停用本品。

(8)维生素 B_{12}、叶酸缺乏未纠正者。

【注意事项】

(1)定期检查肾功能,减少乳酸中毒,尤其是老年患者。接受外科手术和碘剂 X 射线摄影检查前患者暂停口服本品。

(2)肝功能不良:某些乳酸性酸中毒患者合并有肝功能损害,因此有肝脏疾病者应避免使用本品。

(3)应激状态:在发热、感染和外科手术时,服用口服降糖药患者易发生血糖暂时控制不良,须暂停本品,改用胰岛素。待应激状态缓解后恢复使用。

(4)对Ⅰ型糖尿病患者,不宜单独使用本品,应与胰岛素合用。

(5)应定期进行血液学检查。本品治疗引起巨幼红细胞性贫血罕见。如发生应排除维生素 B_{12} 缺乏。

(6)不推荐孕妇及哺乳期妇女使用本品,儿童用药尚不明确。

【制剂】

盐酸二甲双胍片:0.25g×48 片/瓶;500mg×20 片/盒;盐酸二甲双胍缓释片:0.5g×36 片/盒。

(七)阿卡波糖

【适应证】

配合饮食控制,用于 2 型糖尿病以及降低糖耐量低减者的餐后血糖。

【用法与用量】

用餐前即刻整片或整粒吞服,剂量需个体化。一般推荐剂量为:起始剂量为每次 50mg,每日 3 次,以后逐渐增加至每次 0.1g,每日 3 次。个别情况下,可增加至每次 0.2g,每日 3 次,或遵医嘱。

【不良反应】

(1)血液和淋巴系统异常:血小板减少。

(2)免疫系统异常:皮疹、红斑、荨麻疹。

(3)血管异常:水肿。

(4)胃肠道异常:胃肠胀气、腹泻、胃肠道和腹部疼痛、恶心、呕吐、消化不良、不完全肠梗阻。

(5)肝胆异常:肝酶升高、黄疸、肝炎。

【禁忌】

对阿卡波糖过敏者、18 岁以下患者、怀孕及哺乳期妇女、有明显消化或吸收障碍的慢性功能紊乱者、因肠胀气而可能恶化的情况(如 Roemheid 综合征、严重的疝气、肠梗阻和肠溃疡)禁用。

【注意事项】

(1)应遵医嘱调整剂量。

(2)如服药 4～8 周后疗效不明显,可以增加剂量。

(3)使用大剂量时会发生无症状的肝酶升高。应考虑在用药头 6～12 个月监测肝酶的变化,停药后肝酶值会恢复正常。

(4)发生急性低血糖,不宜使用蔗糖,应使用葡萄糖。

(5)治疗期间,由于结肠内碳水化合物酵解增加,蔗糖或含有蔗糖的食物常会引起腹部不适,甚至导致腹泻。

(6)不应用于 18 岁以下儿童。

【制剂】

阿卡波糖片:50mg×30 片/盒;阿卡波糖胶囊:50mg×30 粒/盒。

(八)罗格列酮

【适应证】

本品仅适用于其他降糖药无法达到血糖控制目标的 2 型糖尿病患者。

【用法与用量】

口服:一般推荐起始量每日 4mg,每日一次或分两次口服。对初始剂量反应不佳,可逐渐加量至每日 8mg。

【不良反应】

轻中度水肿、贫血、低血糖反应、肝功轻中度转氨酶升高等。

【禁忌】

(1)对本品或其中成分过敏者禁用。

(2)有心衰病史或有心衰危险因素的患者。

(3)有心脏病病史,尤其是缺血性心脏病病史的患者。

(4)骨质疏松症或发生过非外伤性骨折病史的患者。

(5)严重血脂紊乱的患者。

【注意事项】

(1)一般罗格列酮仅能在胰岛素存在下发挥降糖作用,故不应用于 1 型糖尿病或糖尿病酮症酸中毒的治疗。

(2)低血糖症:联合使用胰岛素或其他口服降糖药时,有发生低血糖症的风险,可降低同用药物的剂量。

(3)排卵:绝经期前不排卵的胰岛素抵抗患者,可能导致重新排卵。

(4)水肿:水肿病人使用本品应慎用。

(5)心脏:对于 NYHA 标准新功能 Ⅲ 和 Ⅳ 级的病人,不宜使用本品。

(6)肝脏:使用本品应定期监测肝功能,有活动性肝病的病人不应服用本品治疗。

(7)65 岁以上老年患者慎用。

(8)孕妇及哺乳期妇女、儿童用药安全性尚未确定。

【制剂】

罗格列酮钠片:4mg×15 片/盒。

(九)吡格列酮

【适应证】

对于 2 型糖尿病(非胰岛素依赖性糖尿病,NIDDM)患者,可与饮食控制和体育锻炼联合以改善和控制血糖。也可与磺脲类、二甲双胍或胰岛素合用。

【用法与用量】

每日服用一次,与进食无关。分散片使用时将其加入适量水中,搅拌均匀后服用。治疗个体化,一般推荐起始剂量 15mg 或 30mg,每日 1 次。

【不良反应】

上呼吸道感染、头痛、鼻窦炎、肌痛、牙齿疾病、糖尿病恶化、喉炎等。

【禁忌】

(1)现有或既往有膀胱癌病史的患者或存在不明原因的肉眼血尿的患者。

(2)不推荐孕妇及哺乳期妇女使用,也不宜用于儿童患者。

【注意事项】

(1)治疗前充分解释膀胱癌风险,当发生任何血尿、尿急、排尿疼痛症状时,须立即咨询医生。

(2)服用过程中应定期检查,如尿液检查。

(3)低血糖症:降低同用药物的剂量。

(4)排卵:可致重新排卵。

(5)血液学:可造成血红蛋白和血细胞比容的降低。

(6)水肿:水肿病人慎用。

(7)心脏:可造成血浆容积增加和由前负荷增加引起的心脏肥大。

【制剂】

盐酸吡格列酮分散片:30mg×7 片/盒。

（十）依帕司他

【适应证】

糖尿病神经病变。

【用法与用量】

成人通常剂量每次 50mg，每日 3 次，于饭前口服。

【不良反应】

(1)过敏：偶见红斑、水疱、皮疹、瘙痒。

(2)肝脏：偶见胆红素、AST、ALT、r-GTP 升高。

(3)消化系统：偶见腹泻、恶心、呕吐、腹痛、食欲不振、腹部胀满感、胃部不适。

(4)肾脏：偶见肌酐升高。

(5)其他：极少见眩晕、头晕、颈痛、乏力、思睡、浮肿、肿痛、四肢痛感、麻木、脱毛。

【禁忌】

妊娠及哺乳妇女禁用。

【注意事项】

(1)服用本品后，尿液可能出现褐红色，此为正常现象。

(2)连续服用本品 12 周无效的患者应考虑改换其他的疗法。

(3)尚无儿童用药经验，老年患者如有因生理机能的改变，使用本品时应考虑适当减量。

【制剂】

依帕司他片：50mg×10 片/盒。

（十一）消渴丸

【适应证】

滋肾养阴，益气生津。用于气阴两虚型消渴病（非胰岛素依赖型糖尿病），2 型糖尿病见上证候者。

【用法与用量】

口服：一次 5～10 丸，每日 2～3 次。饭前用温开水送服。或遵医嘱。

【不良反应】

(1)低血糖反应，进食、饮糖水通常均可缓解。在肝肾功能不全，年老、体弱者，若剂量偏大，则可引起严重低血糖。

(2)偶见药疹。

(3)偶见轻度恶心、呕吐等消化道反应。

(4)罕见脱发。

【禁忌】

(1)孕妇、哺乳期妇女不宜服用。

(2)1 型糖尿病患者，2 型糖尿病患者伴有酮症酸中毒、昏迷、严重烧伤、感染、严重外伤和重大手术者禁用。

(3)肝、肾功能不全者，对磺胺类药物过敏者，白细胞减少者禁用。

【注意事项】

(1)本品含格列本脲,严格按处方药使用,并注意监测血糖,不宜与其他磺脲类药物合用。

(2)每日服用 2 次时,应在早餐及午餐前各服用 1 次,晚餐前尽量不服用。

(3)用药期间应定期监测血糖、尿糖、尿酮体、尿蛋白和肝肾功能、血象,并进行眼科检查。

(4)体质虚弱、高热、恶心和呕吐、肾上腺皮质功能减退或垂体前叶功能减退者慎用。

【制剂】

消渴丸:52.5g×210 丸/瓶。

(十二)参芪降糖颗粒

【适应证】

益气养阴,滋脾补肾。主治消渴症,用于Ⅱ型糖尿病。

【用法与用量】

口服:一次 1g,每日 3 次,1 个月为一个疗程,效果不显著或治疗前症状较重者,一次用量可达 3g,每日 3 次。

【不良反应】

尚不明确。

【禁忌】

尚不明确。

【注意事项】

有实热症者禁用,退后可用。

【制剂】

参芪降糖颗粒:3g×10 袋/盒。

(十三)利格列汀片

【适应证】

利格列汀与二甲双胍和磺脲类药物联合使用,配合饮食控制和运动,可用于成年 2 型糖尿病患者的血糖控制。

【用法与用量】

成人推荐剂量为 5mg,每日 1 次。本品可在每天的任意时间服用,餐时或非餐时均可服用。

【不良反应】

(1)低血糖反应。

(2)可见背痛、关节痛、头痛、四肢疼痛。

(3)临床试验见鼻咽炎、腹泻、咳嗽等不良反应。

(4)过敏反应(荨麻疹、血管性水肿等)。

【禁忌】

(1)禁用于对利格列汀有过敏史,诸如荨麻疹、血管性水肿或支气管高敏反应的患者。

(2)本品不得在妊娠期及哺乳期应用,儿童用药尚不明确。

【注意事项】

（1）本品不能用于治疗 1 型糖尿病患者，也不能用于治疗糖尿病性酮症酸中毒。

（2）已知促胰岛素分泌药和胰岛素会引起低血糖。

【制剂】

利格列汀片：5mg×7 片/盒。

第二节　甲状腺疾病

一、甲状腺功能亢进症及其治疗药物

血循环中甲状腺激素过多而引起的以神经、循环、消化等系统兴奋性增高和代谢亢进为主要表现的一组临床综合征称为甲状腺毒症；由于甲状腺腺体本身功能亢进，合成和分泌甲状腺激素增加所导致的甲状腺毒症称为甲状腺功能亢进症，简称甲亢。

少数老年患者高代谢症状不典型，相反表现为乏力、心悸、厌食、抑郁、嗜睡、体重明显减少，称为"淡漠型甲状腺功能亢进症"。

甲亢的主要治疗药物有抗甲状腺药，如丙硫氧嘧啶、甲巯咪唑。其他治疗药物尚有：^{131}I，^{131}I 被甲状腺摄取后释放出 β 射线，破坏甲状腺组织细胞，减少甲状腺激素的产生。辅助治疗药物有 β 受体拮抗药，如普萘洛尔。

（一）甲巯咪唑

【适应证】

（1）甲状腺功能亢进的药物治疗，尤其适用于不伴有或伴有轻度甲状腺增大（甲状腺肿）的患者及年轻患者。

（2）各种甲亢的术前准备。

（3）作为放射性碘治疗时的准备用药。

（4）放射碘治疗后间歇期的治疗。

（5）个别情况下患者拒绝常规治疗而对甲巯咪唑耐受性良好，可用作长期治疗。

（6）可作为必须使用碘照射的甲亢患者和功能自主性甲状腺瘤患者的预防性用药。

【用法与用量】

本品可在早餐后用适量液体整片送服。成人开始剂量一般为每日 20mg～40mg，每天 1 次或 2 次，医生可按病情轻重调节剂量；病情控制后，逐渐减量，之后 1～2 年内的每日维持量介于 2.5～10mg，疗程一般 6～24 个月。小儿开始时剂量为每天按体重 0.3～0.5mg/kg，分次口服。维持量每日 0.2～0.3mg/kg，可能需要加用甲状腺激素治疗。

【不良反应】

较多见皮疹或皮肤瘙痒及白细胞减少；较少见严重的粒细胞缺乏症；可能出现再生障碍性贫血；还可能致味觉减退、恶心、呕吐、上腹部不适、关节痛、头晕、头痛、脉管炎、红斑狼疮样综合征。罕至肝炎、间质性肺炎、肾炎和累及肾脏的血管炎，少见致血小板减少、凝血酶原减少或因子Ⅶ减少。

【禁忌】

(1)对本品、其他硫酰胺衍生物或任何赋性剂过敏。

(2)中到重度血细胞计数紊乱(中性粒细胞减少)。

(3)既存的并非由甲状腺功能亢进症导致的胆汁淤积。

(4)在接受甲巯咪唑或卡比马唑治疗后,曾出现骨髓损害。

(5)妊娠期间禁忌应用甲巯咪唑与甲状腺激素联合治疗。

【注意事项】

(1)服药期间应定期检查血象。

(2)肝功能异常、外周血白细胞数偏低者应慎用。

(3)干扰诊断:使凝血酶原时间延长,并使血清碱性磷酸酶、门冬氨酸氨基转移酶(AST)和丙氨酸氨基转移酶(ALT)增高。还可引起血胆红素及血乳酸脱氢酶升高。

(4)哺乳期间应用每日剂量最高为10mg,而且不能额外给予甲状腺激素,必须定期监测新生儿的甲状腺功能。

【制剂】

甲巯咪唑片:10mg×50 片/盒。

(二)丙硫氧嘧啶

【适应证】

用于各种类型的甲状腺功能亢进症,尤其适应于:

(1)病情较轻,甲状腺轻至中度肿大患者。

(2)青少年及儿童、老年患者。

(3)甲状腺手术后复发,又不适于[131]I治疗者。

(4)手术前准备。

(5)作为[131]I治疗时的辅助治疗。

【用法与用量】

用于治疗成人甲状腺功能亢进症,开始剂量一般为每天 300mg,视病情轻重介于 150~400mg,分次口服,每日最大量 600mg。病情控制后逐渐减量,维持量每日 50~150mg,视病情调整;小儿开始剂量每日按体重 4mg/kg,分次口服,维持量酌减。

【不良反应】

常见头痛、眩晕,关节痛、唾液腺和淋巴结肿大以及胃肠道反应;也有皮疹、药热等过敏反应,有的皮疹可发展为剥落性皮炎。个别病人可致黄疸和中毒性肝炎。最严重的不良反应为粒细胞缺乏症,故用药期间应定期检查血象,白细胞数低于 $4×10^9$/L 或中性粒细胞低于 $1.5×10^9$/L 时,应按医嘱停用或调整用药。

【禁忌】

严重肝功能损害、白细胞严重缺乏、对硫脲类药物过敏者禁用,哺乳期妇女禁用。

【注意事项】

(1)应定期检查血象及肝功能。

(2)可使凝血酶原时间延长,AST、ALT、ALP、Bil 升高。

(3)外周血白细胞偏低、肝功能异常患者慎用。

(4)孕妇慎用。

(5)小儿用药过程中,应避免出现甲状腺功能减低。

(6)老年人尤其肾功能减退者,用药量应减。

【制剂】

丙硫氧嘧啶片:50mg×100 片/瓶。

二、甲状腺功能减退症及其治疗药物

甲状腺功能减退症(简称甲减)是由各种原因导致的低甲状腺激素血症或甲状腺激素抵抗而引起的全身性低代谢综合征。根据甲状腺功能减低的程度可分为临床甲减和亚临床甲减两类。

甲状腺功能减退症的治疗主要是替代治疗,多数患者为终身替代。常用药物有甲状腺片、左甲状腺素等。

(一)甲状腺片

【适应证】

用于各种原因引起的甲状腺功能减退症。

【用法与用量】

成人常用量:口服,开始每日 10～20mg,维持量每日 40～120mg,少数病人需每日160mg。婴儿及儿童完全替代量:1 岁以内 8～15mg;1～2 岁 20～45mg;2～7 岁 45～60mg;7岁以上 60～120mg,开始剂量应为完全替代剂量的 1/3。

【不良反应】

甲状腺片如用量适当无任何不良反应。使用过量则引起心动过速、心悸、心绞痛、心律失常、头痛、神经质、兴奋、不安、失眠、骨骼肌痉挛、肌无力、震颤、出汗、潮红、怕热、腹泻、呕吐、体重减轻等类似甲状腺功能亢进症的症状。

【禁忌】

心绞痛、冠心病和快速型心律失常者禁用。

【注意事项】

(1)老年患者、孕妇及哺乳期妇女慎用。

(2)动脉硬化、心功能不全、糖尿病、高血压患者慎用。

(3)对病程长、病情重的甲状腺功能减退症或黏液性水肿患者使用本类药应谨慎,开始用小剂量,缓慢增加直至生理替代剂量。

【制剂】

甲状腺片:40mg×100 片/瓶。

(二)左甲状腺素

【适应证】

(1)治疗非毒性的甲状腺肿(甲状腺功能正常)。

(2)甲状腺肿切除术后,预防甲状腺肿复发。

(3)甲状腺功能减退的替代治疗。

(4)抗甲状腺药物治疗甲状腺功能亢进症的辅助治疗。

(5)甲状腺癌术后的抑制治疗。

(6)甲状腺抑制试验。

【用法与用量】

口服：开始每日 25～50μg，每日维持量 50～200μg。从低剂量开始，每 2～4 周逐渐加量，直至达到完全替代剂量。儿童初始剂量每日 12.5～50μg，维持剂量每日 100～150μg/m²。左甲状腺素钠片应于早餐前半小时，空腹将每日剂量一次性用适当液体（如半杯水）送服。

【不良反应】

剂量过度可出现心律失常（如心房颤动和期外收缩）、心动过速、心悸、心绞痛、头痛、肌肉无力和痉挛、潮红、发热、呕吐、月经紊乱、假脑瘤（头部受压感及眼胀）、震颤、坐立不安、失眠、多汗、体重下降和腹泻。发生后应减少患者的每日剂量或停药几天。

【禁忌】

(1)对本品及其辅料过敏者。

(2)未经治疗的肾上腺功能减退、垂体功能不全和甲状腺毒症。

(3)急性心肌梗死、急性心肌炎和急性全心炎。

(4)妊娠期间，本品不用于与抗甲状腺药物联用治疗甲状腺功能亢进。

【注意事项】

(1)应用前，应排除：冠状动脉供血不足、心绞痛、动脉硬化、高血压、垂体功能不足、肾上腺功能不足和自主性高功能性甲状腺腺瘤。

(2)对合并冠状动脉供血不足、心功能不全或者快速型心律失常的患者必须注意避免用药引起的甲亢症状。

(3)对于继发的甲状腺功能减退症，用本品进行替代治疗前必须确定其原因。

(4)对于患有甲状腺功能减退症和骨质疏松症风险增加的绝经后的妇女，应避免超生理血清水平的左甲状腺素，密切监测其甲状腺功能。

【制剂】

左甲状腺素片：50μg×100 片/盒。

第三节　垂体疾病

一、肢端肥大症及其药物治疗

肢端肥大症是垂体生长激素（GH）异常分泌增多而导致的一种罕见疾病，多为垂体 GH 分泌细胞腺瘤所致，有的腺瘤中除含生长激素细胞外，也可含有促催乳素细胞，称为混合性细胞腺瘤，少数为增生或癌。如果 GH 的过度分泌在骨骺闭合之前引起巨人症；若发生在骨骺闭合之后，则使体内有软骨的部位如手指（趾）、下颌、眼眶、鼻骨等处继续增生，使病人出现鼻大、唇厚、舌肥厚、头围及手足增大、皮肤增厚、颜面粗糙的肢端肥大症典型体征。

一般用抗肿瘤药、手术或放射治疗，治疗后如有垂体功能减退等并发症时应给予相应的激素补充或替代治疗；如有复发可用生长素释放抑制激素类似物（如奥曲肽）或溴隐亭，使 GH 分泌正常。

二、高催乳素血症及其药物治疗

正常催乳素（PRL）呈脉冲性释放，并具有昼夜节律，对乳腺发育、泌乳和卵巢功能起重要调节作用。高催乳素血症系指由内、外环境因素引起以 PRL 升高（$\geqslant 25\text{ng/mL}$）、闭经、溢乳、无排卵和不孕为特征的综合征。病理性高催乳素血症由下丘脑-垂体的良性肿瘤，如催乳素腺瘤、生长激素瘤等引起。治疗可以手术后辅以药物或放疗，也可以药物为主治疗。药物以溴隐亭效果为最佳。

三、尿崩症及其药物治疗

尿崩症是因精氨酸加压素（又称抗利尿激素）严重缺乏或部分缺乏所引起的，又称中枢性或垂体性尿崩症；或因肾脏对精氨酸加压素不敏感而引起的一组症候群（又称肾性尿崩症）。其临床特点是多尿、烦渴、低比重尿和低渗尿。

中枢性尿崩症的治疗主要采用血管升压素替代疗法，治疗剂量应个体化且从小剂量开始，以避免治疗过度。其他治疗药物可选用氢氯噻嗪、氯磺丙脲、卡马西平等。

四、腺垂体功能减退症及其药物治疗

腺垂体功能减退症指腺垂体激素分泌减少，可以是单种激素减少，也可为多种垂体激素同时缺乏。腺垂体功能减退可原发于垂体病变，也可继发于下丘脑病变，表现为甲状腺、肾上腺、性腺等靶腺功能减退和（或）鞍区占位性病变。成年人腺垂体功能减退症又称为西蒙病，生育后妇女因产后腺垂体缺血性坏死所致者称为席汉综合征，儿童期发生腺垂体功能减退可因生长发育障碍而导致垂体性矮小症。

腺垂体功能减退症治疗药物主要根据所缺乏激素的种类及程度进行补充或替代治疗，应使用生理剂量，但如出现应激、感染、外伤或手术时，须视病情酌情增加剂量。

糖皮质激素，口服泼尼松每日 $5\sim10\text{mg}$ 或氢化可的松每日 $20\sim30\text{mg}$。

甲状腺激素，口服甲状腺素每日 $50\sim200\mu\text{g}$。

腺垂体功能减退危象时可选用氢化可的松琥珀酸钠，一次 100mg（按氢化可的松计算）以 0.9% 氯化钠注射液或 5% 葡萄糖注射液稀释后静脉滴注。可用至每日 300mg，疗程不超过 $3\sim5$ 日，以后逐渐减量。

第四节　肾上腺疾病

一、嗜铬细胞瘤及其药物治疗

嗜铬细胞瘤是起源于肾上腺髓质、交感神经节或其他部位的嗜铬组织，这种瘤持续或间断地释放大量儿茶酚胺，引起持续性或阵发性高血压和多个器官功能及代谢紊乱。肿瘤可位于肾上腺或肾上腺外，肾上腺外嗜铬细胞瘤又称副神经节瘤。

嗜铬细胞瘤的主要症状是高血压，可为阵发性、持续性或在持续性高血压的基础上阵发性加重；严重时高、低血压反复交替发作可出现嗜铬细胞瘤危象而危及生命。

影像学检查发现肿瘤后应先做充分的药物治疗准备，必须先服用 α 受体拮抗药，待血压控制和临床症状改善后行手术治疗，如心率增快需加用 β 受体拮抗药则必须在服用 α 受体拮抗药后，绝不能先服 β 受体拮抗药。

（一）β 受体拮抗药

在嗜铬细胞瘤患者的术前准备过程中，并非所有病例都需加服 β 受体拮抗药，只有那些在应用 α 受体拮抗药后出现持续性心动过速（＞120/min）或室上性快速心律失常时，才可考虑加服 β 受体拮抗药，但需注意的是绝不能在未使用 α 肾上腺受体拮抗药的情况下单独或先用 β 受体拮抗药，否则可因此导致严重肺水肿、心力衰竭或诱发高血压危象的发生而加重病情。必要时在特殊情况下也应两者同时使用。在用 α、β 受体拮抗药治疗时，一般主张达到部分阻断 α 及 β 受体的作用。

（二）钙通道阻滞药

钙离子参与了儿茶酚胺（CA）释放的调节，钙通道阻滞药（CCB）可作为嗜铬细胞瘤患者的术前联合治疗，以抑制肿瘤细胞的 CA 释放；此外，还可直接扩张外周小动脉及冠状动脉、降低外周血管阻力、降低血压、增加冠状动脉血流量、预防 CA 引起的冠状动脉痉挛和心肌损伤，故 CCB 适用于伴有冠心病或 CA 心肌病的嗜铬细胞瘤患者，或与 α、β 受体拮抗药合用进行长期治疗。临床常用硝苯地平，口服每日 10～30mg，血压过高时也可舌下含服，不良反应为面部潮红、头痛、心悸等。

（三）血管紧张素转换酶抑制药

嗜铬细胞瘤患者因血中 NE 水平增高，直接作用在肾小球入球小动脉的肾上腺素能受体上，影响肾小球旁细胞的肾素分泌；同时由于低血容量或直立性低血压的刺激等因素影响，刺激嗜铬细胞瘤患者的血浆肾素水平增高，因此血管紧张素转换酶抑制药（ACEI）如卡托普利等，可通过抑制其肾素-血管紧张素-醛固酮系统来降低血压，常用剂量为口服一次 12.5～25mg，每日 3 次。

（四）血管扩张药

硝普钠主要用于嗜铬细胞瘤高血压危象发作或手术中血压持续升高者。本品只能用 5% 葡萄糖溶液溶解和稀释，须临用前配制，并于 12h 内用完，由于其见光易变质，滴注瓶应用黑纸遮住，避光使用。一般从小剂量开始，逐渐增加至每分钟 50～200μg，可用输液泵控制浓度和速度，同时严密监测血压，调整药物剂量，以防血压骤然下降，待血压平稳后停药，再改用上述其他药物。因较长时间连续用药可致氰化物中毒，故孕妇忌用，以免流产或胎儿死亡；同时应监测氰化物的血药浓度。

二、原发性醛固酮增多症及其治疗药物

原发性醛固酮增多症（简称原醛症），是由肾上腺皮质病变致醛固酮分泌增多并导致水、钠潴留及体液容量扩增继而血压升高并抑制肾素-血管紧张素系统所致。原发性醛固酮增多病人可发生高血压性心、脑、肾损害，服用一般降压药常无显效。

肾上腺醛固酮分泌腺瘤（APA）、肾上腺原发性增生（PAH）一般以手术治疗。特发性醛固酮增多症双肾上腺增生（IHA）患者则趋向于长期药物治疗，常用药物为螺内酯。

联合用钙通道阻断剂硝苯地平和螺内酯对原发性醛固酮增多症患者行术前准备及非手术

患者的长期治疗,剂量是硝苯地平每日 30～60mg、螺内酯 60～120mg,分 3～4 次口服。如患者肾功能障碍或不能耐受螺内酯的不良反应,也可用硝苯地平并同时加用补钾盐治疗,做术前准备或长期服用,视血钾、血压的变化调整剂量。

IHA 及各种不能手术的 APA 腺瘤患者长期治疗服用螺内酯出现不良反应时,可改用氨苯蝶啶;此外,降压药除可用钙通道阻断药硝苯地平、尼群地平外,还可用血管紧张素转换酶抑制药(ACEI)如卡托普利,依那普利等。

糖皮质激素可治疗的原发性醛固酮增多病人需长期用外源性糖皮质激素治疗,可用地塞米松每日 2mg,即睡前服 1.5mg,起床后服 0.5mg,一般在 2 周内可使血压下降,血钾、醛固酮和 PRA 恢复正常,以后逐渐减量至维持量。但也有的患者在长期服用期间因血压控制不好而需加用其他药物如螺内酯或氨苯蝶啶。

三、库欣综合征及其药物治疗

库欣综合征又称皮质醇增多症,是由于肾上腺糖皮质激素分泌过多引起的一系列临床症候群。

其病因有:下丘脑-垂体功能紊乱导致 ACTH 分泌过多,即双侧肾上腺皮质增生,又称库欣病,最为多见;各种肿瘤所致的异位 ACTH 分泌综合征;良性或恶性肾上腺肿瘤;长期服用较大剂量的糖皮质激素所致的医源性库欣综合征,停药后症状可缓解;原发性结节性肾上腺增生;肾上腺有一个或多个结节,由于 ACTH 以外的某种物质刺激肾上腺引起增生所致。

皮质醇增多症的合理治疗取决于其病因,ACTH 依赖的皮质醇增多症如蝶鞍明显增大,有视交叉压迫症状的垂体 ACTH 瘤,应及时经蝶窦行显微外科垂体微腺瘤摘除术,不能手术或手术失败可行垂体放疗、双侧肾上腺切除术或药物治疗。异位 ACTH 分泌综合征、原发性肾上腺增生、腺瘤或癌肿则首选原发肿瘤或肾上腺病变切除术,无法切除者予以药物治疗。

四、肾上腺皮质激素类药物

(一)肾上腺皮质激素的概述

肾上腺皮质激素为一类甾体激素,根据其分泌部位、主要生理和药理作用可分为 3 类:①由肾上腺皮质束状带所分泌的可调节糖、蛋白质、脂肪代谢的糖皮质激素(如氢化可的松等);②由肾上腺皮质的最外层的球状带所分泌的可调节水、电解质代谢的盐皮质激素(如醛固酮等);③作用于性器官的氮皮质激素(孕激素、雌激性和雄激素)。糖皮质激素主要影响人体的糖、蛋白质和脂肪的代谢,在超过生理剂量时,表现出广泛而显著的药物作用,在临床中应用最多,其具有抗炎、抗过敏、抗病毒、抑制多种炎症细胞(抑制嗜酸性粒细胞、中性粒细胞、单核细胞、巨噬细胞、肥大细胞等的趋化、游走、聚集),增加人体对有害刺激的抵抗能力,控制气道高反应性,免疫抑制和对抗表皮细胞的增生等诸多作用,是内分泌、肾脏、血液、风湿免疫、变态反应、眼科、耳鼻喉科和皮肤科疾病的主要治疗药物之一,主要用于替代治疗和药物治疗。

1.替代治疗

糖皮质激素适用于急、慢性肾上腺皮质功能减退症及肾上腺次全切术后的替代治疗。正常的肾上腺皮质可分泌氢化可的松,具有糖皮质激素活性和微弱的盐皮质激素活性。肾上腺皮质还同时分泌盐皮质激素醛固酮。在其分泌不足时,可用氢化可的松联合盐皮质激素氟氢可的松进行替代治疗,因为单用氢化可的松进行替代治疗时常常不能满足机体对盐皮质激素的需要。

慢性原发性肾上腺素皮质功能减退症（艾迪生病）治疗的起始剂量为口服氢化可的松每日 20～30mg，为模拟生理的分泌曲线。宜将全日 2/3 用量于清晨服用，1/3 于下午服用。最适合的日剂量需根据临床反应进行调整。血压偏低者可每日补充氟氢可的松 50～200μg。

急性肾上腺皮质功能不全，需要由静脉补充氢化可的松（推荐使用氢化可的松琥珀酸钠）100mg 溶于氯化钠注射液中静脉滴注，每 6～8h 给予 1 次，待病情改善后，逐渐减量，再改为口服维持量。

对腺垂体功能减退者，可用糖皮质激素来纠正肾上腺分泌不足，由于所产生的醛固酮可以调节肾素-血管紧张素-醛固酮系统，因此，不需补充盐皮质激素。如有相应的激素缺乏可以联合应用甲状腺素和性激素。

2.糖皮质激素的治疗应用

除替代治疗外，利用糖皮质激素的抗炎、抗过敏和免疫抑制等作用，用于人体的过敏性、炎症性与自身免疫性疾病的治疗。包括过敏性疾病（支气管哮喘、血管神经性水肿、过敏性鼻炎等）；炎症性疾病（阶段性结肠炎、溃疡性结肠炎、损伤性关节炎等）；自身免疫性疾病（系统性红斑狼疮、多发性皮肌炎、风湿病、血管炎、肾病综合征、重症肌无力等）；血液疾病（急性白血病、淋巴瘤等）以及器官移植的抗排异反应（心、肝、肾、肺组织移植）等。此外，其外用制剂也可用于眼科、耳鼻喉科、皮肤科的炎症和过敏性疾病的治疗。

在应用生理剂量的糖皮质激素替代治疗时，无明显的不良反应，但在治疗应用时（超过生理剂量）多出现明显的不良反应，且与剂量、疗程、用法、给药途径密切相关（表 7-1）。

表 7-1　常用糖皮质激素的作用强度、效价和等效剂量比

药物	作用持续时间（h）	糖皮质激素作用（抗炎）	盐皮质激素作用（钠潴留）	等效剂量（mg）	血浆半衰期（min）
氢化可的松	8～12	1	1	20	90
可的松	8～12	0.8	0.8	25	30
泼尼松	12～36	4	0.8	5	60
泼尼松龙	12～36	4	0.8	5	200
甲泼尼龙	12～36	5	0.5	4	180
地塞米松	36～54	20～30	0	0.75	100～300
倍他米松	36～54	20～30	0	0.6	100～300

（二）糖皮质激素的应用原则

（1）糖皮质激素无对抗细菌等病原微生物感染的作用，对患有活动性肺结核者及肺部真菌、病毒感染者慎用。如全身或皮肤合并各种感染时，应酌情联合应用抗生素等；并发全身过敏时，应同服组胺拮抗药。

糖皮质激素与感染的关系体现在两个方面：一方面，非生理剂量的糖皮质激素对抗感染不利，并且非肾上腺皮质功能减退者在应用药物剂量后易发生感染，这是由于患者原有疾病往往已削弱细胞及体液免疫功能，长疗程、超生理剂量皮质激素使患者的炎性反应、细胞和体液免

疫功能减弱,使皮肤、黏膜等部位侵入的病原菌不能得到有效控制。在激素作用下,原已被控制的感染可以复发。另一方面,在某些感染时应用激素可减轻组织的破坏、减少渗出、减轻感染中毒症状,但须同用有效的抗菌药物治疗,密切观察病情变化,待病情好转后迅速减量或停药。

(2)糖皮质激素可透过胎盘,使用治疗剂量的糖皮质激素可增加胎盘功能不全、新生儿体重减少或死胎的发生,但尚未证明对人类有致畸作用。妊娠妇女曾接受一定剂量的糖皮质激素者,应观察婴儿是否有肾上腺皮质功能减退的表现。同时,糖皮质激素可在乳汁中分泌,对婴儿生长发育、肾上腺皮质功能造成不良影响,故对早产儿、儿童、妊娠妇女慎用。

(3)糖皮质激素用于皮肤病多采用局部给药,如用洗剂、溶液剂、软膏和乳膏剂等,患部用量应尽可能少,初始时可仅涂一层薄膜,每日用药 1～2 次,待病情控制后,即减少用药次数。对激素依赖性的哮喘患者,尤其是用量较大者,可以吸入替代口服给药,为避免药品不良反应,可在吸入后漱口,以去除残留药物所诱发的口腔真菌感染和溃疡。

(4)局部应用糖皮质激素,可见表皮和真皮萎缩,皮肤变薄,出现皮纹、毛细血管扩张和紫癜等,常见于高吸收区(面、颈、腋窝、会阴、生殖器),老年人尤甚,在应用时给予注意。

(5)初始剂量宜小而停药应缓慢,长期应用皮质激素者会引起肾上腺皮质萎缩和功能不全,一旦减量过快,突然停药或在停药期间遇到应激状况(感染、创伤、出血等),可发生肾上腺危象,表现为肌无力、低血压、低血糖、昏迷乃至休克。

(6)糖皮质激素的分泌具昼夜节律性,每日上午 6～8 时为分泌高峰(约 450nmol/L),随后逐渐下降(下午 4 时约 110nmol/L),午夜 12 时为低谷,其与 ACTH 昼夜节律一致。临床用药可遵循内源性分泌节律,则对肾上腺皮质功能的抑制较小。

(7)吸入性糖皮质激素需依据持续型哮喘的严重程度给予适当剂量,分为起始和维持剂量。起始剂量需依据病情的严重程度,分为轻、中和重度持续给予,维持剂量应以能控制临床症状和气道炎症的最低剂量确定,分 2～4 次给予,一般连续应用 2 年。

(8)单独应用吸入性糖皮质激素一般不适用于急性哮喘、气道平滑肌痉挛严重者,应与长效 β_2 受体激动药联合治疗。

(9)在用药期间如出现高血压、糖尿病、消化道溃疡、低血钾、骨质疏松和细菌感染等情况,应给予相应的处理并停药。

对长期应用糖皮质激素者,应定期监测:①血糖、尿糖或糖耐量试验,尤其是有糖尿病或糖尿病倾向者;②小儿应定期监测生长和发育情况;③眼科检查,注意白内障、青光眼或眼部感染的发生;④血清电解质和大便隐血;⑤高血压和骨质疏松的检查,对老年人尤应注意。

(三)氢化可的松

【适应证】

用于抢救危重病人如中毒性感染、过敏性休克、严重的肾上腺皮质功能减退症、结缔组织病、严重的支气管哮喘等过敏性疾病,并可用于预防和治疗移植物急性排斥反应。

【用法与用量】

临用前,用氯化钠注射液或 5% 葡萄糖注射液稀释后使用。

(1)静脉注射:用于治疗成人肾上腺皮质功能减退及垂体前叶功能减退危象,严重过敏反应,哮喘持续状态、休克,每次游离型 100mg 或氢化可的松琥珀酸钠 135mg 静脉滴注,可用至每日 300mg 至 400mg,疗程不超过 3～5d。

(2)软组织或关节腔内注射:用于治疗类风湿性关节炎、骨关节炎、腱鞘炎、肌腱劳损等。关节腔内注射,每次 1～2mL(25mg/mL);鞘内注射每次 1mL。

(3)肌肉注射:每日 50～100mg,分四次注射。

【不良反应】

糖皮质激素在应用生理剂量替代治疗时无明显不良反应。

(1)长程使用可引起:医源性库欣综合征面容和体态、体重增加、下肢浮肿、紫纹、易出血倾向、创口愈合不良、痤疮、月经紊乱、肱或股骨头缺血性坏死、骨质疏松或骨折、肌无力、肌萎缩、低血钾综合征、胃肠道刺激(恶心、呕吐)、胰腺炎、消化性溃疡或穿孔、儿童生长受到抑制、青光眼、白内障、良性颅内压升高综合征、糖耐量减退和糖尿病加重。

(2)可出现精神症状:欣快感、激动、谵妄、不安、定向力障碍,也可表现为抑制。

(3)并发感染为肾上腺皮质激素的主要不良反应。以真菌、结核菌、葡萄球菌、变形杆菌、绿脓杆菌和各种疱疹病毒为主。多发生在中和或长和疗法时,也可在短期用大剂量后出现。

(4)下丘脑-垂体-肾上腺轴受到抑制,为激素治疗的重要并发症,其发生与制剂、剂量、疗程等因素有关。

(5)糖皮质激素停药综合征可有以下情况:①下丘脑-垂体-肾上腺功能减退引起的乏力、软弱、恶心、呕吐、血压偏低等。②停药后原来疾病已被控制的症状重新出现。应缓慢的逐渐减量,并由原来每日服用数次,改为每日上午服药 1 次,或隔日上午服药 1 次。③停药后出现头晕、昏厥倾向、腹痛或背痛、低热、食欲减退、恶心、呕吐、肌肉或关节疼痛、头疼、乏力、软弱。

(6)静脉迅速给予大剂量可能发生全身性的过敏反应,包括面部、鼻黏膜、眼睑肿胀、荨麻疹、气短、胸闷、喘鸣。

【禁忌】

严重的精神病(过去或现在)和癫痫、活动性消化性溃疡病、新近胃肠吻合手术、骨折、创伤修复期、角膜溃疡、肾上腺皮质机能亢进症、高血压、糖尿病、孕妇,抗菌药物不能控制的感染如水痘、麻疹、霉菌感染、较重的骨质疏松等。

【注意事项】

(1)糖皮质激素感染:最常见者为结核感染复发。

(2)对诊断的干扰:①可使血糖、血胆固醇和血脂肪酸、血钠水平升高,使血钙、血钾下降。②对外周血象的影响为淋巴细胞、真核细胞及嗜酸、嗜碱细胞数下降,多核白细胞和血小板增加,后者也可下降。③活性较强的糖皮质激素(如地塞米松)可使尿中 17-羟皮质类固醇和 17-酮类固醇下降。④长期大剂量服用糖皮质激素可使皮肤试验结果呈假阴性,如结核菌素试验、组织胞浆菌素试验和过敏反应皮试等。⑤还可使甲状腺[131]I 摄取率下降,减弱促甲状腺激素(TSH)对 TSH 释放素(TRH)刺激的反应,使 TRH 兴奋实验结果呈假阳性。干扰促性腺素释放素(LHRH)兴奋试验的结果。⑥使同位素脑和骨显像减弱或稀疏。

(3)下列情况应慎用:心脏病或急性心力衰竭、糖尿病、憩室炎、情绪不稳定和有精神病倾向、全身性真菌感染、青光眼、肝功能损害、眼单纯性疱疹、高脂蛋白血症、高血压、甲减(此时糖皮质激素作用增强）、重症肌无力、骨质疏松、胃溃疡、胃炎或食管炎、肾功能损害或结石、结核病、哺乳期妇女及儿童等。

（4）随访检查：长期应用糖皮质激素者，应定期检查以下项目：①血糖、尿糖或糖耐量试验，尤其是糖尿病或糖尿病倾向者。②小儿应定期检测生长和发育情况。③眼科检查，注意白内障、青光眼或眼部感染的发生。④血清电解质和大便隐血。⑤高血压和骨质疏松的检查，尤其老年人。

【制剂】

注射用氢化可的松琥珀酸钠：50mg/支。

（四）泼尼松

【适应证】

适用于过敏性与自身免疫性炎症性疾病。结缔组织病，系统性红斑狼疮，严重的支气管哮喘，皮肌炎，血管炎等过敏性疾病，急性白血病，恶性淋巴瘤以及适用于其他肾上腺皮质激素类药物的病症等。

【用法与用量】

口服一般一次 5～10mg，每日 10～60mg。必要时酌量增减，由医生决定。

（1）对于系统性红斑狼疮、胃病综合征、溃疡性结肠炎、自身免疫性溶血性贫血等自身免疫性疾病，可给每日 40～60mg，病情稳定后逐渐减量。

（2）对药物性皮炎、荨麻疹、支气管哮喘等过敏性疾病，可给泼尼松每日 20～40mg，症状减轻后减量，每隔 1～2 日减少 5mg。

（3）防止器官移植排异反应，一般在术前 1～2d 开始每日口服 100mg，术后 1 周改为每日 60mg，以后逐渐减量。

（4）治疗急性白血病、恶性肿瘤，每日口服 60～80mg，症状缓解后减量。静脉滴注，一次 10～20mg，加入 5％葡萄糖注射液 500mL 中滴注；静脉注射，用于危重病人，一次 10～20mg，必要时可重复。

【不良反应】

较大剂量易引起糖尿病、消化道溃疡和类库欣综合征症状，对下丘脑-垂体-肾上腺轴抑制作用较强。并发感染为主要的不良反应。

【禁忌】

（1）对本品及肾上腺皮质激素类药物有过敏史患者禁用。

（2）孕妇及哺乳期妇女禁用。

（3）高血压、血栓症、胃与十二指肠溃疡、精神病、电解质代谢异常、心肌梗死、内脏手术、青光眼等患者一般不宜使用。

【注意事项】

（1）结核病、急性细菌性或病毒性感染患者慎用。必要应用时，必须给予适当的抗感染治疗。

（2）长期服药后，停药前应逐渐减量。

（3）糖尿病、骨质疏松症、肝硬化、肾功能不良、甲状腺功能低下患者慎用。

（4）对有细菌、真菌、病毒感染者,应在应用足量敏感抗生素的同时谨慎使用。

（5）运动员慎用。

【制剂】

醋酸泼尼松片:5mg×100 片/瓶;醋酸氢化泼尼松注射液:2mL:10mg/支。

（五）甲泼尼龙

【适应证】

除非用于某些内分泌失调的疾病的替代治疗,糖皮质激素仅是一种对症治疗的药物。

（1）抗感染治疗:风湿性疾病,结缔组织疾病,过敏状态,季节性或全年性过敏性鼻炎,眼部带状疱疹;虹膜炎,虹膜睫状体炎。

（2）免疫抑制治疗:器官移植。

（3）治疗血液疾病及肿瘤。

（4）治疗休克:肾上腺皮质机能不全诱发的休克。

（5）其他:神经系统。预防癌症化疗引起的恶心,呕吐。

（6）内分泌失调:原发性或继发性肾上腺皮质机能不全;急性肾上腺皮质机能不全;已知患有或可能患有肾上腺皮质机能不全的患者,在手术前和发生严重创伤或疾病时给药。先天性肾上腺增生;非化脓性甲状腺炎;癌症引起的高钙血症。

【用法与用量】

用于危重疾病的急救用药,推荐剂量一次 30mg/kg,静脉给药时间不得少于 30min。此剂量可在 48h 内,每 4～6h 重复给药 1 次。根据不同疾病的治疗需要,甲泼尼龙片的初始剂量可在每天 4～48mg 之间调整,每日 1 次。

【不良反应】

体液及电解质紊乱、钠潴留、充血性心力衰竭、高血压、骨质疏松、腱断裂(特别是跟腱)、可能穿孔或出血的消化道溃疡、精神错乱、癫痫发作、房囊下白内障、青光眼、血液和淋巴系统异常、免疫系统异常等。

【禁忌】

（1）对糖皮质激素过敏者、全身性真菌感染者禁用。

（2）禁止对正在接受皮质类固醇免疫抑制剂量治疗的患者使用活疫苗或减毒活疫苗。

【注意事项】

（1）对特殊危险人群的患者应采取严密的医疗监护并尽可能缩短疗程,如儿童、糖尿病患者、高血压病患者、有精神病史者、眼部单纯疱疹或有眼部表现的带状疱疹患者等。

（2）应用皮质类固醇可能会掩盖一些感染的征象,并可能有新的感染出现。

（3）用于结核活动期患者时,应仅限于暴发性或扩散性结核病。

（4）逐渐递减用药量可减少因用药而产生的肾上腺皮质机能不全现象。

（5）若有下列情况应慎用皮质类固醇:有立即穿孔风险的非特异性溃疡性结肠炎、脓肿或其他化脓性感染;憩室炎;近期已行肠吻合术;消化道溃疡活动期或潜伏期;肾功能不全;高血压;骨质疏松;重症肌无力。

（6）甲状腺功能减退和肝硬化会增强皮质类固醇的作用。

(7)运动员慎用。

(8)孕妇和哺乳期妇女慎用。

【制剂】

注射用甲泼尼龙琥珀酸钠:40mg/支,500mg/支;甲泼尼龙片:4mg×30 片/盒。

(六)曲安奈德

【适应证】

适用于各种皮肤病、过敏性鼻炎、关节痛、支气管哮喘、肩周炎、腱鞘炎、滑膜炎、急性扭伤、类风湿性关节炎等。

【用法与用量】

肌注,一周一次,一次 20~100mg;关节腔或皮下注射,一般一次 2.5~5mg。

【不良反应】

(1)长期使用可引起:医源性库欣综合征面容和体态、体重增加、下肢浮肿、紫纹、易出血倾向、创口愈合不良、痤疮、月经紊乱、肱或股骨头缺血性坏死、骨质疏松及骨折(包括脊椎压缩性骨折、长骨病理性骨折)、肌无力、肌萎缩、低钾血综合征、胃肠道刺激(恶心、呕吐)、胰腺炎、消化性溃疡或穿孔、儿童生长受到抑制、青光眼、白内障、良性颅内压升高综合征、糖耐量减退和糖尿病加重。

(2)可出现精神症状:欣快感、激动、谵妄、不安、定向力障碍,也可表现为抑制。精神症状由易发生与患慢性消耗性疾病的人及以往有过精神不正常者。

(3)并发感染为肾上腺皮质激素的主要不良反应。以真菌、结核菌、葡萄球菌、变形杆菌、绿脓杆菌和各种疱疹病毒为主。

(4)糖皮质激素停药综合征。

【禁忌】

(1)对该品及甾体激素类药物过敏者禁用。

(2)以下疾病患者一般不宜使用:严重的精神病(过去或现在)和癫痫,活动性消化性溃疡病,新近胃肠吻合手术,骨折,创伤修复期,角膜溃疡,肾上腺皮质机能亢进症,高血压,糖尿病,孕妇,抗菌药物不能控制的感染如水痘、麻疹、霉菌感染、较重的骨质疏松症等。

【注意事项】

(1)诱发感染:最常见者为结核感染复发。

(2)对诊断的干扰:①可使血糖、血胆固醇和血脂肪酸、血钠水平升高、使血钙、血钾下降。②对外周血象影响为淋巴细胞、真核细胞及嗜酸、嗜碱细胞数下降,多核白细胞和血小板增加,后者也可下降。③长期大剂量服用可使皮肤试验结果呈假阴性,如结核菌素试验、组织胞浆菌素试验和过敏反应皮试等。④还可使甲状腺[131]I 摄取率下降,减弱促甲状腺激素(TSH)对 TSH 释放素(TRH)刺激的反应,使 TRH 兴奋实验结果呈假阳性。干扰促性腺素释放素(LHRH)兴奋试验的结果。⑤使同位素脑和骨显像减弱或稀疏。

(3)下列情况应慎用:心脏病或急性心力衰竭、糖尿病、憩室炎、情绪不稳定和有精神病倾向、全身性真菌感染、青光眼、肝功能损害、眼单纯性疱疹、高脂蛋白血症、高血压、甲减(此时糖皮质激素作用增强)、重症肌无力、骨质疏松、胃溃疡、胃炎或食管炎、肾功能损害或结石、结核病等。

（4）孕妇和哺乳期妇女在权衡利弊情况下，应尽可能避免使用。

【制剂】

曲安奈德注射液：5mL：50mg/支。

（七）地塞米松

【适应证】

主要用于过敏性、炎症性与自身免疫性疾病。如结缔组织病，严重的支气管哮喘，皮炎等过敏性疾病，溃疡性结肠炎，急性白血病，恶性淋巴瘤等。

【用法与用量】

1.成人口服一次 0.75～3mg，每日 2～4 次。维持量约每日 0.75mg（1 片），视病情而定。

2.一般静脉注射每次 2～20mg。静脉滴注时，应以 5% 葡萄糖注射液稀释。还可用于缓解恶性肿瘤所致的脑水肿，首剂静脉推注 10mg，随后每 6h 肌内注射 4mg，一般 12～24h 可有所好转，2～4d 逐渐减量，5～7d 停药。对不宜手术的脑肿瘤，首剂可静脉推注 50mg，每 2h 重复给予 8mg。用于鞘内注射每次 5mg，间隔 1～3 周注射 1 次；关节腔内注射一般每次 0.8～4mg。

【不良反应】

本品较大剂量易引起糖尿病、消化道溃疡和类库兴综合征症状，对下丘脑-垂体-肾上腺轴抑制作用较强。并发感染为主要的不良反应。

【禁忌】

对本品及肾上腺皮质激素类药物有过敏史患者禁用，特殊情况下权衡利弊使用，注意病情恶化的可能：高血压、血栓症、胃与十二指肠溃疡、精神病、电解质代谢异常、心肌梗死、内脏手术、青光眼等患者一般不宜使用。

【注意事项】

（1）结核病、急性细菌性或病毒性感染患者慎用，必要应用时，须给予适当的抗感染治疗。

（2）长期服药后，停药前应逐渐减量。

（3）糖尿病、骨质疏松症、肝硬化、肾功能不良、甲状腺功能低下患者及运动员慎用。

（4）孕妇及哺乳期妇女慎用。

【制剂】

醋酸地塞米松片：0.75mg×100 片/瓶；地塞米松磷酸钠注射液：2mL：5mg/支。

（八）倍他米松

【适应证】

本品全身或局部用于对类固醇皮质激素敏感的急、慢性疾病时有效。

（1）用于类风湿性关节炎、骨关节炎、强直性脊椎炎、关节滑膜囊炎、坐骨神经痛、腰痛、筋膜炎、腱鞘囊肿等。

（2）可用于慢性支气管哮喘、花粉症、血管神经性水肿、过敏性气管炎、过敏性鼻炎、药物反应、血清病等。

【用法与用量】

(1)肌内注射:全身给药时,开始为1～2mL,必要时可重复给药,剂量及注射次数视病情和患者的反应而定。对严重疾病如红斑狼疮或哮喘持续状态,在抢救措施中,开始剂量可用2mL。

(2)关节内注射:局部注射剂量为0.25～2.0mL(视关节大小或注射部位而定)。大关节(膝、腰、肩)用1～2mL;中关节(肘、腕、踝)用0.5～1mL;小关节(脚、手、胸)用0.25～0.5mL。

【不良反应】

(1)水和电解质紊乱。

(2)肌肉骨骼:肌肉乏力、糖皮质激素性肌病、肌肉消瘦、重症肌无力者的肌无力症状加重、骨质疏松等。

(3)胃肠道:消化性溃疡(可能以后发生穿孔或出血)、胰腺炎、腹胀、溃疡性食管炎。

(4)皮肤:影响伤口愈合、皮肤萎缩、皮肤细薄和脆嫩、瘀点和瘀斑、面部红斑、多汗、皮试反应受抑、过敏性皮炎、荨麻疹、血管神经性水肿。

(5)神经系统:惊厥、伴有视神经盘水肿(假脑瘤)的颅内压增高、眩晕、头痛。

(6)内分泌系统:月经失调、库兴综合征样表现等。

(7)眼:后囊下白内障、眼内压增高、青光眼、突眼。

(8)代谢反应:由于蛋白分解代谢而引起负氮平衡。

(9)精神症状:欣快、情绪波动、严重抑郁至明显的精神症状、性格改变、失眠。

(10)其他:过敏样或过敏性反应和血压降低或休克样反应。

【禁忌】

(1)全身真菌感染,对倍他米松或其他糖皮质激素类药物或本品中任一成分过敏的患者禁用。

(2)孕妇或育龄期妇女权衡利弊后使用本品,哺乳期应停药或者停止哺乳。

【注意事项】

(1)本品含苯甲醇,禁止用于儿童肌肉注射。本品不得供静脉注射或皮下注射。肌内注射为避免局部组织萎缩,应将药物注入大块肌肉的深部。

(2)使用本品时必须严格执行无菌操作规定。

(3)给特发性血小板减少性紫癜患者肌内注射本品时应慎重。

(4)软组织、皮损内和关节内注入糖皮质激素可引起局部和全身作用。

(5)糖皮质激素类药物可掩盖某些感染征象。

(6)常量和大剂量糖皮质激素类药物可引起血压升高,水钠潴留及排钾增多。

(7)在糖皮质激素用药期间,患者不应接种天花疫苗。

(8)对于活动性结核,糖皮质激素疗法应限于爆发性或播散性结核患者。

【制剂】

复方倍他米松注射液:1mL:二丙酸倍他米松(以倍他米松计)5mg与倍他米松磷酸钠(以倍他米松计)2mg/支。

第五节 甲状旁腺疾病、骨质疏松症

一、甲状旁腺功能亢进症及其药物治疗

甲状旁腺功能亢进症简称甲旁亢,可分为原发性、继发性、三发性和假性4种。原发性甲旁亢是由于甲状旁腺本身病变引起的甲状旁腺素合成、分泌过多;继发性甲旁亢是由于各种原因所致的低钙血症,刺激甲状旁腺,使之增生,分泌过多的PTH;三发性甲旁亢是在继发性甲旁亢基础上,甲状旁腺组织由增生转变为腺瘤,自主分泌过多PTH;假性甲旁亢是由于某些恶性肿瘤分泌PTH,致血钙升高。当患者反复发作泌尿系结石、肾钙质沉着、骨痛、骨质吸收、脱钙等应疑为本症。如结合血钙、尿钙增高、PTH增高、血磷降低、X线骨质弥漫脱钙、骨质疏松即可肯定诊断。

原发性甲旁亢以手术治疗为主,如为腺瘤,作腺瘤切除;如为增生,则主张切除 1/3～1/2个腺体或全部切除,取少部分组织作甲状旁腺自体移植;如为腺癌则行根治手术。甲旁亢出现高钙血症时则先用药物治疗并尽快行手术治疗。常用药物为降钙素。

降钙素可抑制破骨细胞的增殖,减少破骨细胞的数量和生存期,抑制骨吸收,降低骨转换;也是治疗各种高钙血症的药物之一。

目前有鲑鱼降钙素和鳗鱼降钙素,可皮下或肌内注射,前者还有鼻喷制剂。

二、甲状旁腺功能减退症及其治疗药物

甲状旁腺功能减退症是由于甲状旁腺素(PTH)分泌过少而引起的一组临床症候群,表现为神经肌肉兴奋性增高、低钙血症、高磷血症与血清PTH减少。本症也可由于靶细胞对PTH反应缺陷所致,称为假性甲状旁腺功能减退症。

甲状旁腺功能减退症的治疗主要采用维生素D与补充钙剂使血清钙基本接近正常,血清磷下降,防止手足抽搐发作与异位钙化。

三、骨质疏松症及其治疗药物

骨质疏松症是以骨量减少、骨的微细结构破坏为特征,导致骨脆性增加,强度受损,骨折危险性增加的一种全身性代谢性骨骼疾病。骨质疏松症分为原发性、继发性和特发性三类,原发性骨质疏松症是由于绝经或者老龄引起的骨骼退行性变;继发性骨质疏松症是由于某些疾病、药物、营养和活动异常而造成的;特发性骨质疏松症原因不清,发生于青春发育前的儿童,而在青春期后可自行缓解。

骨质疏松症的预防和治疗策略的基础措施有:进食含钙、低盐和适量蛋白质的均衡饮食;注意适当户外活动和规律运动;避免嗜烟、酗酒和慎用影响骨代谢的药物等;积极采取防止跌倒的各种措施。

目前骨质疏松症的治疗药物主要有两大类,一类为骨吸收抑制药,包括双膦酸盐、钙剂(补充钙剂可轻度增加骨密度,预防骨量丢失)、降钙素(能有效抑制破骨细胞的骨吸收作用,减少破骨细胞的数量,增加骨密度,明显减少椎体骨折的危险性并具有良好的止痛作用,用于骨质疏松症的防治)、维生素D及其衍生物(可升高骨质密度,降低椎体骨折的危险,活性维生

素 D 的作用强于普通维生素 D)、雌激素和选择性雌激素受体调节剂。另一类为骨形成促进剂,如氟化物、合成类固醇、甲状旁腺激素和维生素 D 及其衍生物,后者具有抑制骨吸收和促进骨形成的双相作用。

四、骨疏康胶囊

【适应证】

补肾益气,活血壮骨。主治肾虚兼气血不足所致的原发性骨质疏松症,症见腰背疼痛、腰膝酸软、下肢痿弱、步履艰难、神疲、目眩、舌质偏红或淡、脉平或濡细。

【用法与用量】

口服,一次 4 粒,每日 2 次,疗程 6 个月。

【不良反应】

个别病人出现上腹部不适。

【禁忌】

尚不明确。

【注意事项】

(1)忌辛辣、生冷、油腻食物。

(2)按照用法用量服用,年老体虚者、高血压患者应在医师指导下服用。

(3)发热病人暂停使用。

(4)对本品过敏者禁用。

【制剂】

骨疏康胶囊:0.32g×24 粒/盒。

第八章 感染系统常见病药物治疗

本章主要介绍用于微生物和寄生虫感染疾病的治疗药物及其选用原则和应用。包括抗细菌药、抗分枝杆菌药、抗真菌药、抗病毒药和抗寄生虫药等。

抗感染药物的合理应用是临床上非常重要也是非常复杂的问题。在选择药物时首先要考虑引起感染的可能病原体、感染部位和感染程度;其次要考虑患者的情况,如其年龄、肝或肾功能、基础疾病、免疫功能,对妊娠期妇女还要考虑药物对胎儿的影响等。如需合并用药尚需考虑药物的相互作用等。在开始抗感染治疗之前,尽量采集各种标本进行病原体检测。在病原体未明确之前需要应用药物治疗时,可根据临床经验治疗的原则选择最可能有效的药物,待病原体明确后再作调整。抗菌药物的应用涉及临床各科,合理应用抗菌药物是提高疗效、降低不良反应发生率以及减少或延缓细菌耐药发生的关键。抗菌药物临床应用是否合理,基于以下两方面:有无抗菌药物应用指征;选用的品种及给药方案是否适宜。

第一节 感染性疾病的药物治疗

一、抗菌药物治疗性应用的基本原则

(1)根据患者症状、体征、实验室检查或放射、超声等影像学结果,诊断为细菌、真菌、分枝杆菌、支原体、衣原体、螺旋体、立克次体及部分原虫等病原微生物所致的感染有指征应用抗菌药物。

(2)尽早查明感染病原,根据病原种类及药物敏感试验结果选用抗菌药物。

(3)在无法获取培养标本,或未获知菌培养及药敏结果前时,可根据患者的感染部位、基础疾病、发病情况、发病场所、既往抗菌药物用药史及其治疗反应等推测可能的病原体,先给予抗菌药物经验治疗。

(4)各种抗菌药物的药效学和人体药动学特点不同,因此各有不同的临床适应证。应按照药物的抗菌作用及其体内过程特点选择用药。

(5)综合患者病情、病原菌种类及抗菌药物特点制订抗菌治疗方案。包括抗菌药物的选用品种、剂量、给药频次、给药途径、疗程及联合用药等。

二、抗菌药物预防性应用的基本原则

1.非手术患者抗菌药物的预防性应用

指预防特定病原菌所致的或特定人群可能发生的感染。预防用药基本原则:用于尚无细菌、真菌等感染征象但暴露于致病菌感染的高危人群;预防用药适应证和抗菌药物选择应基于循证医学证据;应针对一种或两种最可能致病菌的感染进行预防用药,不宜盲目地选用广谱抗菌药或多药联合预防多种致病菌多部位感染;应限于针对某一段特定时间内可能发生的感染,而非任何时间可能发生的感染;应积极纠正导致感染风险增加的原发疾病或基础状况。原则上不应预防使用抗菌药物的情况:普通感冒、麻疹等病毒性疾病;昏迷、休克、中毒、心力衰竭、肿瘤、应用肾上腺皮质激素等患者;留置导尿管、留置深静脉导管以及建立人工气道的患者。

2.围手术期抗菌药物的预防性应用

主要预防手术部位感染,包括浅表切口感染、深部切口感染和手术所涉及的器官/腔隙感染。应根据手术切口类别、手术创伤程度、可能的污染细菌种类、手术持续时间、感染发生机会和后果严重程度、抗菌药物预防效果的循证医学证据等因素,综合考虑决定是否预防用抗菌药物。清洁手术通常不需预防用抗菌药物,但在有感染高危因素情况时可考虑预防用药;清洁-污染手术通常需预防用抗菌药物;污染手术需预防用抗菌药物;污秽-感染手术在手术前即已开始治疗性应用抗菌药物。

抗菌药物品种选择应根据手术切口类别、可能的污染菌种类及其对抗菌药物敏感性、药物能否在手术部位达到有效浓度等综合考虑。应尽量选择单一抗菌药物预防用药。头孢菌素过敏者,针对革兰阳性菌可用万古霉素、克林霉素;针对革兰阴性杆菌可用氨基糖苷类。不应随意选用广谱抗菌药物作为围手术期预防用药。

预防用药大部分静脉输注。应在皮肤、黏膜切开前 0.5～1h 内或麻醉开始时给药。万古霉素或氟喹诺酮类等应在手术前 1～2h 开始给药。预防用药维持时间:抗菌药物的有效覆盖时间应包括整个手术过程。清洁手术的预防用药时间不超过 24h,心脏手术可视情况延长至48h。清洁-污染手术和污染手术的预防用药时间亦为 24h,污染手术必要时延长至 48h。

三、抗菌药物在特殊病理、生理状况患者中应用的基本原则

肝肾功能减退时应考虑其对药物体内过程的影响程度及药物及其代谢物发生毒性反应的可能性,给予适当的剂量调整或尽量避免使用肾毒性或肝毒性的抗菌药物;老年人宜选用毒性低并具杀菌作用的抗菌药物。应用主要自肾排出的抗菌药物时,可按轻度肾功能减退减量给药;新生儿感染时用药应按日龄调整给药方案。避免应用肝肾毒性大及可能发生严重不良反应的抗菌药物。应用主要经肾排出的青霉素类、头孢菌素类等 β-内酰胺类药物时需减量;小儿患者避免应用氨基糖苷类、糖肽类抗菌药物,有明确指征及只能选用该类药物时,严密观察不良反应。四环素类不可用于 8 岁以下小儿。喹诺酮类避免用于 18 岁以下未成年人;妊娠期避免应用氨基糖苷类、四环素类等,有明确应用指征,应权衡利弊;哺乳期患者应用任何抗菌药物时,均宜暂停哺乳。避免用氨基糖苷类、喹诺酮类、四环素类、氯霉素、磺胺类药等。

四、各类细菌性感染的经验性抗菌治疗原则

1.急性细菌性上呼吸道感染

急性细菌性咽炎及扁桃体炎针对溶血性链球菌感染选用抗菌药物。青霉素为首选,或口服阿莫西林,疗程为 10d。青霉素类过敏可口服四环素或对溶血性链球菌敏感的氟喹诺酮类,或口服第一代或第二代头孢菌素。

急性细菌性中耳炎以肺炎链球菌、流感嗜血杆菌和卡他莫拉菌最为常见。初治可口服阿莫西林。如当地 β-内酰胺酶菌株多见时,可口服阿莫西林克拉维酸。其他可口服第一或第二代头孢菌素。疗程 7～10d。用药 3d 无效者应考虑为耐青霉素肺炎链球菌感染可能,可选用大剂量阿莫西林克拉维酸口服或头孢曲松静滴。

急性细菌性鼻窦炎病原菌以肺炎链球菌和流感嗜血杆菌最为常见。抗菌药物的选用与急

性细菌性中耳炎相同,疗程 10～14d。

2.急性细菌性下呼吸道感染

急性气管-支气管炎以病毒感染多见,少数病例可由肺炎支原体、百日咳博德特菌或肺炎衣原体引起,此时可给予抗菌药物治疗。可应用大环内酯类、四环素类或氟喹诺酮类。

慢性阻塞性肺疾病(COPD)急性加重患者根据症状轻重程度及有无铜绿假单胞菌(PA)感染因素经验选择抗菌药物。明确病原体后,对经验治疗效果不满意者,可按药敏试验结果调整用药。轻度 COPD,无并发症者,通常不需要用抗菌药物。如需要用药可选择口服阿莫西林、多西环素、阿莫西林克拉维酸、第一、二代头孢菌素,大环内酯类,左氧氟沙星、莫西沙星。中、重度 COPD,无 PA 感染高危因素者,口服阿莫西林克拉维酸、第二、三代头孢菌素,左氧氟沙星、莫西沙星,静脉给予阿莫西林克拉维酸、头孢曲松、左氧氟沙星、莫西沙星。中、重度 COPD,有 PA 感染高危因素者,抗 PA 的如头孢他啶、头孢吡肟、哌拉西林他唑巴坦±氨基糖苷类或环丙沙星、左氧氟沙星。

支气管扩张合并感染最常见病原菌为铜绿假单胞菌和流感嗜血杆菌,其次为肺炎链球菌和金黄色葡萄球菌。无 PA 感染高危因素者,给予阿莫西林克拉维酸、头孢曲松、左氧氟沙星、莫西沙星。有 PA 感染高危因素者同 COPD 方案。

社区获得性肺炎依据病情严重程度决定门诊或住院治疗,以及是否需要入住 ICU,并尽早给予初始经验性抗感染治疗。门诊治疗青壮年、无基础疾病患者选用青霉素、阿莫西林、多西环素、米诺环素、第一或第二代头孢菌素、呼吸喹诺酮类;老年人或有基础疾病患者,选用第二代头孢菌素或阿莫西林克拉维酸、氨苄西林舒巴坦单用或联合大环内酯类、单用呼吸喹诺酮类;需入院治疗,但不必收住 ICU 的患者,选用第二代头孢菌素单用或联合四环素类、大环内酯类、呼吸喹诺酮类,阿莫西林克拉维酸、氨苄西林舒巴坦、头孢曲松单用或联合四环素类、大环内酯类;收住 ICU 无 PA 感染高危因素者,头孢曲松联合大环内酯类或喹诺酮类,阿莫西林克拉维酸、氨苄西林舒巴坦、单用或联合大环内酯类或喹诺酮类,呼吸喹诺酮类联合氨基糖苷类;收住 ICU 有 PA 感染高危因素者,具有抗 PA 活性的头孢他啶、哌拉西林他唑巴坦、亚胺培南、美罗培南等联合大环内酯类或环丙沙星、左氧氟沙星给药,必要时还可同时联用氨基糖苷类。

医院获得性肺炎,早发性医院获得性肺炎可能病原菌主要为肺炎链球菌、流感嗜血杆菌、甲氧西林敏感金黄色葡萄球菌以及大肠埃希菌、肺炎克雷伯菌、肠杆菌属、变形杆菌属、黏质沙雷菌等肠杆菌科细菌。推荐选用头孢曲松,或左氧氟沙星、环丙沙星、莫西沙星等氟喹诺酮类药物,或氨苄西林舒巴坦、阿莫西林克拉维酸;晚发性医院获得性肺炎的病原菌除早发性医院获得性肺炎病原菌外,更多为多重耐药的肺炎克雷伯菌等肠杆菌科细菌,铜绿假单胞菌、不动杆菌属等非发酵糖细菌,耐甲氧西林金葡菌(MRSA),嗜肺军团菌。宜选用抗 PA 的 β-内酰胺类(如头孢他啶、头孢吡肟、哌拉西林他唑巴坦、头孢哌酮舒巴坦、亚胺培南、美罗培南等),必要时联合抗 PA 喹诺酮类或抗 PA 氨基糖苷类。如怀疑 MRSA,宜加用糖肽类或利奈唑胺。

肺脓肿抗感染总疗程 6～10 周,或直至临床症状完全消失。厌氧菌宜选青霉素(大剂量)、β-内酰胺类/β-内胺酶抑制剂;金黄色葡萄球菌中甲氧西林敏感菌选用苯唑西林、氯唑西林,甲氧西林耐药菌选用糖肽类±磷霉素或利奈唑胺;肺炎链球菌中青霉素敏感菌选青霉素,青霉素不敏感菌选头孢噻肟、头孢曲松；A组溶血性链球菌选青霉素；肠杆菌科细菌选第三代头孢菌素±氨基糖苷类。

3.泌尿系统感染

尿路感染，急性单纯性上、下尿路感染病原菌80%以上为大肠埃希菌；而复杂性尿路感染的病原菌除仍以大肠埃希菌多见（30%～50%），也可为肠球菌属、变形杆菌属、克雷伯菌属、铜绿假单胞菌等；医院获得性尿路感染的病原菌尚有葡萄球菌属、念珠菌属等。膀胱炎宜选呋喃妥因、SMZ/TMP、阿莫西林克拉维酸；急性肾盂肾炎宜选氨苄西林、阿莫西林或第一、二、三代头孢菌素，疗程一般2周；反复发作尿路感染宜选哌拉西林他唑巴坦、氨苄西林舒巴坦、阿莫西林克拉维酸。

细菌性前列腺炎中急性前列腺炎者致病菌大多为大肠埃希菌或其他肠杆菌科细菌，少数可为淋病奈瑟菌或沙眼衣原体；慢性前列腺炎者病原菌除大肠埃希菌或其他肠杆菌科细菌外，亦可为肠球菌属、葡萄球菌属等。急性细菌性非复杂性前列腺炎者（无冶游史），宜选β-内酰胺类/β-内酰胺酶抑制剂，第二、三代头孢菌素，SMZ/TMP；急性细菌性非复杂性前列腺炎，小于35岁（有冶游史），头孢曲松联合多西环素或米诺环素；

慢性细菌性前列腺炎宜选SMZ/TMP、哌拉西林他唑巴坦。

4.神经系统感染

细菌性脑膜炎，不同年龄段和诱发因素的细菌性脑膜炎患者的病原菌不同。年龄<1个月，宜选氨苄西林＋头孢曲松；1个月～50岁，宜选头孢曲松；>50岁或酗酒或有严重基础疾病或细胞免疫缺陷者，宜选氨苄西林＋头孢曲松或头孢噻肟＋万古霉素；颅底骨折，宜选头孢曲松±万古霉素；神经外科手术后、脑外伤后，宜选头孢他啶＋万古霉素；脑脊液分流术，宜选万古霉素＋头孢他啶或美罗培南。流行性脑脊髓膜炎疗程一般为5～7d，肺炎链球菌脑膜炎在体温恢复正常后继续用药10～14d；革兰阴性杆菌脑膜炎疗程至少4周；继发于心内膜炎的链球菌属和肠球菌属脑膜炎疗程需4～6周。

脑脓肿，其中继发于鼻窦炎、中耳炎、乳突炎等邻近组织的感染，宜选头孢曲松＋甲硝唑；创伤或颅脑手术后，宜选苯唑西林或氯唑西林＋头孢曲松。部分脑脓肿患者除积极抗菌治疗外，尚需手术引流。

5.心血管系统感染

感染性心内膜炎分为自身瓣膜心内膜炎、人工瓣膜心内膜炎。特殊人群尚有静脉药瘾者心内膜炎和心脏装置相关性心内膜炎，通常累及右心，后两者病原菌均以金黄色葡萄球菌为主。草绿色链球菌感染宜选青霉素＋庆大霉素；葡萄球菌属甲氧西林敏感株感染宜选苯唑西林、氯唑西林，甲氧西林耐药株感染，宜选糖肽类＋磷霉素；肠球菌属感染宜选青霉素或氨苄西林＋庆大霉素；肠杆菌科或铜绿假单胞菌感染宜选哌拉西林＋氨基糖苷类；念珠菌属感染宜选两性霉素B＋氟胞嘧啶或棘白菌素类。疗程宜充足，一般4～6周；人工瓣膜感染性心内膜炎、真菌性心内膜炎疗程需6～8周或更长，以降低复发率。

6.腹腔感染

包括急性细菌性腹膜炎、腹腔脏器感染以及腹腔脓肿。通常为肠杆菌科细菌、肠球菌属和拟杆菌属等厌氧菌的混合感染。经验治疗应选用能覆盖革兰阴性肠杆菌和脆弱拟杆菌等厌氧菌的药物。急性胰腺炎早期为化学性炎症,但常易继发细菌感染。经验治疗时,轻中度感染宜选择氨苄西林舒巴坦、阿莫西林克拉维酸;头孢唑林或头孢呋辛＋甲硝唑;环丙沙星或左氧氟沙星＋甲硝唑,莫西沙星。重度感染宜选择头孢哌酮舒巴坦、哌拉西林他唑巴坦;亚胺培南西司他丁、美罗培南;第三代或第四代头孢菌素(头孢曲松、头孢他啶、头孢吡肟)＋甲硝唑;环丙沙星＋甲硝唑;氨曲南＋甲硝唑;替加环素(可用于中重度有耐药危险因素的腹腔感染)。

7.骨、关节感染

包括骨髓炎和关节炎。急性骨髓炎最常见病原菌为金黄色葡萄球菌,如 1 岁以上小儿亦可由 A 组溶血性链球菌引起,老年患者可由革兰阴性杆菌引起。应选用骨、关节腔内药物浓度高且不易产生耐药性的抗菌药物。慢性感染患者应联合应用抗菌药物,并需较长疗程。急性化脓性骨髓炎疗程 4～6 周,急性关节炎疗程 2～4 周。外科处理去除死骨或异物以及脓性关节腔液引流极为重要。不宜局部应用抗菌药物。

8.妇科感染

阴道感染中的细菌性阴道病的最常见病原体为阴道加德纳菌、各种厌氧菌和动弯杆菌属;外阴阴道念珠菌病病原体主要为白色念珠菌;滴虫阴道炎病原体为毛滴虫,可同时合并细菌或念珠菌感染。宜选用的药物包括硝基咪唑类、克林霉素、制霉菌素或咪唑类抗真菌药物。

宫颈炎中粘脓性宫颈炎最常见的病原是淋病奈瑟菌和沙眼衣原体,均为性传播疾病。前者宜选用第三代头孢菌素,后者宜选用多西环素、阿奇霉素。约半数淋菌性宫颈炎合并沙眼衣原体感染,应同时针对两种病原体用药。

盆腔内感染常见病原体有淋病奈瑟菌、肠杆菌科细菌、链球菌属和脆弱拟杆菌、消化链球菌、产气荚膜杆菌等厌氧菌,以及沙眼衣原体、解脲脲原体和病毒等。盆腔炎病原大多为混合感染,建议治疗时应尽量覆盖上述病原微生物。宜选药物包括二代或三代头孢菌素类＋甲硝唑/替硝唑＋多西环素/阿奇霉素,或青霉素类＋甲硝唑/替硝唑＋多西环素/阿奇霉素,或氧氟沙星/左氧氟沙星＋甲硝唑/替硝唑。

9.皮肤及软组织感染

毛囊炎、疖、痈通常为金黄色葡萄球菌感染。脓疱病几乎都由溶血性链球菌和/或金黄色葡萄球菌所致。手术切口感染以金黄色葡萄球菌为主,腹腔、盆腔手术后切口感染大肠埃希菌等革兰阴性杆菌亦常见。创伤创面感染的最常见病原菌为金黄色葡萄球菌;烧伤创面感染病原菌较为复杂,金黄色葡萄球菌是常见病原菌之一,早期更多见,此外还有大肠埃希菌、铜绿假单胞菌等,后者以医院感染多见。淋巴管炎及急性蜂窝织炎主要由 A 组溶血性链球菌引起。褥疮感染常为需氧菌与厌氧菌的混合感染。经验用药应覆盖上述菌群。轻症皮肤、软组织感染一般不需要全身应用抗菌药物,通常只需局部用药。以消毒防腐剂(如碘伏)为主。

第二节　抗细菌药物

一、青霉素类

本类药物包括:①天然窄谱青霉素类,有青霉素 G、青霉素 V,主要作用于革兰阳性菌、革兰阴性球菌和某些革兰阴性杆菌如嗜血杆菌属;②耐青霉素酶窄谱青霉素类,包括甲氧西林、苯唑西林、氯唑西林、氟氯西林等,对产 β-内酰胺酶葡萄球菌属亦有良好作用;③广谱青霉素类,如氨苄西林、阿莫西林等,主要作用于对青霉素敏感的革兰阳性菌以及部分革兰阴性杆菌如大肠埃希菌、奇异变形杆菌、沙门菌属、志贺菌属和流感嗜血杆菌等;④抗假单胞菌青霉素类,如哌拉西林、替卡西林、阿洛西林、美洛西林等,对革兰阳性菌的作用较天然青霉素或氨基青霉素为差,但对某些革兰阴性杆菌包括铜绿假单胞菌有抗菌活性;⑤青霉素类与 β-内酰胺酶抑制剂复方制剂,如阿莫西林克拉维酸、氨苄西林舒巴坦、哌拉西林他唑巴坦等,这类复方制剂对革兰阳性菌、革兰阴性菌以及脆弱拟杆菌等均具有良好抗菌活性。

注意事项:①无论采用何种给药途径,用青霉素类药物或含青霉素类的复方制剂前必须详细询问患者有无青霉素类过敏史、其他药物过敏史及过敏性疾病史,并须先做青霉素皮肤试验;②过敏性休克一旦发生,必须就地抢救,并立即给患者皮下注射肾上腺素,并给予吸氧、应用升压药、肾上腺皮质激素等抗休克治疗;③全身应用大剂量青霉素可引起腱反射增强、肌肉痉挛、抽搐、昏迷等中枢神经系统反应(青霉素脑病),此反应易出现于老年和肾功能减退患者,青霉素不可用于鞘内注射;④青霉素钾盐不可快速静滴及静注;⑤应新鲜配制使用,输注时间不宜超过 1h;⑥溶媒体积不宜超过 200mL。

(一)青霉素

【适应证】

适用于敏感细菌所致的各种感染,如脓肿、菌血症、肺炎和心内膜炎等。为溶血性链球菌致咽炎、扁桃体炎、猩红热、丹毒、蜂窝织炎等;肺炎链球菌致肺炎、中耳炎、脑膜炎和菌血症等;不产青霉素酶葡萄球菌致感染;炭疽;破伤风;梅毒;白喉;钩端螺旋体病的首选用药。

【用法与用量】

成人:肌注,每日 80~200 万 U,分 3~4 次给药;静滴,每日 200~2000 万 U,分 2~4 次给药。小儿:肌注,2.5 万 U/kg,每 12h1 次;静滴:每日 5~20 万 U/kg,分 2~4 次给药。新生儿(足月产):一次 5 万 U/kg,肌注或静滴;出生第一周每 12h1 次,1 周以上者每 8h1 次,严重感染者每 6h1 次。

【不良反应】

过敏反应:较常见,过敏性休克偶见;毒性反应:静滴大剂量或鞘内给药时,可能致抽搐、肌肉阵挛、昏迷及严重精神症状等(青霉素脑病);赫氏反应和治疗矛盾;二重感染;大剂量青霉素钠可因摄入大量钠盐而导致心力衰竭。

【禁忌】

有青霉素类药物过敏史或青霉素皮肤试验阳性者禁用。

【注意事项】

(1)使用前需详细询问药物过敏史并行青霉素皮肤试验。

(2)有哮喘、湿疹、荨麻疹等过敏性疾病患者慎用。

(3)其水溶液室温不稳定,需新鲜配制。

(4)大剂量使用时应定期检测血清钠。

【制剂】

注射用青霉素钠:80 万 U/支,160 万 U/支。

(二)哌拉西林

【适应证】

适用于敏感肠杆菌科细菌、铜绿假单胞菌、不动杆菌属所致感染。与氨基糖苷类联合可用于粒细胞减少症免疫缺陷患者的感染。

【用法与用量】

静滴。成人中度感染每日 8g,分 2 次给药;严重感染一次 3～4g,每 4～6h1 次。婴幼儿和 12 岁以下儿童 0.1～0.2g/(kg·d)。新生儿体重低于 2kg 者,第 1 周一次 50mg/kg,每 12h1 次;第 2 周起一次 50mg/kg,每 8h1 次。新生儿体重 2kg 以上者出生后第 1 周一次 50mg/kg,每 8h1 次;1 周以上者一次 50mg/kg,每 6h1 次。

【不良反应】

过敏反应;局部症状;消化道症状;中枢神经系统症状如青霉素脑病;念珠菌二重感染、出血、血清氨基转移酶以及血尿素氮和肌酐升高、胆汁淤积性黄疸等。

【禁忌】

有青霉素类药物过敏史或青霉素皮肤试验阳性者禁用。

【注意事项】

(1)使用前需详细询问药物过敏史并行青霉素皮肤试验。

(2)少数患者尤其是肾功能不全患者应用可致出血,发生后及时停药。肾功能减退者适当减量。

(3)有过敏史、出血史、溃疡性结肠炎、克罗恩病或抗生素相关肠炎者慎用。

【制剂】

注射用哌拉西林钠:0.5g/支。

(三)阿莫西林

【适应证】

适用于敏感菌(不产 β-内酰胺酶菌株)所致的各种感染,如呼吸道感染(肺炎、支气管炎、扁桃体炎等);生殖泌尿道感染(淋病、尿道炎、膀胱炎、肾盂肾炎等);皮肤软组织感染;伤寒及副伤寒等。

【用法与用量】

口服。胶囊:成人一次 0.5g,每日 3 次;或遵医嘱。急性泌尿道感染:分二次服,一次 3g,每 10～12h1 次。淋病:单剂量服 3g。颗粒:小儿每日 20～40mg/kg,每 8h1 次。新生儿和早产儿一次 50mg,3 个月以下婴儿每日 30mg/kg。成人一次 0.5g(4 袋),每 6～8h1 次,日剂量不超过 4g(32 袋)。

【不良反应】

过敏反应;胃肠道反应;中枢神经系统症状;二重感染、贫血、血小板减少、嗜酸性粒细胞增多、血清氨基转移酶升高等。

【禁忌】

对青霉素过敏或青霉素皮肤试验阳性反应者禁用。

【注意事项】

(1)传染性单核细胞增多症者避免使用。

(2)疗程较长患者应检查肝、肾功能和血常规。

(3)老年人和肾功能严重损害时可能需调整剂量。

(4)有哮喘、枯草热等过敏性疾病史者慎用。

【制剂】

阿莫西林胶囊:0.25g×24粒/盒;阿莫西林颗粒:0.125g×12袋/盒。

(四)阿洛西林

【适应证】

用于敏感的革兰阳性菌及阴性菌所致的各种感染以及铜绿假单胞菌感染。

【用法与用量】

静滴。成人每日6~10g,严重感染可增至每日10~16g,分2~4次给药;儿童75mg/(kg·d),婴儿及新生儿100mg/(kg·d),分2~4次给药。

【不良反应】

主要为过敏反应,其他有腹泻、恶心、呕吐、发热,个别可见出血时间延长、白细胞减少等,电解质紊乱(高钠血症)较少见。

【禁忌】

用药前须做青霉素皮肤试验,阳性者禁用。

【注意事项】

(1)肾功能减退者应适当减量。

(2)有哮喘、湿疹、花粉症、荨麻疹等过敏性疾病史者慎用。

(3)大剂量应用时定期检测血清钠。

(4)静滴速度不宜太快。

【制剂】

注射用阿洛西林钠:2g/支。

(五)美洛西林

【适应证】

用于大肠埃希菌、肠杆菌属、变形杆菌等革兰阴性杆菌中敏感菌株所致的呼吸系统、泌尿系统、消化系统、妇科和生殖器官等感染,如败血症、化脓性脑膜炎、腹膜炎、骨髓炎、皮肤及软组织感染及眼、耳鼻喉科感染。

【用法与用量】

静滴。成人每日2~6g,严重感染可增至每日8~12g,最大可增至15g。儿童0.1~0.2g/(kg·d),严重感染可增至0.3g/(kg·d)。静滴每6~8h1次,严重者可每4~6h1次。

【不良反应】

食欲缺乏、恶心、呕吐、腹泻、肌注局部疼痛和皮疹,多在给药过程中发生,大多程度较轻。

少数患者可出现血清氨基转移酶、碱性磷酸酶升高及嗜酸性粒细胞一过性增多。

【禁忌】

对青霉素类抗生素过敏者禁用。

【注意事项】

（1）用药前须做青霉素皮肤试验，阳性者禁用。

（2）肾功能减退者应适当减量。

（3）有哮喘、湿疹、花粉症、荨麻疹等过敏性疾病史者慎用。

（4）大剂量注射给药应定期检测血清钠。

【制剂】

注射用美洛西林钠:1g/支。

（六）磺苄西林

【适应证】

适用于敏感的铜绿假单胞菌、某些变形杆菌属及其他敏感革兰阴性菌所致感染。治疗腹腔感染、盆腔感染宜与抗厌氧菌药物联合应用。

【用法与用量】

静滴。中度感染，成人每日 8g，重症感染或铜绿假单胞菌感染需增至每日 20g，分 4 次给药；儿童 0.08～0.3g/（kg·d），分 4 次给药。

【不良反应】

过敏反应；恶心、呕吐等胃肠道反应；实验室检查异常包括白细胞或中性粒细胞减少，血清转氨酶一过性增高等。

【禁忌】

有青霉素类药物过敏史或青霉素皮肤试验阳性患者禁用。

【注意事项】

使用前应询问药物过敏史并进行青霉素皮肤试验。

【制剂】

注射用磺苄西林钠:1g/支。

（七）氯唑西林

【适应证】

用于治疗产青霉素酶葡萄球菌感染，化脓性链球菌或肺炎球菌与耐青霉素葡萄球菌所致的混合感染。

【用法与用量】

静滴。成人每日 4～6g；小儿 0.05～0.1g/（kg·d），分 2～4 次给药。新生儿体重低于2kg，日龄 1～14d 时予 25mg/（kg·次），每 24h1 次，日龄 15～30d 予 25mg/（kg·次），每 8h1次；体重超过 2kg，日龄 1～14d 予 25mg/（kg·次），每 8h1 次，日龄 15～30d 予 25mg/（kg·次），每 6h1 次。

【不良反应】

过敏反应；恶心、呕吐等胃肠道反应；大剂量注射可引起抽搐等中枢神经系统毒性反应；个别患者发生粒细胞缺乏症或淤胆型黄疸。

【禁忌】

有青霉素类药物过敏史或青霉素皮肤试验阳性患者禁用。

【注意事项】

(1)使用前需详细询问药物过敏史并行青霉素皮肤试验。

(2)有哮喘、湿疹、花粉症、荨麻疹等过敏性疾病患者慎用。

(3)本品降低患者胆红素与血清蛋白结合能力,新生儿尤其是有黄疸者慎用。

(4)严重肾功能减退者应避免大剂量应用。

【制剂】

注射用氯唑西林钠:2g/支。

(八)氟氯西林

【适应证】

适用于治疗敏感革兰氏阳性菌包含产 β-内酰胺酶葡萄球菌和链球菌引起的皮肤及软组织感染、呼吸道感染及其他感染如骨髓炎、尿道感染、脑膜炎、心内膜炎等。

【用法与用量】

成人:肌注,一次 0.25g,每日 4 次;静滴,一次 0.25g～1g,每日 4 次。儿童:2 岁以下按成人剂量的 1/4 给药;2～10 岁按成人剂量的 1/2 给药。

【不良反应】

过敏反应;胃肠道反应:恶心、呕吐等;中枢神经系统影响:神经紊乱;肝脏影响:氨基转移酶暂时性升高;血液学影响:中性白细胞减少症和血小板减少症等。

【禁忌】

对本品过敏者禁用;有青霉素过敏史或曾有青霉素皮肤试验呈阳性者禁用;禁用于有与氟氯西林相关联的黄疸/肝功能障碍史患者。

【注意事项】

(1)交叉过敏,使用前询问患者对 β-内酰胺类的过敏反应及过敏性疾病史。

(2)慎用:孕妇及哺乳期妇女;新生儿;哮喘、湿疹、花粉症、荨麻疹等过敏性疾病史;肝、肾功能障碍患者。

(3)出现发热、皮疹、皮肤瘙痒症状患者,应监测肝功能;长期治疗定期监测肝肾功。

(4)本品每克约含 51mg 钠,这应被包括在钠限制饮食患者定额中。

【制剂】

注射用氟氯西林钠:0.5g/支。

二、头孢菌素类

根据抗菌谱、抗菌活性、对 β-内酰胺酶的稳定性以及肾毒性的不同,目前将头孢菌素分为五代。

第一代头孢菌素主要作用于需氧革兰阳性球菌,仅对少数肠杆菌科细菌有一定抗菌活性;常用注射剂有头孢唑林,口服制剂有头孢氨苄等。

第二代头孢菌素对革兰阳性球菌的活性与第一代头孢菌素相仿或略差,对部分肠杆菌科细菌亦具有抗菌活性。常用的注射剂有头孢呋辛,口服制剂有头孢克洛等。

第三代头孢菌素对肠杆菌科细菌有良好抗菌作用,其中头孢他啶和头孢哌酮对铜绿假单胞菌及某些非发酵菌亦有较好作用。注射品种有头孢曲松、头孢他啶等。

第四代头孢菌素常用者为头孢吡肟,对肠杆菌科细菌和铜绿假单胞菌的活性与头孢他啶大致相仿;但对产 AmpC 酶的阴沟肠杆菌、产气肠杆菌、柠檬酸杆菌和沙雷菌属的作用优于头孢他啶等第三代头孢菌素。

第五代头孢菌素如头孢洛林和头孢吡普,对革兰阳性菌包括耐甲氧西林金黄色葡萄球菌(MRSA)等耐药菌株具有好的抗菌活性,同时对革兰阴性菌的抗菌活性也较好。

应用头孢菌素类前应仔细询问患者是否有青霉素类和其他 β-内酰胺类药物过敏史,有上述药物过敏史有明确应用头孢菌素类指征时慎用,有青霉素过敏性休克史者避免应用此类药物。

(一)头孢氨苄

【适应证】

适用于敏感菌所致的扁桃体炎、咽峡炎、中耳炎、鼻窦炎、支气管炎、肺炎等呼吸道感染、尿路感染及皮肤软组织感染等。

【用法与用量】

口服。成人一次 0.25～0.5g;儿童 25mg～50mg/(kg·d),每日 4 次。单纯性膀胱炎、皮肤软组织感染及链球菌咽峡炎,成人一次 0.5g,每 12h1 次。

【不良反应】

恶心、呕吐、腹泻和腹部不适较多见;皮疹、药物热等过敏反应;头晕、复视、耳鸣等神经系统反应等。

【禁忌】

对头孢菌素过敏者及有青霉素过敏性休克或即刻反应史者禁用。

【注意事项】

(1)使用前询问头孢菌素类、青霉素类过敏史。

(2)有胃肠道疾病史、肾功能减退者慎用。

(3)肾功能减退者须减量。

【制剂】

头孢氨苄胶囊:0.25g×24 粒/盒。

(二)头孢唑林

【适应证】

适用于敏感菌所致中耳炎、支气管炎、肺炎等呼吸道感染、尿路感染、皮肤软组织感染、骨和关节感染、败血症、感染性心内膜炎、肝胆系统感染及眼、耳鼻咽喉科等感染。可用于外科手术前的预防用药。不宜用于中枢神经系统感染、淋病和梅毒治疗。对慢性尿路感染,尤其伴有尿路解剖异常者疗效较差。

【用法与用量】

静滴。成人一次 0.5～1g,每日 2～4 次,严重感染可增加至每日 6g;儿童 0.05～0.1g/kg/

日,分 2～3 次给药。

【不良反应】

局部反应;过敏反应;血清氨基转移酶、碱性磷酸酶升高;肾功能减退患者应用高剂量(每日 12g)时可出现脑病反应;二重感染等。

【禁忌】

头孢菌素过敏者及有青霉素过敏性休克或即刻反应史者禁用。

【注意事项】

(1)对青霉素过敏或过敏体质者慎用。

(2)肾功能减退者应调整剂量。

【制剂】

注射用头孢唑林钠:0.5g/支。

(三)头孢克洛

【适应证】

适用于敏感菌所致呼吸系统、泌尿系统、皮肤软组织及耳鼻喉等部位的感染。

【用法与用量】

口服。成人一次 0.25g,每日 3 次。严重感染剂量可加倍,但不超过每日 4g,或遵医嘱。小儿 20～40mg/(kg·d),分 3 次服用,严重感染剂量可加倍,但不超过 1g/d。

【不良反应】

胃肠道反应;血清病样反应较其他抗生素多见,小儿尤其常见,典型症状包括皮肤反应和关节痛;其他:血清氨基转移酶、尿素氮及肌酐轻度升高、蛋白尿、管型尿等。

【禁忌】

(1)对本品及其他头孢菌素过敏者禁用。

(2)孕妇不宜应用。

【注意事项】

(1)青霉素及头霉素过敏者、肾功能减退及肝功能损害者、有胃肠道疾病史者慎用。

(2)长期服用可能引发继发性感染。

(3)宜空腹口服。

【制剂】

头孢克洛分散片:0.25g×12 粒/盒;头孢克洛干混悬剂:0.125g×9 包/盒。

(四)头孢呋辛

【适应证】

主要用于敏感菌株所致呼吸道、泌尿道、皮肤和软组织、骨和关节等部位感染,可用于围手术期预防感染。

【用法与用量】

静滴。成人常用量一次 0.75～1.5g,每 8h1 次,疗程 5～10d。3 个月以上患儿0.05～0.1g/(kg·d),分 3～4 次给药。

【不良反应】

局部反应如血栓性静脉炎等;胃肠道反应;过敏反应;血液系统见血红蛋白和血细胞比容减少、短暂性嗜酸粒细胞增多症等;肝功能可见 ALT、AST、碱性磷酸酶等一过性升高;其他:引发癫痫,凝血酶原时间延长等。

【禁忌】

对头孢菌素类药物过敏者禁用。

【注意事项】

(1)与青霉素有交叉过敏反应。

(2)注意监测肾功能,合用强效利尿药或氨基糖苷类抗生素应特别注意。

(3)肾功能不全者应根据肾功能损害程度来调整用法用量。

【制剂】

注射用头孢呋辛钠:0.5g/支。

（五）头孢曲松

【适应证】

用于敏感菌引起的感染,如脓毒血症、脑膜炎、腹部感染,骨、关节、软组织等感染。

【用法与用量】

静滴。成人及 12 岁以上儿童:通常 1～2g,每日 1 次。危重病例或由中度敏感菌引起的感染,剂量可增至 4g,每日 1 次。

【不良反应】

胃肠道反应:稀便或腹泻、恶心、呕吐等;血液学改变:嗜酸细胞增多,白细胞减少,粒细胞减少,溶血性贫血等;皮肤反应:皮疹、过敏性皮炎、瘙痒、荨麻疹、水肿等;其他:头痛和眩晕、症状性头孢曲松钙盐之胆囊沉积、伪膜性肠炎及凝血障碍等。

【禁忌】

对头孢菌素类抗生素过敏者禁用;不得用于高胆红素血的新生儿和早产儿。

【注意事项】

(1)对有过敏史特别对药物过敏史的患者慎用,警惕过敏性休克可能性。

(2)有胃肠道疾病史者,特别是溃疡性结肠炎、局限性肠炎或抗生素相关性结肠炎者慎用。

(3)本品与含钙剂或含钙产品合并用药可能导致致死性结局,不能加入哈特曼氏以及林格氏等含有钙的溶液中使用。

【制剂】

注射用头孢曲松钠:1g/支、2g/支。

（六）头孢他啶

【适应证】

用于敏感革兰氏阴性杆菌所致的败血症、下呼吸道感染、腹腔和胆道感染、复杂性尿路感染和严重皮肤软组织感染等。尤适用于由多种耐药革兰阴性杆菌引起的免疫缺陷者感染、医院内感染以及革兰阴性杆菌或铜绿假单胞菌所致中枢神经系统感染。

【用法与用量】

静滴。成人:败血症、下呼吸道感染、胆道感染等,每日 4～6g,分 2～3 次给药,疗程 10～14d。泌尿系统感染和重度皮肤软组织感染等,每日 2～4g,分 2 次给药,疗程 7～14d。对于轻度尿路感染,一次 0.5～1g,每 12h1 次。对于危及生命的感染、严重铜绿假单胞菌感染和中枢神经系统感染,可酌情增量至 0.15～0.2g/(kg·d),分 3 次给药。儿童:2 个月以上婴幼儿常用剂量为 30～100mg/(kg·d),分 2～3 次给药。

【不良反应】

局部反应:静脉炎或血栓性静脉炎。过敏反应;胃肠道反应;中枢神经系统如头痛、眩晕、感觉异常;临床检验结果改变如短暂性血清氨基转移酶、乳酸脱氢酶、碱性磷酸酶、血尿素氮、血肌酐值的轻度升高;白细胞、血小板减少及嗜酸性粒细胞增多、淋巴细胞增多等。

【禁忌】

对本品或其他头孢菌素类抗生素过敏者禁用。

【注意事项】

(1)对青霉素过敏者慎用,有青霉素过敏性休克或即刻反应者,不宜选用。

(2)有胃肠道疾病史者,特别是溃疡性结肠炎、局限性肠炎或抗生素相关性结肠炎者慎用。

(3)肾功能损害患者应减量使用。

【制剂】

注射用头孢他啶:0.5g/支。

(七)头孢唑肟

【适应证】

用于敏感菌所致的下呼吸道、尿路、腹腔、盆腔、皮肤软组织、骨与关节感染、败血症,肺炎链球菌或流感嗜血杆菌所致脑膜炎和单纯性淋病。

【用法与用量】

静滴。成人一次 1～2g,每 8～12h1 次。严重感染者剂量可一次 3～4g,每 8h1 次。非复杂性尿路感染一次 0.5g,每 12h1 次。6 个月及以上婴儿和儿童 50mg/(kg·次),每 6～8h1 次。

【不良反应】

皮疹、瘙痒和药物热等过敏反应;腹泻、恶心、呕吐、食欲不振等消化道反应;碱性磷酸酶、血清氨基转移酶轻度升高;贫血、白细胞减少、嗜酸性粒细胞增多或血小板减少;黏膜念珠菌病;注射部位烧灼感、静脉炎、疼痛等。

【禁忌】

对本品及其他头孢菌素过敏者禁用。

【注意事项】

(1)青霉素过敏者慎用,有青霉素过敏性休克者不宜选用。

(2)胃肠道疾病史者,特别是结肠炎者慎用。

(3)易发生支气管哮喘、皮疹、荨麻疹等过敏性体质者慎用。

(4)应用时注意肾功能,肾功能损害者需根据损害程度调整剂量。

【制剂】

注射用头孢唑肟钠:0.5g/支。

三、其他 β-内酰胺类

青霉素类或头孢菌素类抗菌药物与 β-内酰胺酶抑制剂复合制剂;头孢霉素类,对大多数超广谱 β-内酰胺酶稳定,且对拟杆菌属等厌氧菌具有抗菌活性,主要品种有头孢西丁、头孢美唑;碳青霉烯类,具有抗菌谱广,抗菌活性强和对 β-内酰胺酶高度稳定的特点,主要品种为亚胺培南西司他丁、美罗培南。

上述药物与青霉素类、头孢菌素类药物可能存在交叉过敏反应,应用前必须详细询问患者对该品种、头孢菌素类、青霉素类或其他药物的过敏史。有青霉素过敏史患者,必须充分权衡利弊在确有适应证且严密观察下应用。

(一)阿莫西林克拉维酸钾

【适应证】

分散片用于治疗由 β-内酰胺酶产生菌嗜血杆菌或摩拉克菌引起的下呼吸道感染、中耳炎、窦炎;由 β-内酰胺酶产生菌葡萄球菌、大肠杆菌或克雷白杆菌引起的皮肤及软组织感染;由大肠杆菌、克雷白杆菌或肠杆菌引起的尿路感染。注射剂用于上呼吸道感染:鼻窦炎、扁桃体炎、咽炎;下呼吸道感染:急性支气管炎、慢性支气管炎急性发作、肺炎、肺脓肿和支气管扩张合并感染;泌尿系统感染:膀胱炎、尿道炎、肾盂肾炎、前列腺炎、盆腔炎、淋病奈瑟菌尿路感染;皮肤和软组织感染:疖、脓肿、蜂窝组织炎、伤口感染、腹内脓毒病等;其他感染:中耳炎、骨髓炎、败血症、腹膜炎和手术后感染。

【用法与用量】

口服:成人及大于 12 岁儿童,一次 2~4 片,每 12h1 次。小于 12 岁儿童,根据年龄调整剂量。静滴:成人一次 1.2g,小儿 30mg/(kg·次),每日 3~4 次(新生儿每日 2~3 次),疗程 10~14d。

【不良反应】

恶心、呕吐、腹泻等胃肠道反应;荨麻疹或皮疹、过敏性休克、药物热和哮喘等过敏反应;血清氨基转移酶升高、白细胞减少及念珠菌或耐药菌引起的二重感染。

【禁忌】

青霉素皮试阳性反应者、对本品及其他青霉素类药物过敏者及传染性单核细胞增多症患者禁用。

【注意事项】

(1)开始使用前必须先进行青霉素皮试。

(2)对头孢菌素类药物过敏者、严重肝功能障碍者、中度或严重肾功能障碍者及有哮喘、湿疹等过敏性疾病史者慎用。

(3)肾功能减退者应根据血浆肌酐清除率调整剂量或给药时间。

(4)长期或大剂量使用者应定期检查肝、肾、造血系统功能和检测血清钾或钠。

【制剂】

阿莫西林克拉维酸钾分散片:228.5mg(含阿莫西林 200mg 与克拉维酸钾 28.5mg)×24

片/盒;注射用阿莫西林钠克拉维酸钾:1.2g(含阿莫西林1g与克拉维酸钾0.2g)/支。

(二)哌拉西林他唑巴坦

【适应证】

适用于治疗下列由已检出或疑为敏感菌所致的全身和/或局部细菌感染:下呼吸道感染、泌尿道感染、腹腔内感染、皮肤及软组织感染、细菌性败血症、妇科感染、与氨基糖苷类药物联合用于患中性粒细胞减少症者细菌感染、骨与关节感染、多种细菌混合感染等。

【用法与用量】

静滴。成人及12岁以上青少年,一次4.5g。儿童:2～9月龄,90mg/(kg·次);大于9个月,体重小于40kg,112.5mg/(kg·次);体重大于40kg按成人剂量。以上均每8h给药1次。

【不良反应】

常见有腹泻、恶心、呕吐等胃肠系统异常;皮疹、瘙痒等皮肤及皮下组织异常;少见有谷草转氨酶、谷丙转氨酶升高等肝胆系统异常;白细胞减少、血小板减少等血液系统异常等。

【禁忌】

禁用于对任何β-内酰胺类抗生素或β-内酰胺酶抑制剂过敏者。

【注意事项】

(1)用药前详细询问对青霉素、头孢菌素及其他过敏原引起的过敏反应史。

(2)用药后发生腹泻应警惕伪膜性结肠炎。

(3)肾功能损害或血液透析患者,给药剂量应根据肾功能受损情况调整。

(4)长期用药患者,定期检查造血功能。如有出血表现,应停用。

【制剂】

注射用哌拉西林他唑巴坦钠:2.25g/支(含哌拉西林2.0g与他唑巴坦0.25g)、4.5g/支(含哌拉西林4.0g与他唑巴坦0.5g)

(三)头孢哌酮舒巴坦

【适应证】

用于治疗敏感菌所引起上下呼吸道、泌尿道、腹腔、生殖系统、皮肤和软组织、骨骼及关节等部位感染。

【用法与用量】

静滴。成人每日2～4g(2g/支),或每日1.5～3g(1.5g/支),每12h1次。严重感染或难治性感染,可增加至每日12g。舒巴坦推荐最大剂量为每日4g。

【不良反应】

主要为腹泻、皮疹、发热等。主要实验室检查异常为ALT、AST、ALP升高等。显著不良反应:休克、类过敏性休克/类过敏反应;急性肾功能衰竭;伪膜性结肠炎;间质性肺炎等。

【禁忌】

已知对青霉素类、舒巴坦、头孢哌酮及其他头孢菌素类抗生素过敏者禁用。

【注意事项】

(1)发生过敏反应时,应立即停药并给予适当的治疗。

(2)严重胆道梗阻、严重肝脏疾病或同时合并肾功能障碍时,可能需要调整剂量。肾功能明显降低的患者(肌酐清除率＜30mL/min)舒巴坦清除减少,应调整用药方案。同时合并肝功能障碍和肾功能损害的患者,如未密切监测血清浓度,头孢哌酮剂量不应超过 2g/d。

(3)接受抗凝药治疗、营养不良、吸收不良和长期静脉输注高营养制剂患者应用时,应监测凝血酶原时间,需要时应补充维生素 K。

(4)疗程较长时应定期检查是否存在各系统器官的功能障碍,包括肾脏、肝脏和血液系统。

(5)在用药期间和停药 5 天内,饮酒可引起面部潮红、出汗、头痛和心动过速等特征性反应。

【制剂】

注射用头孢哌酮钠舒巴坦钠:2g/支(头孢哌酮 1.0g、舒巴坦 1.0g)、1.5g/支(含头孢哌酮1.0g、舒巴坦 0.5g)。

(四)头孢西丁

【适应证】

用于敏感细菌引起的上、下呼吸道感染,泌尿道感染,腹膜炎及其他腹腔内、盆腔内感染,败血症,妇科感染,骨、关节软组织感染,心内膜炎,特别适用于需氧及厌氧菌混合感染。

【用法与用量】

静滴。成人常用量一次 1～2g,每 6～8h1 次;3 月以上儿童 13.3～26.7mg/(kg·次),每6h1 次,或 20～40mg/(kg·次),每 8h1 次。

【不良反应】

局部如血栓性静脉炎,肌注局部疼痛、硬结;过敏反应如皮疹等;腹泻、恶心、呕吐等消化道反应;高血压、重症肌无力患者症状加重等;实验室异常可有血细胞减少、一过性 ALT、AST、ALP 升高等。

【禁忌】

对本品及头孢菌素类抗生素过敏者禁用;避免用于有青霉素过敏性休克病史者。

【注意事项】

(1)青霉素过敏者慎用。

(2)肾功能损害者及有胃肠疾病史(特别是结肠炎)者慎用。

(3)与氨基糖苷类抗生素配伍时,会增加肾毒性。

(4)肾功能不全者则需按肌酐清除率调整剂量。

【制剂】

注射用头孢西丁钠:1.0g/支。

(五)头孢美唑

【适应证】

用于敏感的金黄色葡萄球菌、大肠埃希菌、肺炎杆菌、变形杆菌属、消化链球菌属、拟杆菌属等所引起败血症、急性支气管炎、肺炎、膀胱炎、肾盂肾炎、腹膜炎、胆囊炎、子宫内膜炎、颌骨周围蜂窝织炎等。

【用法与用量】

静滴。成人每日 1～2g,分 2 次给药;小儿 25～100mg/(kg·d),分 2～4 次给药。

【不良反应】

主要为 AST、ALT 升高,皮疹、恶心及呕吐等。严重不良反应:休克、过敏反应症状;皮肤黏膜眼综合征、中毒性表皮坏死症;急性肾功能衰竭等严重肾功能损害;肝炎、肝功能障碍、黄疸;粒细胞缺乏症、溶血性贫血、血小板减少;伪膜性肠炎等。

【禁忌】

对本品及头孢菌素类过敏者禁用。

【注意事项】

给药期间及给药后至少 1 周避免饮酒。

【制剂】

注射用头孢美唑钠:0.5g/支。

(六)亚胺培南西司他丁

【适应证】

广谱抗菌,特别适用于治疗多种病原体所致和需氧菌/厌氧菌株引起的混合感染,以及病原菌未确定前的早期治疗。

【用法与用量】

静滴。每天总剂量根据感染类型和严重程度而定,并按病原菌敏感性、患者肾功能和体重分次给予。多数感染推荐,成人每日 1～2g,分 3～4 次给药。儿童及婴儿(＞3 个月)体重＜40kg 者,15mg/(kg·次),每 6h1 次,总剂量不超过 2g/d。

【不良反应】

局部反应如红斑、硬结;过敏反应如皮疹、发热;胃肠道反应如恶心、呕吐;血液系统如粒细胞计数降低、血细胞减少;肌阵挛、精神障碍等中枢神经系统症状;BUN、肌酐、AST、ALT 升高等。

【禁忌】

禁用于对本品任何成分过敏的患者。

【注意事项】

(1)使用前应询问患者对 β-内酰胺类抗生素过敏史。若对本药有过敏反应,应立即停药并作相应处理。

(2)可致丙戊酸浓度低于治疗范围,癫痫发作的风险增加。

(3)出现腹泻的患者,应考虑伪膜性结肠炎可能。

(4)需结合肾功能及体重调整剂量,肌酐清除率≤5mL/min 的患者不应使用。

【制剂】

注射用亚胺培南西司他丁钠:1g/支(亚胺培南 0.5g、西司他丁 0.5g)。

(七)美罗培南

【适应证】

用于单一或多种敏感细菌引起的成人及儿童的下列感染:肺炎(包括院内获得性肺炎)、尿路感染、妇科感染、皮肤及软组织感染、脑膜炎、败血症。

【用法与用量】

静滴。肺炎、尿路感染、妇科感染、皮肤或软组织感染一次 0.5g,院内获得性肺炎、腹膜炎、中性粒细胞减少患者的合并感染、败血症的治疗一次 1g,脑膜炎患者一次 2g,每 8h1 次。

【不良反应】

过敏反应如皮疹、发热;血液系统如粒细胞计数降低、血细胞减少或增多等;BUN、肌酐、AST、ALT 等升高;消化系统如腹泻;二重感染;维生素缺乏症等。

【禁忌】

对本品成分及其他碳青霉烯类抗生素过敏者禁用。使用丙戊酸者禁用。

【注意事项】

(1)使用前应询问患者对 β-内酰胺类抗生素过敏史。若对本药有过敏反应,应立即停药并作相应处理。

(2)严重肝脏疾病患者,有可能加重肝脏疾病。肾功能不全患者应调整用药方案。

(3)可能引起维生素 K 缺乏症状。

(4)有癫痫史或中枢神经系统功能障碍的患者,发生中枢神经系统症状可能性增加。

(5)给药后第 3~5d 应特别注意观察皮疹等不良反应。

(6)年龄在 3 个月以下的婴儿,不推荐使用。

【制剂】

注射用美罗培南:0.5g/支。

四、氨基糖苷类

氨基糖苷类抗菌药物主要有:链霉素、庆大霉素、妥布霉素、奈替米星、阿米卡星等。共同特点为:①抗菌谱广,除链霉素外其他氨基糖苷类抗菌药物对葡萄球菌属、需氧革兰阴性杆菌均有良好抗菌作用,多数品种对铜绿假单胞菌亦具抗菌活性;其中链霉素、阿米卡星对结核分枝杆菌和其他分枝杆菌属亦有良好作用;②主要作用机制为抑制细菌蛋白质的合成;③细菌对不同品种间有部分或完全交叉耐药;④具有不同程度的肾毒性和耳毒性,后者包括前庭功能损害及/或听力减退,并可有神经肌肉接头阻滞作用;⑤胃肠道吸收差,用于治疗全身性感染时必须注射给药。应根据肾功能损害的程度调整剂量,因大部分药物经肾脏以原形排出,肾功能减退时其消除半衰期显著延长。有条件时可经血药浓度监测,调整给药方案;⑥治疗急性感染通常疗程不宜超过 7~14d。

(一)庆大霉素

【适应证】

适用于治疗敏感革兰阴性杆菌,如大肠埃希菌、克雷伯菌属、肠杆菌属、变形杆菌属、沙雷菌属、铜绿假单胞菌以及葡萄球菌甲氧西林敏感株所致的严重感染。治疗腹腔感染及盆腔感染时应与抗厌氧菌药物合用。与青霉素(或氨苄西林)合用可治疗肠球菌属感染。敏感细菌所致中枢神经系统感染,可同时用本品鞘内注射作为辅助治疗。

【用法与用量】

静滴。成人一次 80mg(8 万 U),或 1~1.7mg/(kg·次),每 8h1 次,或 5mg/(kg·次),每24h1 次,疗程为 7~14d。1 次静滴时加入的液体量应不少于 300mL,使药液浓度不超过 0.

1‰,30～60min 内缓慢滴入。小儿 2.5mg/(kg·次),每 12h1 次,或 1.7mg/(kg·次),每 8h1 次,疗程为 7～14d。

【不良反应】

耳毒性反应:听力减退、耳鸣或耳部饱满感等;影响前庭功能:步履不稳、眩晕;肾毒性反应:血尿、排尿次数显著减少或尿量减少、食欲减退、极度口渴等;全身给药合并鞘内注射可能引起腿部抽搐、皮疹、发热和全身痉挛等;其他:神经肌肉阻滞、皮疹、恶心、呕吐、肝功能减退、白细胞减少、粒细胞减少、贫血、低血压等。

【禁忌】

对本品或其他氨基糖苷类过敏者禁用。

【注意事项】

(1)失水、第 8 对脑神经损害、重症肌无力或帕金森病及肾功能损害患者慎用。

(2)在用药前、用药过程中应定期进行尿常规和肾功能测定。必要时作听力检查及检测前庭毒性。

(3)给予首次饱和剂量后,肾功能不全、前庭功能或听力减退者维持量酌减。

(4)给予足够水分,减少肾小管损害。

(5)不得静推。

【制剂】

硫酸庆大霉素注射液:2mL:8 万 U/支。

(二)阿米卡星

【适应证】

适用于铜绿假单胞菌及部分其他假单胞菌、大肠埃希菌、变形杆菌属、克雷伯菌属、肠杆菌属、不动杆菌属等敏感革兰阴性杆菌与葡萄球菌属(甲氧西林敏感株)所致严重感染,如菌血症或败血症、细菌性心内膜炎、下呼吸道感染、骨关节感染、胆道感染、腹腔感染、复杂性尿路感染、皮肤软组织感染等。

【用法与用量】

肌注或静滴。成人,单纯性尿路感染对常用抗菌药耐药者一次 0.2g,每 12h1 次;其他全身感染 7.5mg/(kg·次),每 12h1 次,或 15mg/(kg·次),每 24h1 次,不超过 1.5g/d,疗程不超过 10d。小儿,首剂 10mg/kg,继以 7.5mg/(kg·次),每 12h1 次,或 15mg/(kg·次),每 24h1 次。

【不良反应】

听力减退、耳鸣或耳部饱满感;眩晕、步履不稳等;肾毒性:血尿,排尿次数减少或尿量减少、血尿素氮、血肌酐值增高等;软弱无力、嗜睡、呼吸困难等神经肌肉阻滞作用;其他有头痛、麻木、震颤、抽搐、关节痛、药物热、嗜酸性粒细胞增多、肝功能异常、视力模糊等。

【禁忌】

对阿米卡星或其他氨基糖苷类过敏者禁用。

【注意事项】

(1)失水、第 8 对脑神经损害、重症肌无力或帕金森病及肾功能损害者慎用。

(2)肾功能减退患者需调整剂量。

(3)用药过程中应监测尿常规和肾功能,行听力检查。

(4)给予足够水分,减少肾小管损害。

(5)每 500mg 加入溶媒 100～200mL。成人 30～60 分钟内缓慢滴注,婴儿稀释的液量相应减少。

(6)可使 ALT、AST、血清胆红素浓度及乳酸脱氢酶浓度测定值增高;血钙、镁、钾、钠浓度测定值可能降低。

【制剂】

硫酸阿米卡星注射液:2mL:0.2g/支。

(三)奈替米星

【适应证】

适用于敏感菌所引起的包括婴儿、儿童等各年龄患者在内的严重或危及生命的细菌感染性疾病的短期治疗。包括复杂性泌尿道感染、败血症、皮肤软组织感染、腹腔内感染、下呼吸道感染。

【用法与用量】

肌注或静滴。滴注时每次为 1.5～2h。肾功能正常者剂量按体重、感染部位及程度给药;肾功能损伤者剂量依血药浓度或血清肌酐水平、肌酐清除率调整。出生 6 周以上婴儿至 12 岁儿童,5.5～8.0mg/(kg·d),1.8～2.7mg/(kg·次),每 8h1 次;也可 2.7～4.0mg/(kg·次),每 12h1 次。

【不良反应】

(1)肾毒性:血清肌酐值上升、尿出现肾小管管型细胞或蛋白质。

(2)神经毒性:头晕、耳鸣、听力丧失。

(3)神经肌肉阻滞引起的急性肌肉麻痹和呼吸暂停。

(4)过敏反应:皮疹、瘙痒。

(5)血液学影响:贫血、白细胞减少、血小板减少等。

【禁忌】

对本品或任何一种氨基糖苷类抗生素有过敏或有严重毒性反应者禁用。

【注意事项】

(1)定期进行尿常规、血尿素氮、血肌酐等检查,并应密切观察前庭功能及听力改变。

(2)疗程一般不超过 14d,以减少耳、肾毒性的发生。

(3)单纯性尿路感染、上呼吸道感染及轻度皮肤软组织感染治疗本品非首选药,败血症治疗中需要联合具协同作用的药物;腹腔感染治疗时,宜加用甲硝唑等抗厌氧菌治疗。

【制剂】

注射用硫酸奈替米星:0.1g/支。

五、四环素类

四环素类抗菌药物包括四环素、金霉素、土霉素及半合成四环素多西环素、美他环素和米诺环素。四环素类具有广谱抗菌活性,对葡萄球菌属、链球菌属、肠杆菌科(大肠埃希菌、克雷伯菌属)、不动杆菌属、嗜麦芽窄食单胞菌等具有抗菌活性,且对布鲁菌属具有良好抗菌活性。

米诺环素

【适应证】

适用于葡萄球菌、链球菌、肺炎球菌、淋病奈瑟菌、痢疾杆菌、大肠埃希菌、克雷伯氏菌、变形杆菌、绿脓杆菌、梅毒螺旋体及衣原体等敏感的病原体引起的泌尿系感染、呼吸道感染、浅表性或深部化脓性感染、中耳炎、副鼻窦炎、颌下腺炎、腹膜炎、败血症、菌血症等。

【用法与用量】

口服。成人首次剂量为0.2g,以后每12h或24h再服用0.1g,或遵医嘱。寻常性痤疮一次50mg,每日2次,6周为一疗程。肾功能损害者每24h不应超过200mg。

【不良反应】

常见胃肠道症状,如腹痛、恶心、厌食、胃肠道疾病以及头晕。有临床意义的不良反应:休克和过敏反应、系统性红斑狼疮样症状恶化、结节性多动脉炎、自身免疫性肝炎、超敏综合征、血液疾病、严重肝功能障碍、急性肾衰竭和间质性肾炎、呼吸困难、间质性肺炎等。

【禁忌】

(1)对四环素类药物或本品任一成分过敏者禁用。

(2)孕妇及哺乳期妇女不宜应用。

(3)不推荐用于8岁以下的儿童。

【注意事项】

(1)可能发生过敏性/过敏样反应。

(2)牙齿发育期服可引起牙齿永久变色及暂时性骨骼发育迟缓。

(3)肝肾功能不全、食道通过障碍者、老年人、口服吸收不良或不能进食者及全身状态恶化患者慎用。

(4)具前庭毒性。

(5)应用时应多饮水。

(6)用药期间应定期检查肝、肾功能。

(7)用药期间应避免日晒。

【制剂】

盐酸米诺环素胶囊:50mg×20粒/盒。

六、甘氨酰环素类

替加环素为甘氨酰类抗菌药物,对葡萄球菌属(甲氧西林敏感及耐药株)、糖肽类中介金黄色葡萄球菌、粪肠球菌、屎肠球菌和链球菌属具高度抗菌活性。对大肠埃希菌、肺炎克雷伯菌等肠杆菌科细菌具有良好的抗菌作用,对鲍曼不动杆菌、嗜麦芽窄食单胞菌体外具抗菌活性,但铜绿假单胞菌和变形杆菌属对其耐药。对碳青霉烯类耐药肠杆菌科细菌和不动杆菌具有良好抗菌活性。对于拟杆菌属、产气荚膜梭菌以及微小消化链球菌等厌氧菌有较好作用。对支原体属、快速生长分枝杆菌亦具良好抗菌活性。

替加环素

【适应证】

适用于 18 岁以上患者由下列特定敏感菌所致感染：复杂性腹腔内感染：由弗劳地枸橼酸杆菌、阴沟肠杆菌、大肠埃希菌、产酸克雷伯菌、肺炎克雷伯菌、粪肠球菌（仅限于万古霉素敏感菌株）、金黄色葡萄球菌（甲氧西林敏感和耐药株）、咽峡炎链球菌族、脆弱拟杆菌等所致者。复杂皮肤及软组织感染：由大肠埃希菌、肠球菌（万古霉素敏感株）、金黄色葡萄球菌（甲氧西林敏感和耐药株）、无乳链球菌、咽峡炎链球菌群、化脓性链球菌、阴沟肠杆菌、肺炎杆菌和脆弱拟杆菌所致者。社区获得性肺炎：由肺炎链球菌（青霉素敏感株）、流感嗜血杆菌（β-内酰胺酶阴性株）和嗜肺性军团病杆菌等所致者，包括并发菌血症。

【用法与用量】

静滴。首剂 100mg，后一次 50mg，每 12d1 次。滴注时间一次 30～60min。复杂性腹腔内感染推荐疗程为 5～14d。重度肝功能不全患者（Child Pugh 分级 C 级）慎用，剂量应调整为 100mg，后一次 25mg，每 12h1 次。肾功能不全或接受血液透析者无需进行剂量调整。

【不良反应】

过敏反应，腹痛、乏力；血栓性静脉炎；消化系统：恶心、呕吐、食欲减退、急性胰腺炎、胆汁淤积性黄疸；神经系统：头疼、头晕；代谢/营养系统：肌酐水平升高、低钙血症、低血糖症、低钠血症、AST 和 ALT 升高。

【禁忌】

（1）禁用于已知对本品任何成分过敏的患者。

（2）18 岁以下患者不推荐。

【注意事项】

（1）警告：治疗选择时应考虑全因死亡率的增加。

（2）过敏反应/类过敏反应，可能威胁生命。对四环素过敏者应慎重。

（3）已有用药后肝功能紊乱和肝功能衰竭的报告。

（4）呼吸机相关性肺炎的患者用药后观察到较低治愈率和更高死亡率。

（5）用药后怀疑引发胰腺炎，应考虑停用。

（6）孕妇使用可能会导致胎儿受损。

（7）在牙齿发育阶段使用可能导致永久性牙齿变色。

（8）艰难梭菌相关性腹泻：当出现腹泻应进行评估。

【制剂】

注射用替加环素：50mg/支。

七、大环内酯类

包括红霉素、乙酰螺旋霉素等沿用大环内酯类和罗红霉素、克拉霉素、阿奇霉素等新大环内酯类。新型大环内酯类对流感嗜血杆菌、肺炎支原体、肺炎衣原体等的抗微生物活性增强，口服后生物利用度提高，给药剂量减小，不良反应亦较少，临床适应证有所扩大。

（一）红霉素

【适应证】

为青霉素过敏者治疗下列感染替代用药：溶血性链球菌、肺炎链球菌等所致急性扁桃体炎、急性咽炎、鼻窦炎；溶血性链球菌所致猩红热、蜂窝织炎；白喉及白喉带菌者；气性坏疽，炭疽、破伤风；放线菌病；梅毒；李斯特菌病等。其他：军团菌病；肺炎支原体或肺炎衣原体肺炎；其他衣原体属、支原体属所致泌尿生殖系感染；沙眼衣原体结膜炎；淋球菌感染；厌氧菌所致口腔感染；空肠弯曲菌肠炎；百日咳。

【用法与用量】

静滴。成人一次 0.5g～1.0g，每日 2～3 次。治疗军团菌病剂量每日 3～4g，分 4 次给药。成人每日不超过 4g。小儿 20～30mg/(kg·d)，分 2～3 次给药。

【不良反应】

胃肠道反应：腹泻、恶心、呕吐、中上腹痛等；肝毒性：腹痛、发热及肝功能异常；大剂量(≥4g/d)应用可能引起听力减退；过敏反应：药物热、皮疹、嗜酸粒细胞增多等；其他：心律失常、口腔或阴道念珠菌感染。

【禁忌】

对红霉素类药物过敏者禁用。

【注意事项】

1.溶血性链球菌感染至少需持续 10d。

2.肾功能减退者一般无需减量。

3.用药期间定期随访肝功能。肝病和严重肾功能损害者应适当减量。

【制剂】

注射用乳糖酸红霉素：0.25g/支。

（二）罗红霉素

【适应证】

适用于化脓性链球菌引起的咽炎及扁桃体炎，敏感菌所致的鼻窦炎、中耳炎、急性支气管炎、慢性支气管炎急性发作，肺炎支原体或肺炎衣原体所致的肺炎；沙眼衣原体引起的尿道炎和宫颈炎；敏感细菌引起的皮肤软组织感染。

【用法与用量】

空腹口服。成人：一次 150mg，每日 2 次；或一次 300mg，每日 1 次。儿童：2.5～5mg/(kg·次)，每日 2 次。一般疗程为 5～12d。

【不良反应】

腹痛、腹泻、恶心、呕吐等胃肠道反应；偶见皮疹、皮肤瘙痒、头昏、头痛、肝功能异常、外周血细胞下降等。

【禁忌】

对本品、红霉素或其他大环内酯类药物过敏者禁用。

【注意事项】

(1)肝功能不全者慎用。严重肝硬化者、严重肾功能不全者如确实需用，一次 0.15g，每日 1 次。

(2)与红霉素存在交叉耐药性。

(3)进食后服药会减少吸收,与牛奶同服可增加吸收。

(4)用药后可影响驾驶及机械操作能力。

(5)孕妇及哺乳期妇女慎用。

【制剂】

罗红霉素片:50mg×10 片/盒,0.15g×6 片/盒。

(三)克拉霉素

【适应证】

用于敏感微生物引起的下呼吸道感染如支气管炎、肺炎等;上呼吸道感染如咽炎、窦炎等;皮肤及软组织轻中度感染如毛囊炎、蜂窝组织炎、丹毒等。

【用法与用量】

口服。一次 0.5g,每日 1 次。12 岁以上儿童同成人。严重感染时,剂量可增至一次 1g,每日 1 次。治疗周期通常为 7~14d。12 岁以下儿童,使用其他适宜剂型品种。肾功能中度受损者(肌酐清除率为 30~60mL/min),剂量减少 50%,最大剂量为每日 0.5g。

【不良反应】

中枢神经系统:眩晕、头昏、焦虑、失眠、耳鸣、定向障碍、幻觉、精神障碍和人格障碍;肝功能障碍:肝功改变和胆汁凝积合并或不合并黄疸;胃肠道症状:恶心、腹泻、呕吐、腹痛;其他:头痛、关节痛、肌痛和变态反应,QT 间期延长,心室纤颤和尖端扭转型室速。

【禁忌】

对大环内酯类抗生素过敏者、严重肾功能损害者(肌酐清除率<30mL/min)禁用。

【注意事项】

(1)可能导致轻度至危及生命的假膜性大肠炎。

(2)肝功能受损者、肾功能中至重度受损者慎用。

(3)餐中服用,不要压碎或咀嚼。

【制剂】

克拉霉素缓释片:0.5g×3 片/盒。

(四)阿奇霉素

【适应证】

1.口服

(1)化脓性链球菌所致急性咽炎、急性扁桃体炎。

(2)敏感菌所致鼻窦炎、中耳炎、急性支气管炎、慢性支气管炎急性发作。

(3)肺炎链球菌、流感嗜血杆菌以及肺炎支原体所致肺炎。

(4)沙眼衣原体及非多种耐药淋病奈瑟菌所致尿道炎和宫颈炎。

(5)敏感菌所致皮肤软组织感染。

2.静滴

(1)肺炎衣原体、流感嗜血杆菌、嗜肺军团菌、卡他莫拉菌、金黄色葡萄球菌或肺炎链球菌引起的需首先采取静滴治疗的社区获得性肺炎。

(2)沙眼衣原体、淋病双球菌、人型支原体引起的需首先采取静滴治疗的盆腔炎。

【用法与用量】

口服:成人,性传播疾病仅单次 1.0g;其他感染:第 1 日,0.5g 顿服,第 2～5 日,每日 0.25g 或 0.5g 顿服,连服 3 日。小儿,中耳炎、肺炎,第 1 日,10mg/kg 顿服(不超过 0.5g/d),第 2～5 日,5mg/(kg·d)顿服(不超过 0.25g/d);咽炎、扁桃体炎,12mg/(kg·d)顿服(不超过 0.5g/d),连服 5d。或遵医嘱。静滴:社区获得性肺炎,成人一次 0.5g,每日 1 次,至少连续用药 2d,继之换用口服制剂 0.5g/d,7～10d 为一疗程。盆腔炎,成人一次 0.5g,每日 1 次,用药 1 或 2d 后,改口服制剂每日 0.25g,7d 为一疗程。

【不良反应】

胃肠道反应:腹痛、恶心、呕吐、腹泻等;过敏反应:皮疹、瘙痒;心血管:心律失常包括室性心动过速,低血压,罕见 QT 间期延长和尖端扭转型室性心动过速;实验室检查异常:氨基转氨酶和/或碱性磷酸酶升高等;其他:给药部位反应、口炎、头晕和呼吸困难等。

【禁忌】

(1)对本品及其他大环内酯类药物过敏者禁用。

(2)以前使用阿奇霉素后有胆汁淤积性黄疸/肝功能不全病史者禁用。

【注意事项】

(1)口服需饭前 1h 或饭后 2h,静滴不少于 60min。

(2)肝功能不全者慎用,用药期间监测肝功能。出现肝炎体征和症状或严重肝病者不应使用。

(3)注意发生心律失常和尖端扭转型室性心动过速风险。

(4)治疗期间若出现腹泻,应考虑假膜性肠炎。

【制剂】

阿奇霉素肠溶片:0.25g×12 片/盒;注射用乳糖酸阿奇霉素:0.125g/支。

八、林可酰胺类

林可酰胺类有林可霉素及克林霉素,克林霉素的体外抗菌活性优于林可霉素,临床使用克林霉素明显多于林可霉素。该类药物对革兰阳性菌及厌氧菌具良好抗菌活性,目前肺炎链球菌等细菌对其耐药性高。

克林霉素

【适应证】

适用于链球菌属、葡萄球菌属及厌氧菌(包括脆弱拟杆菌、产气荚膜杆菌、放线菌等)所致的中、重度感染,如吸入性肺炎、脓胸、肺脓肿、骨髓炎、腹腔感染、盆腔感染及败血症等。

【用法与用量】

静滴。成人每日 0.6～1.2g,分 2～4 次应用;严重感染:每日 1.2～2.4g,分 2～4 次给药。4 周及 4 周以上小儿,15～25mg/(kg·d),分 3～4 次应用;严重感染:25～40mg/(kg·d),分 3～4 次应用。滴速不宜过快,0.6g 应加入不少于 100mL 的输液中,至少滴注 20min。1min 内输入不能超过 1.2g。

【不良反应】

胃肠道反应:腹痛、恶心、呕吐、腹泻等;血液系统:偶可发生白细胞减少、中性粒细胞减少、嗜酸性粒细胞增多和血小板减少等;过敏反应:可见皮疹、瘙痒等;肝、肾功能异常,如血清氨基转移酶升高、黄疸等;静脉滴注可能引起静脉炎;其他:耳鸣、眩晕、念珠菌感染等。

【禁忌】

对本品或林可霉素类过敏者禁用。

【注意事项】

(1)慎用于胃肠道疾病或有既往史者,肝功能减退者,肾功能严重减退,有哮喘或其他过敏史者。

(2)对本品过敏时有可能对其他克林霉素类也过敏。

(3)用药期间需密切注意大便次数,如出现排便次数增多,应注意假膜性肠炎的可能。一旦发生二重感染,应立即停药并采取相应措施。

(4)疗程长者,需定期检测肝、肾功能和血常规。

(5)严重肾功能减退和(或)严重肝功能减退,伴严重代谢异常者,采用高剂量时需进行血药浓度监测。

(6)本品不能透过血-脑脊液屏障,故不能用于脑膜炎。

【制剂】

盐酸克林霉素注射液:2mL:0.15g/支。

九、糖肽类

糖肽类抗菌药物有万古霉素、去甲万古霉素和替考拉宁等。所有的糖肽类抗菌药物对革兰阳性菌有活性,包括甲氧西林耐药葡萄球菌属、JK棒状杆菌、肠球菌属、李斯特菌属、链球菌属、梭状芽孢杆菌等。去甲万古霉素、替考拉宁的化学结构、作用机制及抗菌谱与万古霉素相仿。目前国内肠球菌属对万古霉素等糖肽类的耐药率<5%。

(一)万古霉素

【适应证】

适用于耐甲氧西林金黄色葡萄球菌及其他细菌所致的感染:败血症、感染性心内膜炎、骨髓炎、关节炎、灼伤、手术创伤等浅表性继发感染、肺炎、肺脓肿、脓胸、腹膜炎、脑膜炎。

【用法与用量】

静滴。通常每日2g,可分为每6h500mg或每12h1g。可根据年龄、体重、症状适量增减。老年人每12h 500mg或每24h 1g,新生儿10~15mg/(kg·次),出生一周内新生儿每12h给药1次,出生1周至1月新生儿每8h给药1次。

【不良反应】

过敏反应:可见皮疹、瘙痒等;肝脏:AST(GOT)、AFP/ALT(GPT)上升;肾脏:BUN、肌酐上升;血液:贫血,白细胞减少,血小板减少,嗜酸性粒细胞增多;消化器官:腹泻、嗳气;其他:发热,静脉炎、血管痛等。

【禁忌】

(1)对本品及糖肽类抗生素、氨基糖苷类抗生素有既往过敏史患者。

(2)因糖肽类抗生素、氨基糖苷类抗生素所致耳聋及其他耳聋患者(可使耳聋加重)。

(3)孕妇及哺乳期妇女不宜应用。

【注意事项】

(1)用药期间建议监测血药浓度。

(2)快速推注或短时内静滴本药可使组胺释放,出现红人综合征、低血压等副作用,所以每次静滴应在 60min 以上。

(3)肾功能损害及老年患者应调节用量和用药间隔。

(4)用药原则上应明确细菌的敏感性,治疗时应在必要的最小期间内用药。

(5)药液渗漏于血管外可引起坏死。

(6)肌肉内注射可伴有疼痛,所以不能肌注。

【制剂】

注射用盐酸万古霉素:0.5g/支。

(二)替考拉宁

【适应证】

主要用于治疗各种严重的革兰阳性菌感染,包括不能用青霉素类及头孢菌素类抗生素治疗或上述抗生素治疗失败的严重葡萄球菌感染,或对其他抗生素耐药的葡萄球菌感染。敏感菌有金黄色葡萄球菌和凝固酶阴性葡萄球菌(包括对甲氧西林敏感及耐药菌)、链球菌、肠球菌、单核细胞增多性李斯特菌、棒状杆菌、艰难梭菌、消化链球菌等。包括下呼吸道感染、泌尿道感染、败血症、心内膜炎、腹膜炎、骨关节感染、皮肤软组织感染,亦可作为万古霉素和甲硝唑的替代用药。

【用法与用量】

静滴。肾功能正常的成人及老年患者:①中度感染:下呼吸道感染、泌尿道感染、皮肤软组织感染,首剂 0.4g,以后维持剂量一次 0.2g,每日 1 次。②重度感染:骨关节感染、败血症、心内膜炎、腹膜炎等,一次 0.4g,每 12h 1 次,连续 3 次,以后维持剂量 0.4g,每日 1 次。③口服给药用于难辨梭状芽孢杆菌性伪膜性肠炎,一次 0.1~0.5g,每日 2~4 次,疗程 10d。

【不良反应】

局部反应:注射部位疼痛、血栓性静脉炎;过敏反应:皮疹、瘙痒、支气管痉挛、药物热、过敏反应;胃肠道反应:恶心、呕吐、腹泻;神经系统反应:嗜睡、头痛;血常规异常:嗜酸粒细胞增多、白细胞减少、中性粒细胞减少、血小板减少、血小板增多;肝肾功能异常:血清转氨酶和/或碱性磷酸酶增高,一过性血肌酐增高等。

【禁忌】

(1)对本品过敏者禁用。

(2)孕妇及哺乳期妇女不宜应用。

【注意事项】

(1)与万古霉素可能有交叉过敏反应,故对万古霉素过敏者慎用。但用万古霉素后所致"红人综合征"者仍可使用本品。

(2)治疗期间应定期作血液学、肝、肾功能检查。

（3）有下列情况者应对肾、耳功能进行监测：肾功能不全者长时间用药；使用神经毒或肾毒性药物之后或与这两类药物联合应用。

（4）本品用 3mL 注射用水溶解，在溶解过程中应轻轻转动小瓶，直至完全溶解，避免形成泡沫，若已形成泡沫，将液体静置 15min，再抽出液体。

【制剂】

注射用替考拉宁：0.2g/支。

十、噁唑烷酮类

噁唑烷酮类抗菌药物对革兰阳性球菌，特别是多重耐药的革兰阳性球菌，具有较强的抗菌活性，与其他药物不存在交叉耐药现象。

利奈唑胺

【适应证】

用于治疗由特定微生物敏感株引起的下列感染：万古霉素耐药的屎肠球菌引起的感染，包括伴并发的菌血症；由金黄色葡萄球菌（甲氧西林敏感或耐药的菌株）或肺炎链球菌（包括多药耐药的菌株）引起的院内获得性肺炎；未并发骨髓炎的糖尿病足部感染；由金黄色葡萄球菌（甲氧西林敏感或耐药的菌株）、化脓性链球菌或无乳链球菌引起的复杂性皮肤和皮肤软组织感染等；由金黄色葡萄球菌（仅为甲氧西林敏感的菌株）或化脓性链球菌引起的非复杂性皮肤和皮肤软组织感染；由肺炎链球菌（包括对多药耐药的菌株）引起的社区获得性肺炎，包括伴发的菌血症，或由金黄色葡萄球菌（仅为甲氧西林敏感的菌株）引起的社区获得性肺炎。

【用法与用量】

静滴。复杂性皮肤和皮肤软组织感染，社区获得性肺炎（包括伴发的菌血症），院内获得性肺炎，万古霉素耐药的屎肠球菌感染（包括伴发的菌血症），成人和青少年（12 岁及以上），一次 600mg，每 12h1 次。儿童患者（出生至 11 岁），10mg/(kg·次)，每 8h 1 次。

【不良反应】

最常见腹泻、头痛和恶心。

【禁忌】

（1）禁用于已知对利奈唑胺或本品其他成分过敏的患者。

（2）孕妇不宜应用。

（3）哺乳期妇女慎用。

【注意事项】

（1）正在使用任何能抑制单胺氧化酶 A 或 B 者，或两周内曾经使用过这类药物者不应使用利奈唑胺。

（2）除非能够对于患者可能出现的血压升高进行监测，否则利奈唑胺不应用于高血压未控制的患者、嗜铬细胞瘤、甲状腺功能亢进的患者和/或使用以下任何药物的患者。

（3）除非密切观察患者 5-羟色胺综合征的体征和/或症状，否则利奈唑胺不应用于类癌综合征的患者和/或使用任何以下药物的患者：5-羟色胺再摄取抑制剂，三环类抗抑郁药，5-羟色胺受体激动剂，哌替啶或丁螺环酮等。

【制剂】

利奈唑胺注射液:100mL:0.6g/袋、利奈唑胺葡萄糖注射液:0.2g:100mL/瓶。

十一、呋喃类

呋喃类药属广谱抗菌药物,细菌对其不易产生耐药性,口服吸收差,血药浓度低。本类药物包括呋喃妥因、呋喃唑酮、呋喃西林。呋喃妥因主要用于敏感菌所致的急性单纯性膀胱炎,亦可用于预防尿路感染。呋喃唑酮主要用于治疗肠道感染。呋喃西林目前仅作外用,也可用于膀胱冲洗。

(一)呋喃妥因

【适应证】

用于对其敏感的大肠埃希菌、肠球菌属、葡萄球菌属以及克雷伯菌属、肠杆菌属等细菌所致的急性单纯性下尿路感染,也可用于尿路感染的预防。

【用法与用量】

口服。成人一次 50～100mg,每日 3～4 次。单纯性下尿路感染用低剂量;1 月以上小儿按体重 5～7mg/(kg·d),分 4 次服。疗程至少 1 周,或用至尿培养转阴后至少 3d。对尿路感染反复发作予本品预防者,成人每日 50～100mg,睡前服,儿童 1mg/(kg·d)。

【不良反应】

恶心、呕吐、食欲缺乏和腹泻等胃肠道反应较常见;皮疹、药物热、粒细胞减少、肝炎等变态反应亦可发生,有葡萄糖-6-磷酸脱氢酶缺乏者尚可发生溶血性贫血;头痛、头昏、嗜睡、肌痛、眼球震颤等神经系统不良反应偶可发生,多属可逆,严重者可发生周围神经炎;偶可引起发热、咳嗽、胸痛、肺部浸润和嗜酸粒细胞增多等急性肺炎表现,停药后可迅速消失,重症患者采用皮质激素可能减轻症状。

【禁忌】

新生儿、足月孕妇、肾功能减退及对呋喃类药物过敏患者禁用。

【注意事项】

(1)呋喃妥因宜与食物同服,以减少肠道刺激。

(2)疗程应至少 7d 或继续用药至尿中细菌清除 3d 以上。

(3)长期应用本品 6 个月以上者,有发生弥漫性间质性肺炎或肺纤维化的可能,应严密观察,及早发现,及时停药。

(4)葡萄糖-6-磷酸脱氢酶缺乏症、周围神经病变、肺部疾病患者慎用。

(5)对实验室检查指标的干扰,本品可干扰尿糖测定,因其尿中代谢产物可使硫酸铜试剂发生假阳性反应。

【制剂】

呋喃妥因肠溶片:50mg×100 片/瓶。

(二)呋喃唑酮

【适应证】

主要用于敏感菌所致的细菌性痢疾、肠炎、霍乱,也可以用于伤寒、副伤寒、贾第鞭毛虫病、滴虫病等。与制酸剂等药物合用可治疗幽门螺杆菌所致的胃窦炎。

【用法与用量】

口服。成人一次 0.1g,每日 3～4 次。儿童 5～10mg/(kg·d),分 4 次服。肠道感染疗程为 5～7d,贾第鞭毛虫病疗程为 7～10d。

【不良反应】

主要有恶心、呕吐、腹泻、头痛、头晕、药物热、皮疹、肛门瘙痒、哮喘、直立性低血压、低血糖、肺浸润等,偶可出现溶血性贫血、黄疸及多发性神经炎。

【禁忌】

对本品过敏患者、孕妇及哺乳期妇女、新生儿禁用。

【注意事项】

(1)一般不宜用于溃疡病或支气管哮喘患者。

(2)用药期间饮酒,则可引起双硫仑样反应,表现为皮肤潮红、瘙痒、发热、头痛、恶心、腹痛、心动过速、血压升高、胸闷、烦躁等,故服药期间和停药后 5d 内,禁止饮酒。

(3)葡萄糖-6-磷酸脱氢酶(G-6PD)缺乏者可致溶血性贫血。

【制剂】

呋喃唑酮片:0.1g×100 片/瓶。

十二、硝基咪唑类

硝基咪唑类有甲硝唑、替硝唑和奥硝唑等,对拟杆菌属、梭杆菌属、普雷沃菌属、梭菌属等厌氧菌均具高度抗菌活性,对滴虫、阿米巴和蓝氏贾第鞭毛虫等原虫亦具良好活性。可用于各种厌氧菌的感染,包括腹腔感染、盆腔感染、肺脓肿、脑脓肿等,治疗混合感染时,通常需与抗需氧菌抗菌药物联合应用。口服可用于艰难梭菌所致的假膜性肠炎、幽门螺杆菌所致的胃窦炎、牙周感染及加德纳菌阴道炎等。可用于肠道及肠外阿米巴病、阴道滴虫病、贾第虫病、结肠小袋纤毛虫等寄生虫病的治疗。与其他抗菌药物联合,可用于某些盆腔、肠道及腹腔等手术的预防用药。

(一)甲硝唑

【适应证】

用于治疗肠道和肠外阿米巴病及阴道滴虫病、小袋虫病和皮肤利什曼病、麦地那龙线虫感染等,并广泛用于厌氧菌感染的治疗。

【用法与用量】

口服:肠道阿米巴病,一次 0.4～0.6g,每日 3 次,疗程 7d;肠道外阿米巴病,一次 0.6～0.8g,每日 3 次,疗程 20d;贾第虫病,一次 0.4g,每日 3 次,疗程 5～10d;麦地那龙线虫病,一次 0.2g,每日 3 次,疗程 7d;小袋虫病,一次 0.2g,每日 2 次,疗程 5d;皮肤利什曼病,一次 0.2g,每日 4 次,疗程 10d。间隔 10d 后重复一疗程;滴虫病,一次 0.2g,每日 4 次,疗程 7d;可同时用栓剂,每晚 0.5g 置入阴道内,连用 7～10d;厌氧菌感染,每日 0.6～1.2g,分 3 次服,疗程 7～10d。静滴:首次 15mg/kg(70kg,成人为 1g),维持量 7.5mg/kg,每 6～8h 一次。

【不良反应】

以消化道反应最为常见,包括恶心、呕吐、食欲不振、腹部绞痛;神经系统症状有头痛、眩晕,偶有感觉异常、肢体麻木、共济失调、多发性神经炎等,大剂量可致抽搐。少数病例发生荨麻疹、潮红、瘙痒、膀胱炎、排尿困难、口中金属味及白细胞减少等,均属可逆性,停药后自行恢复。

【禁忌】

孕妇及哺乳期妇女禁用;在用药期间和停药 1 周内,禁用含乙醇饮料或药品;有活动性中枢神经系统疾患和血液病者禁用。

【注意事项】

(1)对诊断干扰:该药代谢产物可使尿液呈深红色。

(2)原有肝脏疾病者剂量应减少。

(3)出现运动失调或其他中枢神经系统症状时应停药。重复一个疗程之前,应做白细胞计数。

(4)厌氧菌感染合并肾功能衰竭者,给药间隔应由 8h 延长至 12h。

(5)本品可抑制酒精代谢,用药期间应戒酒,饮酒后可能出现腹痛、呕吐、头痛等症状。

【制剂】

甲硝唑片:0.2g×100 片/瓶;甲硝唑氯化钠注射液:100mL:0.5g/袋。

(二)替硝唑

【适应证】

(1)用于治疗滴虫病、贾第鞭毛虫病、阿米巴病、细菌性阴道炎,与其他抗生素和抗酸药联合应用于根治幽门螺旋杆菌相关的十二指肠溃疡。治疗厌氧菌感染包括腹腔内感染:腹膜炎、脓肿;妇科感染:子宫内膜炎、子宫肌内膜炎、输卵管卵巢脓肿;败血症;术后伤口感染;皮肤软组织感染;肺炎、肺部脓肿、胸腔积脓;急性溃疡性牙龈炎。

(2)用于预防由厌氧菌引起的术后感染,如结肠、胃肠道和泌尿生殖系统手术后感染。

【用法与用量】

1.口服

(1)治疗:滴虫病,单剂量 2g 顿服。性伴侣相同剂量同时治疗;贾第鞭毛虫病,成人单剂量 2g 顿服,3 岁以上儿童单剂量 50mg/kg(不超过 2g)顿服;阿米巴肠病,成人每日 2g,服用 3d。3 岁以上儿童 50mg/(kg·d)(不超过 2g/d),服用 3d;阿米巴肝脓肿,成人每日 2g,服用 3~5d。3 岁以上儿童 50mg/(kg·d)(不超过 2g/d),服用 3~5d;细菌性阴道炎,非怀孕成年妇女每日 2g,服用 2 日,或每日 1g,服用 5 日;用于根治幽门螺旋杆菌相关的十二指肠溃疡,成人一次 500mg,每日 2 次,7 日联合用药;厌氧菌感染,成人第 1 日起始剂量为 2g,以后一次 1g,每日 1 次。或一次 500mg,每日 2 次,一般疗程 5~6d。尚无 12 岁以下儿童的可用数据。

(2)预防手术后厌氧菌感染:成人手术前 12h 单次用药 2g。尚无 12 岁以下儿童的可用数据。

2.静滴

(1)厌氧菌感染:0.8g,每日 1 次,缓慢滴注,一般疗程 5~6d,或根据病情决定。

(2)外科预防手术后感染用药:总量 1.6g,分 1 次或 2 次静滴,第一次于手术前 2~4h,第二次于手术期间或术后 12~24h 内滴注。

【不良反应】

胃肠道:金属味/苦味、恶心、厌食症、消化不良、上腹不适、呕吐、便秘;中枢神经系统:无力、疲劳、倦怠、头痛等;过敏症:荨麻疹、瘙痒、皮疹、面部潮红、血管性水肿;肾脏:尿液发黑;心血管系统:心悸;血液系统:短暂的白细胞和中性粒细胞减少;其他:念珠菌增生、阴道分泌物增多、口腔念珠菌病、肝功能异常包括转氨酶水平增加、关节痛、肌肉痛等。

【禁忌】

对替硝唑或吡咯类药物过敏者、对本品中其他成分过敏者以及器质性中枢神经疾病患者禁用;有血液不调或恶病质史的患者禁用;妊娠早期(妊娠前 3 个月)的孕妇禁用;哺乳期妇女禁用。除非在替硝唑治疗期间及停止服药 3d 内,暂停母乳喂养。

【注意事项】

(1)本品应与食品同服,尽量减少胃肠道不良反应。

(2)在用药期间和停药 1 周内,禁用含乙醇饮料或制剂。

(3)在用药过程中出现任何精神症状,立即停药。

(4)活动性中枢神经疾病和血液病患者禁用。

(5)12 岁以下患者禁用或不宜应用。

【制剂】

替硝唑胶囊:0.25g×10 粒/盒;替硝唑氯化钠注射液:0.4g:100mL/袋。

十三、磺胺类药及甲氧苄啶

常用的磺胺类药有磺胺甲噁唑和磺胺嘧啶。甲氧苄啶虽具有一定的抗菌作用,但更重要的是它能增强磺胺类的抗菌作用,因此常将它们制成复方制剂应用,如复方磺胺甲噁唑片。

复方磺胺甲噁唑

【适应证】

主要用于敏感菌株所致的下列感染:

(1)大肠埃希菌、克雷白菌属、肠杆菌属、奇异变形杆菌、普通变形杆菌和莫根菌属敏感菌株所致的尿路感染。

(2)肺炎链球菌或流感嗜血杆菌所致 2 岁以上小儿急性中耳炎。

(3)肺炎链球菌或流感嗜血杆菌所致的成人慢性支气管炎急性发作。

(4)有福氏或宋氏志贺菌敏感菌株所致的肠道感染、志贺菌感染。

(5)卡氏肺孢子虫肺炎,本品为首选。

(6)卡氏肺孢子虫肺炎的预防。

(7)由肠毒素大肠埃希菌所致旅游者腹泻。

【用法与用量】

口服。成人常用量:细菌性感染,一次 2 片,每 12h 一次;卡氏肺孢子虫肺炎一次甲氧苄啶 3.75~5mg/kg,磺胺甲噁唑 18.75~25mg/kg,每 6h 一次;成人预防用药,一次 2 片,每日 2 次,继以同剂量每日 1 次,或一周 3 次。

【不良反应】

过敏反应如药疹或光敏反应、药物热、关节及肌肉疼痛、发热等血清病样反应,偶见过敏性休克;中性粒细胞减少或缺乏症、血小板减少症及再生障碍性贫血;溶血性贫血及血红蛋白尿;高胆红素血症和新生儿核黄疸;肝脏损害,可发生黄疸、肝功能减退,严重者可发生急性肝坏死;肾脏损害,可发生结晶尿、血尿和管型尿;恶心、呕吐、胃纳减退、腹泻、头痛、乏力等,一般症状轻微。

【禁忌】

对磺胺甲噁唑和甲氧苄啶过敏者禁用;巨幼红细胞性贫血患者禁用;孕妇及哺乳期妇女禁用;小于 2 个月的婴儿禁用;重度肝肾功能损害者禁用。

【注意事项】

(1)中耳炎、A 组溶血性链球菌所致扁桃体和咽炎不宜选用本品做治疗或预防用药。

(2)交叉过敏反应:对一种磺胺药呈现过敏者对其他磺胺药也可能过敏。

(3)有肝功能损害患者宜避免应用。

(4)服药期间应多饮水,保持高尿流量,如疗程长、剂量大,宜同服碳酸氢钠。失水、休克和老年患者用药易致肾损害,应慎用或避免应用。肾功能减退者不宜应用。

(5)对呋塞米、噻嗪类利尿药、磺脲类、碳酸酐酶抑制药过敏的患者,对磺胺类药亦可过敏。

(6)慎用:缺乏葡萄糖-6-磷酸脱氢酶、血卟啉症、叶酸缺乏性血液系统疾病、失水、艾滋病、休克和老年患者。

(7)用药期间须注意检查血象、尿液、肝肾功能。

(8)用药超过 1 周以上者,应同时给予维生素 B。

(9)如因服用本品引起叶酸缺乏时,可同时服用叶酸制剂。

【制剂】

复方磺胺甲噁唑片:0.48g(磺胺甲噁唑 0.4g 与甲氧苄啶 80mg)×15 片/盒。

十四、喹诺酮类

喹诺酮类抗菌药吡哌酸具有一定的抗革兰阴性菌和抗假单胞菌活性,可用于治疗尿路感染和肠道感染。采用氟原子和哌嗪环取代 4-喹诺酮结构后合成第一个氟喹诺酮类药—诺氟沙星,此后,又相继合成一系列含氟喹诺酮类衍生物,统称为氟喹诺酮类。氟喹诺酮类抗菌药物具有下列共同特点:①抗菌谱广,对需氧革兰阳、阴性菌均具良好抗菌作用,尤其对革兰阴性杆菌具强大抗菌活性;②体内分布广,在多数组织体液中药物浓度高于血浆浓度,可达有效抑菌或杀菌水平;③血浆半衰期较长,可减少服药次数,使用方便;④多数品种有口服及注射剂,对于重症或不能口服用药患者可先静脉给药,病情好转后改为口服进行序贯治疗;⑤不良反应大多程度较轻,患者易耐受。

(一)吡哌酸

【适应证】

主要用于敏感革兰阴性杆菌所致尿路、细菌性肠道感染。

【用法与用量】

口服。一次 0.5g,每日 1～2g。

【不良反应】

本品毒性较低,不良反应主要为恶心、嗳气、上腹不适、食欲减退、稀便或便秘等胃肠道反应,皮疹或全身瘙痒少见;偶见眩晕、头痛、血清氨基转移酶一过性升高等。

【禁忌】

禁用于对本品和萘啶酸过敏者。

【注意事项】

(1)孕妇、哺乳期妇女及 18 岁以下小儿及青少年不宜应用。

(2)本品可与饮食同服,减少胃肠道反应。

(3)长期应用宜定期检测血常规和肝肾功能。

(4)患有中枢神经系统疾病者,如癫痫或癫痫病史者应避免应用,确有指征应用时,宜在严密观察下慎用。

(5)严重肝肾功能减退者慎用。

【制剂】

吡哌酸片:0.25g×48 片/盒。

(二)左氧氟沙星

【适应证】

主要用于敏感革兰阴性菌所致的呼吸道、咽喉、扁桃体、泌尿道、皮肤及软组织、胆囊、胆管、中耳、鼻窦、肠道等部位的急慢性感染。

【用法与用量】

口服:一次 0.1g~0.2g,每日 2~3 次;静滴:每日 0.4g~0.5g,分 1~2 次滴注。感染较重或感染病原体敏感性较差者,可适当给予增加剂量。

【不良反应】

严重和重要的不良反应:肌腱炎和肌腱断裂、重症肌无力恶化、超敏反应、肝毒性、中枢神经系统效应、难辨梭菌相关性腹泻、周围神经病、QT 间期延长等;快速静滴可能导致低血压。

【禁忌】

对喹诺酮类药物过敏者、妊娠及哺乳期妇女、18 岁以下患者禁用。

【注意事项】

(1)大剂量应用或尿 pH 值在 7 以上时可发生结晶尿。宜多饮水,保持 24h 排尿量在 1200 mL 以上。

(2)肾功能减退者,需根据肾功能调整给药剂量。

(3)用药期间应避免过度暴露于阳光,如发生光敏反应或其他过敏症状需停药。

(4)肝功能减退时,均需权衡利弊后应用,并调整剂量。

(5)原有中枢神经系统疾患者,例如癫痫及癫痫病史者均应避免应用,有指征时需仔细权衡利弊后应用。

(6)如发生跟腱炎或跟腱断裂须立即停药,直至症状消失。

(7)哺乳期妇女应用该品时应暂停哺乳。

(8)注射液不宜与其他药物在同一根静脉输液管内进行静滴。

【制剂】

乳酸左氧氟沙星片:0.1g×12 片/盒;盐酸左氧氟沙星注射液:0.2g:2mL/支;甲磺酸左氧

氟沙星注射液:0.5g:250mL/瓶。

(三)环丙沙星

【适应证】

用于敏感菌引起的:泌尿生殖系统感染,包括单纯性、复杂性尿路感染、细菌性前列腺炎、淋病奈瑟菌尿道或宫颈炎;呼吸道感染,包括敏感革兰阴性杆菌所致支气管感染急性发作及肺部感染;胃肠道感染,由志贺菌属、沙门菌属、产肠毒素大肠杆菌等所致;伤寒;骨和关节感染;皮肤软组织感染;败血症等全身感染。

【用法与用量】

静滴。成人一般用量为一次 0.1~0.2g,每 12h 一次,每 0.2g 滴注时间至少 30min 以上,严重感染或铜绿假单胞菌感染可加大剂量至一次 0.4g,每日 2~3 次。

【不良反应】

胃肠道反应较为常见,如腹部不适或疼痛、腹泻、恶心或呕吐、消化不良、厌食;中枢神经系统反应可有头昏、头痛、嗜睡或失眠等;过敏反应:皮疹、皮肤瘙痒、药物热、荨麻疹等,严重者可出现喉头水肿、呼吸困难、过敏性休克,应立即给予抗休克治疗。少数患者有光敏反应;偶可发生:血尿、间质性肾炎、肝炎、肝坏死肝衰竭,静脉炎或血栓性静脉炎,关节疼痛、跟腱炎、心动过速、面部潮红、偏头痛等。

【禁忌】

对本品及任何氟喹诺酮类药有过敏史者禁用。

【注意事项】

(1)本品大剂量应用或尿 pH 值在 7 以上时可发生结晶尿,宜多饮水,保持 24h 排尿量在 1200mL 以上。

(2)肾功能减退者,需根据肾功能调整给药剂量。

(3)用药期间应避免过度暴露于阳光,如发生光敏反应需停药。

(4)肝功能减退时,需权衡利弊后应用,并调整剂量。

(5)原有中枢神经系统疾患者,应避免应用,有指征时需权衡利弊后应用。

(6)孕妇禁用,哺乳期妇女应用该药时应暂停哺乳。

(7)不宜用于 18 岁以下的小儿及青少年。

【制剂】

乳酸环丙沙星氯化钠注射液:0.2g:100mL/瓶。

(四)莫西沙星

【适应证】

用于治疗成人(≥18 岁)敏感细菌所引起的下列感染:急性细菌性鼻窦炎,慢性支气管炎急性发作,社区获得性肺炎,非复杂性皮肤和皮肤组织感染,复杂性皮肤和皮肤组织感染,复杂性腹腔内感染。

【用法与用量】

静滴。一次 0.4g,每日 1 次。根据症状的严重程度或临床反应决定疗程。

【不良反应】

最常见有恶心、腹泻、头痛、头晕;严重和重要的不良反应:肌腱病和肌腱断裂、QT 间期延长、过敏反应;其他严重的反应,如中枢神经系统的影响、艰难梭菌相关性腹泻、周围神经病变、对血糖的干扰、光敏性/光毒性、细菌耐药性发生。

【禁忌】

已知对莫西沙星、其他喹诺酮类药物或任何辅料过敏者;患有肝功能损伤(Child Pugh C 级)者和转氨酶升高大于 5 倍正常值上限者;18 岁以下患者;有喹诺酮治疗相关肌腱疾病/病症病史者;先天性或证明有获得性 QT 间期延长者;电解质紊乱者,尤其是未纠正的低钾血症;有临床意义的心动过缓者;有临床意义的心力衰竭并伴有左心室射血分数降低者;既往发生过有症状的心律失常者;莫西沙星不应与其他能延长 QT 间期的药物同时应用。

【注意事项】

(1)肌腱病、肌腱断裂。氟喹诺酮类药物,包括盐酸莫西沙星,会使所有年龄段患者的肌腱炎和肌腱断裂的风险增加。

(2)重症肌无力加重。氟喹诺酮类药物,包括盐酸莫西沙星,有神经肌肉阻断活性,可能加剧重症肌无力患者的肌无力症状。

(3)QT 间期延长。已被证明可使某些病人的心电图 QT 间期延长。

(4)过敏反应:接受喹诺酮类药物治疗的患者,包括盐酸莫西沙星,已报道发生严重的过敏。

(5)其他严重并且有时致命的反应,发热、皮疹、严重的皮肤反应等。

【制剂】

盐酸莫西沙星片:0.4g×3 片/盒;盐酸莫西沙星注射液:0.2g:100mL/瓶。

十五、环脂肽类

环脂肽类抗菌药物有达托霉素,其通过与细菌细胞膜结合、引起细胞膜电位的快速去极化,最终导致细菌细胞死亡。达托霉素对葡萄球菌属(包括耐甲氧西林菌株),肠球菌属(包括万古霉素耐药菌株),链球菌属(包括青霉素敏感和耐药肺炎链球菌、A 组溶血性链球菌、B 组链球菌和草绿色链球菌),JK 棒状杆菌,艰难梭菌和痤疮丙酸杆菌等革兰阳性菌具有良好抗菌活性。对革兰阴性菌无抗菌活性。

达托霉素

【适应证】

金黄色葡萄球菌(包括甲氧西林敏感和甲氧西林耐药)导致的伴发右侧感染性心内膜炎的血流感染(菌血症)。如果确定或怀疑的病原体包括革兰阴性菌或厌氧菌,则临床上可采用联合抗菌治疗。在患有由金黄色葡萄球菌引起的左侧感染性心内膜炎的患者中,尚未证实达托霉素的有效性。本药不适用于治疗肺炎。

【用法与用量】

静滴。将 6mg/kg 本药溶解在 0.9%氯化钠注射液中,以 30min 的时程滴注,每 24h1 次,至少 2~6 周。疗程应根据主管医生的实际诊断而定。

【不良反应】

胃肠道症状如便秘 、恶心、腹泻、呕吐、消化不良等；全身疾病如注射部位反应、发热；神经系统症状头痛、失眠、眩晕；皮肤/皮下组织症状如皮疹、瘙痒；诊断性检查如肝功能异常、CPK升高；肌肉骨骼症状肢痛、关节痛等。

【禁忌】

已知对达托霉素和辅料有过敏反应的患者禁用。

【注意事项】

(1)如果在治疗过程中发生二次感染,应采取适当的措施。

(2)治疗期间应对:肌肉痛或肌无力,尤其是肢体远端症状的发展进行监测。

(3)监测患者 CPK 水平,对于最近或伴随使用 HMG-CoA 还原酶抑制剂者、对于肾功能不全者、发生不可解释的 CPK 升高者,应进行更频繁的监测。

(4)用该药期间,应考虑暂时停止使用与横纹肌溶解症相关的药物,例如 HMG-CoA 还原酶抑制剂。

(5)治疗期间应警惕和监测患者神经病变体征和症状的可能性。

【制剂】

注射用达托霉素:0.5g/支。

第三节　抗结核药

结核病是感染结核分枝杆菌而导致的慢性传染病,可侵及全身各系统各脏器,其中,肺结核为最常见,是急需治疗控制的主要对象。结核病的化学治疗是结核病治疗的最重要的基本手段,是控制结核病流行的最有效的措施。结核病的治疗必须遵循"早期、联合、规律、全程、适量"的原则。按照患者不同的病变类型选用国际和国内推荐的标准化疗方案。对耐药患者的化疗方案中,至少包含有 4 种或 4 种以上患者未曾用过或病原菌对之敏感的药物。切忌中途单一换药或加药,亦不可随意延长或缩短疗程。掌握好停药或换药的原则。治疗过程中偶尔出现一过性耐药,无须改变正在执行的化疗方案。

一、异烟肼

【适应证】

与其他抗结核药联合用于各型结核病及部分非结核分枝杆菌病的治疗。

【用法与用量】

口服。一次 0.1g~0.3g,每日 1 次。

【不良反应】

主要不良反应为周围神经炎及肝脏毒性;变态反应如发热、多形性皮疹、脉管炎等,一旦发生应立即停药,如需再用应从小剂量开始,逐渐增加剂量;血液系统可有粒细胞减少、嗜酸性粒细胞增多、血小板减少等;其他如口干、维生素 B$_6$ 缺乏症、高血糖症、代谢性酸中毒、内分泌功能障碍等。

【禁忌】

对本品过敏者禁用。

【注意事项】

(1)肝功能不良者、有精神病和癫痫病史者慎用。

(2)孕妇及哺乳期妇女避免应用。

【制剂】

异烟肼片:0.1g×100 片/瓶。

二、利福平

【适应证】

对结核杆菌和其他分枝杆菌均有杀菌作用,主要用于肺结核及其他结核病,也可用于麻风病的治疗。

【用法与用量】

口服。一次 0.45g～0.6g,每日不超过 1.2g;1 个月以上小儿 10～20mg/(kg·d),每日量不超过 0.6g。空腹顿服。

【不良反应】

消化道反应最为多见,如厌食、恶心、呕吐、上腹部不适、腹泻等胃肠道反应;肝毒性为主要不良反应,可出现血清氨基转移酶升高、肝大、营养不良;变态反应,大剂量间歇疗法后偶可出现"流感样症候群";偶可发生急性溶血或肾功能衰竭;大小便、唾液、痰液、泪液等可呈橘红色。

【禁忌】

(1)对本品或利福霉素类抗菌药物过敏者禁用。

(2)肝功能严重不全、胆道阻塞者和 3 个月内孕妇禁用。

(3)婴幼儿禁用。

【注意事项】

一般肝病患者、3 个月以上孕妇慎用。

【制剂】

利福平胶囊:0.15g×100 粒/瓶。

三、乙胺丁醇

【适应证】

与其他抗结核药联合治疗结核杆菌所致的肺结核等。

【用法与用量】

口服。

(1)成人:结核初治:15mg/(kg·d),每日 1 次;或 25～30mg/(kg·次),最高 2.5g,一周 3 次;或 50mg/(kg·次),最高 2.5g,每周 2 次;结核复治:25mg/(kg·d),一次顿服,连续 60d,继以15mg/(kg·d),一次顿服;非结核性分枝杆菌感染,15～25mg/(kg·d),一次顿服。

(2)小儿:13 岁以上按成人用量,13 岁以下不宜应用。

【不良反应】

发生率较多者为视力模糊、眼痛、红绿色盲或视力减退、视野缩小。视力变化可为单侧或双侧;发生率较少者为畏寒、关节肿痛、病变关节表面皮肤发热拉紧感;发生率极少者为皮疹、发热、关节痛等过敏反应,或麻木、针刺感、烧灼痛或手足软弱无力。

【禁忌】

尚不明确。

【注意事项】

(1)服用本品可使血尿酸浓度测定值增高。

(2)乙醇中毒者、婴幼儿禁用,13 岁以下儿童不推荐应用。

(3)痛风、视神经炎、肾功能减退者慎用。

(4)治疗期间应检查:眼部:视野、视力、红绿鉴别力等,每日检查;血清尿酸测定。

(5)如发生胃肠道刺激,乙胺丁醇可与食物同服。

(6)本品必须与其他抗结核药联合应用。

(7)肝肾功能减退者本品血药浓度可能增高,半衰期延长,有肾功能减退者应用时需减量。

【制剂】

盐酸乙胺丁醇片:0.25g×100 片/瓶。

四、吡嗪酰胺

【适应证】

仅对分枝杆菌有效,常与其他抗结核药物联合用于治疗结核病。

【用法与用量】

口服。15～30mg/(kg·d),每日 1 次;或 50～70mg/kg,1 周 2～3 次;每日服用者最高 2g/d,每周 3 次者最高每次 3g,每周服 2 次者最高 4g/次。

【不良反应】

关节痛发生率较高;食欲减退、发热、乏力软弱、眼或皮肤黄染(肝毒性),畏寒等发生率较少。

【禁忌】

尚不明确。

【注意事项】

(1)交叉过敏:对乙硫异烟胺、异烟肼、烟酸或其他化学结构相似的药物过敏者可能对本品也过敏。

(2)对诊断的干扰:可与硝基氰化钠作用产生红棕色,影响尿酮检测结果;可使丙氨酸氨基转移酶、门冬氨酸氨基转移酶、血尿酸浓度测定值增高;应监测血尿酸浓度,防止急性痛风发作。

(3)糖尿病、痛风或严重肝功能减退者慎用。

【制剂】

吡嗪酰胺片:0.25g×100 片/瓶。

第四节　抗真菌药

一、真菌感染分类

真菌感染可根据真菌侵犯部位分为浅部真菌病和侵袭性真菌病。浅部真菌病指表皮、毛发和甲板的真菌感染。侵袭性真菌病指侵犯皮肤真皮黏膜和侵袭组织内脏的真菌引起的感染。

二、侵袭性真菌病的药物治疗原则

侵袭性念珠菌病:念珠菌血症是当前最常见的系统性或侵袭性念珠菌病,白念珠菌是念珠菌血症最常见致病源,但近年非白念的比例不断升高。应重视念珠菌种属的鉴别及药物敏感试验结果。宜选药物包括氟康唑、卡泊芬净、两性霉素 B 及其含脂制剂;可选药物包括伏立康唑、伊曲康唑、氟胞嘧啶。光滑念珠菌和克柔念珠菌,宜选用棘白菌素类或两性霉素 B 治疗。治疗疗程因不同部位感染而异,念珠菌血症为血培养阴性后再用 2 周;骨髓炎通常为 6～12月;关节感染至少为 6 周。其他念珠菌病治疗疗程尚不明确,一般认为一旦培养和/或血清学检查结果转阴时应停止治疗,通常在 2 周以上。

侵袭性曲霉菌病:诊断后必须进行快速且强有力的针对性治疗。宜选药物包括伏立康唑,两性霉素 B 及其含脂制剂;可选药物:伊曲康唑、卡泊芬净等。在标准治疗不能控制或多部位严重感染时可考虑联合治疗。纠正粒细胞缺乏状态在治疗中至关重要。部分患者需手术切除局部曲霉侵袭感染病灶。检测血清中半乳甘露聚糖(GM)水平有助于判断治疗效果和预后,但半乳甘露聚糖水平降至正常并不能作为停止抗真菌治疗的标准。治疗疗程通常较长,最短为 6～12 周,根据治疗反应其疗程可达数月或更长。停药指征为临床症状和影像学病灶基本消失,微生物学清除以及免疫抑制状态的逆转。

隐球菌病:对疑有播散、或伴有神经系统症状、或血清隐球菌荚膜多糖抗原检测阳性的患者,应行腰椎穿刺进行脑脊液隐球菌检查以判断是否有中枢神经系统感染。中枢神经系统隐球菌病治疗时,诱导治疗宜选两性霉素 B 或其含脂制剂联合氟胞嘧啶,如无法耐受者可选氟康唑治疗;巩固和维持治疗宜选氟康唑。诱导治疗疗程 2～4 周,巩固和维持治疗疗程 6～12月。必要时可考虑脑脊髓液引流与局部应用两性霉素 B。非中枢神经系统隐球菌病治疗时,免疫抑制和免疫功能正常的轻至中度隐球菌病患者宜用氟康唑治疗,疗程 6～12 月;重症隐球菌病和隐球菌血症患者的治疗同中枢神经系统感染。

三、抗真菌药物分类及特点

1.多烯类

两性霉素 B 为多烯类抗真菌药,通过与敏感真菌细胞膜上的甾醇相结合,引起细胞膜的通透性改变,导致细胞内重要物质渗漏,而使真菌细胞死亡。两性霉素 B 现有品种为两性霉素 B 去氧胆酸盐和 3 种含脂制剂:两性霉素 B 脂质复合体、两性霉素 B 胆固醇复合体和两性霉素 B 脂质体,两性霉素 B 含脂制剂可使与输注相关的不良反应和肾毒性明显减少,在肝、脾、肺等组织中浓度增加,肾组织浓度降低。制霉菌素亦为多烯类抗真菌药,体外抗菌活性与两性霉素 B 相仿。本品口服后胃肠道不吸收。

2.吡咯类

包括咪唑类和三唑类,具有广谱抗真菌作用。咪唑类药物常用者有酮康唑、咪康唑、克霉唑等,主要为局部用药。三唑类中有氟康唑、伊曲康唑、伏立康唑和泊沙康唑,主要用于治疗侵袭性真菌病。

3.嘧啶类

氟胞嘧啶在真菌细胞内代谢为氟尿嘧啶,替代尿嘧啶进入真菌的 RNA,从而抑制 DNA 和 RNA 的合成,导致真菌死亡。对新型隐球菌、念珠菌属具有良好抗菌作用,但非白念珠菌对该药的敏感性较白念珠菌差。

4.棘白菌素类

能抑制许多丝状真菌和念珠菌细胞壁成分 β-1,3-D-葡聚糖的合成,使真菌细胞溶解。该类药物对烟曲霉、黄曲霉、土曲霉和黑曲霉具良好抗菌活性,对白念珠菌等多数念珠菌属具高度抗真菌活性,但对近平滑念珠菌作用相对较弱。新型隐球菌对本品天然耐药。目前国内已上市有卡泊芬净和米卡芬净。

（一）制霉素

【适应证】

用于治疗消化道念珠菌病等。

【用法与用量】

口服。成人,一次 50～100 万单位,每日 3 次;小儿,5～10 万单位/(kg·d),分 3～4 次服。

【不良反应】

较大剂量时可发生腹泻、恶心、呕吐、上腹疼痛等消化道反应,减量或停 药后迅速消失。

【禁忌】

(1)对本品过敏者禁用。

(2)5 岁以下儿童不推荐使用。

【注意事项】

(1)对全身真菌感染无治疗作用。

(2)孕妇及哺乳期妇女慎用。

【制剂】

制霉素片:50 万单位×100 片/瓶。

（二）酮康唑

【适应证】

用于头皮糠疹(头皮屑)、局部性花斑癣、脂溢性皮炎。

【用法与用量】

局部外用。花斑癣,每日 1 次,连用 5d;脂溢性皮炎和头皮糠疹,一周 2 次,连用 2～4 周;将该药品适量涂于皮肤或已润湿的头发上,搓揉 3～5min 后,用水洗净。

【不良反应】

用药局部皮肤烧灼感、瘙痒、刺激、油腻或干燥。用药局部皮肤纹理异常,干燥或油腻。头发受到化学损伤或灰色的病人,用后可能出现头发褪色。此外,偶见过敏反应。

【禁忌】

对酮康唑或该药其他成分过敏者禁用。

【注意事项】

(1)不得用于皮肤破溃处,避免接触眼睛和其他黏膜(如口、鼻等)。

(2)儿童、孕妇及哺乳期妇女应在医师指导下使用。

(3)过敏体质者慎用。

(4)对局部长期使用皮质激素类药物者,建议应在2~3周内逐渐减停皮质激素类药物。

(5)如被意外食入,应进行支持疗法和对症治疗,不应进行催吐或洗胃。

【制剂】

酮康唑洗液:50mL×2%/瓶。

(三)氟康唑

【适应证】

广谱抗真菌药,主要用于治疗念珠菌病、隐球菌病、环孢子菌病、组织胞浆菌病等。

【用法与用量】

口服:隐球菌病,首剂0.4g,以后一次0.2g,每日1次,疗程视服药后临床及真菌学反应而定;念珠菌败血症、播散性念珠菌病及其他侵入性念珠菌感染,首日0.4g,以后每日0.2g。根据临床反应可将日剂量增至0.4g,疗程亦视临床反应而定;口咽部念珠菌病,一次50mg,每日1次,连续7~14d;阴道念珠菌,单剂量,0.15g;预防恶性肿瘤患者发生真菌感染,在化疗或放疗时,一次50mg。静滴:播散性念珠菌病,首次剂量0.4g,以后一次0.2g,每日1次,持续4周,症状缓解后至少持续2周;食道念珠菌病,首剂0.2g,以后一次0.1g,每日1次,持续至少3周,症状缓解后至少持续2周。根据治疗反应,也可加大剂量至一次0.4g,每日1次;口咽部念珠菌病,首剂0.2g,以后一次0.1g,每日1次,疗程至少2周;念珠菌外阴阴道炎,单剂量,0.15g;隐球菌脑膜炎,一次0.4g,每日1次,直至病情明显好转,然后一次0.2~0.4g,每日1次,用至脑脊液培养转阴后至少10~12周。或一次0.4g,每日2次,持续2d,然后一次0.4g,每日1次,疗程同前。

【不良反应】

消化道反应表现为恶心、呕吐、腹痛或腹泻等;过敏反应可表现为皮疹;可发生轻度一过性血清氨基转移酶升高,偶可出现肝毒性症状;头晕、头痛;肾功能异常;偶可发生周围血象一过性中性粒细胞减少和血小板减少等血液学检查指标改变。

【禁忌】

对本品或其他吡咯类药物有过敏史者禁用。

【注意事项】

(1)定期检查肾功能。肾功能减退者需减量。

(2)严格掌握在严重免疫缺陷患者中预防用药指征。

(3)定期检查肝功能,如肝功能出现持续异常,或肝毒性临床症状时均需立即停用。

(4)应用疗程应视感染部位及个体治疗反应而定。

(5)接受骨髓移植者,如严重粒细胞减少已先期发生,则应预防性使用,直至中性粒细胞计数上升至 $1 \times 10^9/L$ 以上后 7d。

(6)最大滴速为 0.2g/h。

【制剂】

氟康唑片:50mg×6 片/盒;氟康唑氯化钠注射液:100mL:0.2g/瓶。

(四)伊曲康唑

【适应证】

用于曲霉菌、念珠菌、隐球菌、芽生菌病、组织胞浆菌病、类球孢子菌病等真菌感染,以及疑为真菌感染的中性粒细胞减少伴发热患者的经验性治疗。

【用法与用量】

口服:一次 0.1～0.2g,每日 1～2 次,疗程视病症而定。静滴:第 1、2 天,每日 2 次,一次 200mg;从第 3 天起,每日 1 次,一次 200mg。或遵医嘱。

【不良反应】

消化系统功能紊乱:恶心、呕吐、腹痛、腹泻、便秘;代谢和营养紊乱:低钾、低镁、低钙血症、高甘油三酯血症、尿素氮升高、水钠潴留;肝胆系统:肝功能异常、黄疸;全身一般性紊乱:发热、僵直、疼痛;皮肤及附件:皮疹、多汗、多形性红斑,剥脱性皮炎;呼吸困难;神经系统:外周神经病变、触觉异常、头痛、头晕;心血管系统:低血压、高血压、心率异常;血液系统:白细胞、中性粒细胞、血小板减少;免疫系统:血清病、血管神经性水肿、过敏反应;视觉障碍:包括视力模糊和复视。

【禁忌】

禁用于已知对伊曲康唑或任何一种赋形剂有过敏史者;严重肾功能损伤者(肌酐清除率<30mL/min)禁用伊曲康唑注射剂;禁与下列药物合用:可引起 QT 间期延长的 CYP3A4 代谢底物,如特非那定、阿司咪唑、咪唑斯汀、苄普地尔、西沙必利、奎尼丁等;经 CYP3A4 代谢的 HMG-CoA 还原酶抑制剂,如洛伐他汀;三唑仑和口服咪达唑仑;麦角生物碱,如双氢麦角胺、麦角新碱;尼索地平。除危及生命,禁用于孕妇。

【注意事项】

(1)有一定的心脏毒性,心脏病患者慎用。

(2)应警惕发生肝损害。

(3)当发生可能由本品导致的神经系统症状时应终止治疗。

【制剂】

伊曲康唑胶囊:0.1g×14 粒/盒;伊曲康唑口服液:150mL:1.5g/瓶;伊曲康唑注射液:25mL:0.25g/支。

(五)伏立康唑

【适应证】

用于治疗侵袭性曲霉病、对氟康唑耐药的念珠菌引起的严重侵袭性感染、由足放线菌属和镰刀菌属引起的严重真菌感染。应主要用于治疗进展性、可能威胁生命的感染患者。

【用法与用量】

口服：负荷剂量(第一个 24h)，体重≥40kg 者，每 12h 给药 1 次，一次 400mg；体重＜40kg 者，每 12h 给药 1 次，一次 200mg。维持剂量(开始用药 24h 以后)，体重≥40kg 者，一次 200mg，每日 2 次；体重＜40kg 者，一次 100mg，每日 2 次。如为静滴后口服序贯给药，一次 200mg，每 12h 一次。静滴：负荷剂量第 1 天 6mg/(kg·次)，每 12h 一次；维持剂量：第 2 天起 4mg/(kg·次)，每 12h 一次。

【不良反应】

常见视觉障碍、发热、皮疹、恶心、呕吐、腹泻、头痛、败血症、周围性水肿、腹痛以及呼吸功能紊乱；与治疗有关，导致停药的最常见不良事件包括肝功能试验值增高、皮疹和视觉障碍。

【禁忌】

(1)禁用于已知对伏立康唑或任何一种赋形剂有过敏史者。

(2)禁止与 CYP3A4 底物,如特非那定、阿司咪唑、西沙必利、匹莫齐特、奎尼丁、麦角生物碱类等合用。

(3)禁止与利福平,卡马西平和苯巴比妥合用。

(4)禁与利托那韦、依法韦伦、利福布汀合用。

(5)不推荐孕妇应用。

【注意事项】

(1)连续治疗超过 28d,需监测视觉功能,包括视敏度、视力范围以及色觉。

(2)治疗前及治疗中均需检查肝功能。

(3)具有急性胰腺炎高危因素者在治疗期间应密切监测胰腺功能。

(4)治疗期间避免强烈或长时间的日光直射,并且适当使用防护服和防晒霜等措施。

【制剂】

伏立康唑胶囊：50mg×8 粒/盒；伏立康唑片：200mg×10 片/盒；注射用伏立康唑：0.1g/支、0.2g/支。

六、卡泊芬净

【适应证】

适用于成人和 3 个月及 3 个月以上儿童：经验性治疗中性粒细胞减少、伴发热患者的可疑真菌感染；治疗念珠菌血症和以下念珠菌感染：腹腔脓肿、腹膜炎和胸膜腔感染。尚未研究本品在由念珠菌感染引起的心内膜炎、骨髓炎和脑膜炎中的作用；治疗食道念珠菌病；治疗对其他治疗无效或者不能耐受(例如：两性霉素 B、两性霉素 B 脂质体、伊曲康唑)患者的侵袭性曲霉菌病。尚未研究本品作为侵袭性曲霉菌病的初始治疗的作用。

【用法与用量】

静滴。成人推荐剂量：第 1 天单次 70mg 负荷剂量,随后每日单次 50mg。

【不良反应】

已报告的不良反应中包括可能由组胺介导的症状,其中包括皮疹、颜面肿胀、瘙痒、温暖感或支气管痉挛。已报告与药物有关的临床和实验室检查异常一般都是轻微的,而且极少导致停药。

【禁忌】

对本品中任何成分过敏的患者禁用。

【注意事项】

(1)使用过程中如果出现过敏症状,应停止使用本品并进行适当的处理。

(2)只应在潜在受益超过潜在风险的患者中进行本品和环孢霉素联合治疗。在伴随治疗过程中应对肝功能检查异常的患者进行监测并评价继续治疗的风险/受益。

(3)本品治疗期间应对肝功能检查异常的患者进行监测以判断肝功能的变化并评价是否继续使用本品。

【制剂】

注射用醋酸卡泊芬净:70mg/支、50mg/支。

参考文献

[1] 葛洪.新编临床药物学[M].长春:吉林科学技术出版社,2018.

[2] 陈惠.临床药物学[M].昆明:云南科技出版社,2018.

[3] 杨宝学,张兰.实用临床药物学[M].北京:中国医药科技出版社,2018.

[4] 李翠琼,吕颖.药物学基础实训指导[M].西安:西安交通大学出版社,2018.

[5] 孙巽华.现代药物学与医学检验[M].昆明:云南科技出版社,2018.

[6] 刘明.药物学[M].长春:吉林科学技术出版社,2018.

[7] 赵彩珍,郭淑芳.药物学基础[M].4版.北京:科学出版社,2018.

[8] 邓霁玲,韩芬,李心红.临床药物学[M].天津:天津科学技术出版社,2018.

[9] 刘灵改,陈颖,向羿.临床药物学指南[M].天津:天津科学技术出版社,2018.

[10] 张国元,赵立春,谢程.临床药物学[M].天津:天津科学技术出版社,2018.

[11] 王丽娟.现代临床药物学[M].长春:吉林科学技术出版社,2018.

[12] 吴一凡,孙丽静,韩亚琼.现代药物学[M].长春:吉林科学技术出版社,2018.

[13] 郭成焕.实用药物学与临床[M].长春:吉林科学技术出版社,2018.

[14] 杨晶.实用药物学基础[M].北京:中国轻工业出版社,2018.

[15] 李恩波.实用临床药物学[M].长沙:中南大学出版社,2018.

[16] 于鲁志.新编临床药物学[M].长春:吉林科学技术出版社,2018.

[17] 陶平德,谢俊强,魏胜梅.实用药物学基础[M].青岛:中国海洋大学出版社,2018.

[18] 郑小吉.天然药物学[M].北京:中国医药科技出版社,2018.

[19] 滕叔恒.新编临床药物学[M].天津:天津科学技术出版社,2018.

[20] 刘克令.现代药物学[M].北京:科学技术文献出版社,2018.

[21] 傅春升.新编药物学[M].天津:天津科学技术出版社,2018.

[22] 张丽.精编临床药物学[M].长春:吉林科学技术出版社,2018.

[23] 符秀华,付红焱.药物学基础[M].北京:科学出版社,2018.

[24] 华翔.药物学基础与临床用药[M].天津:天津科学技术出版社,2018.

[25] 康玉龙.新编实用药物学基础[M].天津:天津科学技术出版社,2018.

[26] 江秉华.药物学基础与临床应用[M].昆明:云南科技出版社,2018.

[27] 符壮,钮柏琳,焦妍.药物学临床诊疗常规[M].天津:天津科学技术出版社,2018.

[29] 段红福.药物学基础与临床应用 上下[M].长春:吉林科学技术出版社,2018.

[30] 贺大伟.临床药物治疗学[M].天津:天津科学技术出版社,2018.

[31] 郭勇.临床药物治疗学[M].北京:科学技术文献出版社,2018.

[32] 刘玉,辛婷,蒋立新.药物临床治疗学[M].长春:吉林科学技术出版社,2018.

[33] 赵春杰.药物分析学[M].北京:清华大学出版社,2018.